ANATOMIE

DESCRIPTIVE.

PARIS, IMPRIMERIE DE COSSON,
RUE SAINT-GERMAIN-DES-PRÉS, N° 9.

ANATOMIE

DESCRIPTIVE

DE Xavier BICHAT.

NOUVELLE ÉDITION, REVUE ET CORRIGÉE.

TOME QUATRIÈME.

———— ❦ ————

PARIS,

J. S. CHAUDÉ, LIBRAIRE, RUE DE LA HARPE, N͟ₑ 56.
GABON, LIBRAIRE, RUE DE L'ÉCOLE—DE—MÉDECINE, Nᵒ 10.

A MONTPELLIER, CHEZ GABON, ET CHEZ SÉVALLE.

A BRUXELLES, AU DÉPÔT DE LIBRAIRIE MÉDICALE FRANÇAISE.

1829.

APPAREIL

DE

LA RESPIRATION.

CONSIDÉRATIONS GÉNÉRALES.

La description de l'appareil respiratoire se place
naturellement à la suite de celle de l'appareil digestif, vu les caractères fondamentaux qui rapprochent
l'une de l'autre les deux grandes fonctions dont ils
sont les agens. Toutes deux, en effet, supposent
l'introduction de substances jusqu'alors étrangères
à l'économie, la séparation de ces substances en
deux portions, dont une seule est conservée, la
transmission au sang de la portion utile, l'expulsion
de l'autre portion devenue inutile et désormais nui-
sible. Toutes deux ont pour but et pour effet le renouvellement du sang, et se terminent à la circulation.

Les appareils organiques de ces deux fonctions se
rapprochent également par des caractères sensibles
et faciles à saisir. L'un et l'autre nous offrent des
cavités tapissées par une membrane muqueuse commune, sur laquelle se passent les phénomènes essentiels de la fonction. Dans l'un et dans l'autre nous
voyons des appareils locomoteurs concourir à former l'appareil général, et servir de moyens néces-

saires à l'exécution des phénomènes, qui par là sont
soumis en partie à l'empire de la volonté.

. Mais, outre les différences de forme et d'organisation, l'appareil respiratoire se distingue du digestif,
1° parce qu'il est composé d'un plus petit nombre
d'organes; 2° parce qu'il est nécessairement dans
une action continuelle; 3° parce qu'il tient d'une
manière beaucoup plus prochaine à l'appareil circulatoire.

Deux organes semblables constituent l'appareil
de la respiration. Leur volume est considérable; un
grand nombre de tissus différens sert à les compo-
ser, ce qui rend leur structure très-compliquée.
Presque tous ces tissus sont vasculaires, ce qui
donne aux organes cet état spongieux, mou, peu
résistant sous lequel ils se présentent. En effet, aucun de ces tissus ne jouit de la contractilité organique sensible, tous sont bornés aux *propriétés de
tissu*, indépendantes de la vie, et à la contractilité
organique insensible ou tonicité dans l'état de vie,
à l'exception peut-être de quelques fibres musculeuses que l'on croit reconnaître sur les conduits
aériens, comme nous le verrons. Rien n'indique
donc que les poumons puissent se mouvoir sensiblement par eux-mêmes; car le mouvement général
d'un organe ne peut résulter que de la somme des
mouvemens particuliers exercés par les divers tissus
qui le composent, et jamais une multitude de mouvemens toniques exercés à la fois ne peut donner
un mouvement général, apparent et sensible. Aussi
les poumons sont immobiles, quand aucune cause
étrangère à eux ne les détermine à se mouvoir; et

lorsqu'on les comprime, ils reviennent toujours lentement à leur état primitif, souvent même ils n'y
reviennent qu'en partie.

Cependant les fonctions des poumons exigent que
ces organes soient agités d'un mouvement continuel
de dilatation et de resserrement, pour que l'air s'in-
troduise dans leur intérieur, et en soit expulsé après
un certain séjour : si ce double mouvement cesse
un instant, le sang cesse d'être élaboré par l'air, et
la circulation s'arrête bientôt. Les poumons ont
donc besoin d'un moyen auxiliaire pour remplir les
fonctions auxquelles ils sont destinés : ce moyen,
nous le trouvons dans l'appareil locomoteur considérable dont les poumons sont environnés, et qui
leur forme en même temps une cavité assez solide
pour les protéger contre les lésions extérieures les
plus ordinaires. Les côtes forment par leur disposition la partie solide de cette cavité; les muscles
intercostaux et le diaphragme en forment la portion
mobile; et la cavité elle-même résultant de l'ensemble de ces parties et de quelques autres se
nomme *le thorax* : c'est à lui seul qu'il faut rapporter les phénomènes de dilatation et de resserrement
des poumons, qui, toujours passifs, suivent rigoureusement l'impulsion qu'il leur donne. Le thorax
forme donc partie essentielle de l'appareil respiratoire, puisque sans lui la respiration est impossible (1).

_____

(1) Quelques auteurs ont pensé, d'après des expériences faites
sur des poumons retirés de la poitrine, que ces organes n'étaient
pas toujours passifs dans les mouvemens d'inspiration et d'expi-

Mais le thorax renferme aussi l'organe central de la circulation et ses premiers vaisseaux. L'appareil circulatoire se trouve donc rapproché et en quelque

---

ration, que l'expansion et la contraction du poumon résultaient en partie de l'élasticité du tissu fibreux des bronches. On voit en effet que l'air insufflé dans un poumon en est expulsé par l'élasticité du tissu de cet organe. Mais de l'air introduit forcément dans un poumon ainsi isolé distend les cellules aériennes au-delà de leur capacité naturelle, et celles-ci doivent nécessairement revenir à leur premier état aussitôt que cette puissance dilatante cesse d'agir. Dans l'inspiration naturelle, au contraire, l'air ne pénètre pas forcément dans la poitrine; il ne s'introduit dans les cellules aériennes qu'à mesure que l'agrandissement du thorax y produit du vide, il ne les distend pas, et rien n'excite l'élasticité de leurs parois à réagir. Les expériences alléguées par ces auteurs ne prouvent donc pas contre l'opinion de Bichat.

Mais comment s'opère l'élévation et l'abaissement des côtes dans les mouvemens respiratoires? On n'est point d'accord à cet égard.

Haller, dont Bichat a complétement adopté la théorie (*voy.* tome 1er, pag. 274), niait que le thorax s'élevât jamais par un mouvement de totalité. Considérant la longueur moindre de la première côte, sa largeur plus considérable, sa direction moins oblique sur la colonne vertébrale, son cartilage sternal plus court, etc., il regardait cette côte comme un point fixe vers lequel l'action des muscles intercostaux élevait successivement toutes les autres. Considérant d'une autre part que les articulations des côtes avec les vertèbres et avec le sternum sont d'autant plus lâches, et que ces os eux-mêmes sont d'autant plus longs et plus obliques qu'ils sont plus inférieurs, il pensait qu'il en résultait une mobilité plus grande des côtes inférieures.

Loin de partager les opinions de Haller, M. Magendie pense que les mouvemens successifs d'ascension et d'abaissement des côtes s'exécutent dans toutes à la fois, et que la première, loin d'être fixe et de servir uniquement de point d'appui, est elle-

sorte confondu à son origine avec l'appareil respiratoire. L'un et l'autre sont cependant très-distincts
par la disposition même de la cavité commune qui
les contient; car le cœur correspond à cette région
de la poitrine que constituent en arrière la colonne
vertébrale, en devant le sternum, en bas le centre
aponévrotique du diaphragme : or, de toutes ces
parties, les unes sont immobiles, les autres jouis-
sent d'un mouvement très-obscur et peu étendu.
Au contraire, les poumons occupent les régions les
plus mobiles du thorax, puisqu'en dehors ils répondent aux côtes et aux muscles intercostaux, et
qu'en bas le diaphragme leur offre pour appui sa
portion musculeuse tout entière.

Le thorax ayant été décrit avec les autres appa-

---

même élevée par l'action des muscles scalènes et sous-clavier, et
de tous ceux qui de la tête et du col viennent s'attacher au sternum.
Il fait observer, pour prouver la mobilité de la première côte, que
son articulation vertébrale étant dépourvue de ligament inter-
articulaire, la tête de cet os peut glisser plus facilement dans la
cavité antérieure dont est creusé pour la recevoir le corps de la
première vertèbre; que les mouvemens des autres côtes (excepté la
onzième et la douzième) sont au contraire limités par ce ligament;
que, d'une autre part, l'articulation costo-transversaire de la première côte est également dépourvue de ligament, tandis que
toutes les autres (excepté la dernière) sont assujetties par les
ligamens costo-transversaires supérieur et inférieur. Il conclut
avec raison de ces dispositions anatomiques, que la première côte
doit être la plus mobile; et que, si les autres exécutent réellement
des mouvemens plus étendus, c'est parce que leur longueur,
beaucoup plus considérable, compense amplement le désavantage
d'une moins grande mobilité de leurs articulations postérieures.

(*Note ajoutée.*)

reils locomoteurs, nous ne parlerons ici que des
poumons.

DES POUMONS.

§ I.r. *Disposition. Organisation extérieure.*

Les *poumons* occupent les régions latérales de la
cavité thoracique, dont ils remplissent la plus grande
partie. Distincts l'un de l'autre, puisque les deux
plèvres rapprochées forment entre eux une cloison
intermédiaire dans laquelle le cœur et ses vaisseaux
se trouvent renfermés; ils sont cependant réunis
d'une manière essentielle, puisqu'un conduit commun et une artère commune leur transmettent l'air
et le sang, matériaux nécessaires de leurs phénomènes. A juger des poumons d'après ces considérations et d'après la forme régulière de la grande
cavité qui les renferme, on croirait retrouver chez
eux la symétrie exacte qui caractérise les organes
de la vie extérieure; mais en les observant attentivement, on voit que cette symétrie est incomplète,
et que les deux poumons, inégaux en étendue, un
peu différens pour la forme, offrent déjà en partie
l'irrégularité qui distingue la vie organique, ou plutôt tiennent le milieu, pour la structure comme
pour les fonctions, entre ces deux grandes classes
d'organes.

On doit remarquer, au reste, que le défaut de
symétrie exacte des poumons dépend beaucoup de
la disposition des organes qui les avoisinent. En
effet, d'un côté le cœur, dirigé un peu à gauche,

diminue par sa présence le diamètre transversal de la cavité correspondante ; de l'autre, le foie soulevant le diaphragme diminue sensiblement le diamètre vertical de la cavité droite. Le poumon gauche s'étend donc plus en longueur qu'en largeur ; tandis que le droit, plus libre de s'étendre en largeur, a nécessairement une longueur beaucoup moindre : je suppose, en m'exprimant ainsi, que chaque poumon se développe plus ou moins en tel ou tel sens, suivant que la cavité qu'il doit remplir présente telle ou telle forme. Cette idée, présentée par presque tous les anatomistes, est avantageuse à l'étude, parce qu'elle s'accorde assez bien avec ce que nous savons sur la structure spongieuse et peu résistante des poumons, comparée à la structure beaucoup plus solide des organes qui les environnent ; mais on ne doit pas y attacher d'importance, et la regarder comme l'énoncé exact de ce qui est dans la nature. Tous les organes, en effet, sont conformés primitivement les uns pour les autres, destinés à se trouver mutuellement dans certains rapports ; et il répugne aux lois de l'organisation d'admettre, comme cause essentielle de la forme d'un organe, la gêne qu'il a éprouvée à se développer dans un sens plutôt que dans l'autre.

I. Volume. Le volume des poumons est toujours, dans l'état naturel, exactement relatif à l'étendue de la cavité thoracique. Incapables de se dilater par eux-mêmes, ces organes correspondent constamment par leur surface externe à cette enveloppe osseuse et musculeuse dont ils doivent suivre les mouvemens : ils augmentent de volume à mesure qu'elle-même augmente de capacité, ils diminuent à mesure qu'elle se rétrécit, en sorte que jamais il ne se trouve d'espace vide entre eux et elle. On s'assure facilement de ce fait en mettant à découvert, dans quelque point que ce soit, la surface extérieure de la plèvre costale, soit que l'on enlève avec précaution les muscles intercostaux, soit qu'après avoir ouvert l'abdomen on écarte les fibres du diaphragme. La couleur du poumon s'observe alors au travers de la membrane diaphane qui circonscrit sa cavité, et on voit qu'il lui est toujours appliqué par tous ses points d'une manière immédiate. Cette expérience, faite un grand nombre de fois sur le cadavre, répétée, quoiqu'avec plus de difficulté, sur les animaux vivans, a démontré à Haller la fausseté de l'opinion de certains physiologistes qui croyaient le poumon habituellement séparé de la plèvre costale par une certaine quantité d'air.

Ce rapport exact entre le volume du poumon et la largeur de la cavité thoracique est prouvé d'une manière plus positive encore, lorsqu'après avoir plongé un cadavre dans l'eau, on fait une ouverture à la poitrine. Aucune bulle ne s'élève alors à la surface de l'eau, comme il arriverait sans doute s'il y avait entre le poumon et le thorax un espace occupé par quelque fluide aériforme : cette expérience est aussi de Haller, qui l'a répétée plusieurs fois après d'autres physiologistes.

On peut donc juger en partie le volume des poumons d'après l'étendue de la cavité pectorale ; mais cette appréciation ne peut être que très-vague : car, 1° le cœur, interposé entre les deux poumons, a

lui-même un volume très-variable; et selon qu'il est
plus ou moins considérable, il laisse à ces deux organes plus ou moins de place. Je parle de l'état naturel et non point des cas morbifiques dans lesquels
le cœur ou l'aorte, dilatés extraordinairement par
un anévrysme, diminuent, par la compression qu'ils
exercent, le volume des deux poumons, et spécialement du gauche. 2°. Le foie varie à l'infini pour la
grosseur, et peut, par un accroissement excessif,
soulever tellement le diaphragme qu'il reste très-
peu de place au poumon droit (1).

Souvent sur le cadavre on ne trouve point ce rapport exact entre le volume des poumons et l'étendue
de la cavité thoracique; souvent même la poitrine
ouverte paraît vide en grande partie, les poumons
étant comme relégués dans sa partie la plus reculée
sur les côtés de la colonne vertébrale. Ceci tient
uniquement à l'accès de l'air extérieur dans la poitrine au moment de l'ouverture. Comprimé par ce
fluide, le poumon s'affaisse sur lui-même de la même
manière qu'une vessie à moitié pleine d'air, distendue dans le vide de la machine pneumatique, reprend sa flaccidité au moment où l'air est rendu
dans le récipient. Dans les ouvertures ordinaires de
cadavres, on ne remarque point cet affaissement

(1) M. Fizeau a vu, sur le corps d'une fille morte dans un état
d'obésité extraordinaire, le foie accru en hauteur au point d'at-
teindre à peu de distance de la première côte; il ne débordait
point les côtes abdominales inférieurement : on peut juger de
l'état extrême de resserrement dans lequel se trouvait le poumon droit.

des poumons, qui commence dès qu'on a enfoncé le scalpel, et qui s'achève pendant le temps que l'on met à couper les cartilages des côtes. Mais, comme l'observe Haller, si après avoir découvert en dehors la plèvre dans une certaine étendue, et avoir reconnu au travers de sa transparence le poumon qui lui est contigu, on incise cette membrane avec précaution pour ne point blesser en même temps le poumon, on verra cet organe s'éloigner avec lenteur de la plèvre costale, surtout antérieurement, et diminuer sensiblement de volume en paraissant se rapprocher de la région dorsale. Jamais, dit Haller, cette expérience ne manque quand il n'y a point adhérence entre la plèvre costale et le poumon. Il faut excepter encore les cas où le poumon est très-gorgé de sang, et ceux où la plus grande partie de sa substance désorganisée présente cet état de solidité qu'on désigne sous le nom de *carnification*. Semblable alors aux autres organes solides, le poumon demeure dans le même état et n'obéit point à la pression de l'air extérieur. Chez les enfans, l'affaissement des poumons supposés sains est moins marqué en général que chez les sujets adultes; et souvent ces organes sont encore immédiatement contigus à la plèvre costale, quoique la poitrine soit ouverte depuis long-temps de tous côtés.

D'après tout ce que nous venons de dire, on voit que le volume des poumons ne dépend point de la substance solide qui les constitue, mais uniquement des fluides qui les remplissent, et principalement de l'air, qui ne cesse jamais d'y séjourner depuis qu'il s'y est introduit pour la première fois au moment de la naissance. Plus dilatés dans l'inspiration, ces organes sont encore tout pénétrés d'air dans l'expiration la plus complète ; et si, par une compression longue et soutenue, ou par l'action d'une pompe aspirante, on les prive entièrement de ce fluide, comme Bichat l'a fait tant de fois sur les animaux vivans, ils se réduisent à un volume si petit, qu'ils ne remplissent pas le quart de la cavité qui leur appartient. Ceci s'observe, non-seulement dans nos expériences, mais encore dans tous les cas pathologiques où un fluide quelconque se trouve accumulé en grande abondance dans le thorax. Jamais je n'en ai vu d'exemple plus frappant que celui qui s'offrit un jour à Bichat sur le cadavre d'un enfant de dix à douze ans : une énorme collection purulente, produite par l'affection de la seule plèvre, remplissait tout un côté du thorax; au premier aspect, on ne découvrait point le poumon, qui, réduit à un volume à peine sensible, relégué sur les côtés de la colonne vertébrale, aplati sur lui-même, conservait d'ailleurs sa forme naturelle, et présentait dans toute sa substance propre la plus parfaite intégrité.

Le sang, qui habituellement se trouve en si grande quantité dans les poumons, concourt avec l'air à déterminer leur volume ; mais d'une manière secondaire, et en quelque sorte accessoire. Les poumons, en effet, ne pourraient, dans l'état de vie, livrer passage à cette masse énorme de sang qui les traverse sans cesse, s'ils n'étaient d'avance distendus par l'air, dont le séjour habituel dans ces organes est la condition nécessaire pour que les phénomènes circulatoires puissent s'y opérer. La preuve que l'entrée de l'air préexiste ici à l'entrée du sang est facilement acquise par l'observation de ce qui se passe au moment de la naissance, où l'inspiration précède toujours les derniers changemens dans le mode de circulation (1).

Sur les cadavres que nous observons ordinairement, le sang occupe dans les poumons beaucoup plus de place que pendant la vie, et concourt davantage à déterminer leur volume actuel. On sait qu'à l'instant de la mort naturelle ces organes s'engorgent toujours plus ou moins de ce fluide, et l'examen anatomique en fournira bientôt les preuves les plus frappantes. C'est par cette raison que le plus souvent les incisions légères faites sur les poumons des cadavres ne produisent pas dans ces organes un affaissement aussi considérable qu'on le croirait d'abord. Ces incisions, en effet, ne peuvent donner issue qu'à l'air et non au sang, et l'air et le sang sont alors à peu près en égale proportion. En second

_____

(1) Ceux qui sont au courant des connaissances physiologiques ne m'accuseront point de donner ici dans l'erreur ancienne sur la prétendue difficulté du passage du sang dans le poumon pendant l'expiration, difficulté qu'on attribuait aux replis que les vaisseaux, disait-on, font alors sur eux-mêmes. J'ai eu soin, effectivement, de remarquer plus haut que le poumon était encore tout pénétré d'air dans l'expiration la plus complète, et différait entièrement alors du poumon privé absolument d'air par la compression ou par d'autres moyens. Or, il est démontré aujourd'hui, comme l'on sait, que la quantité d'air que contient le poumon dans l'état d'expiration, est suffisante pour empêcher ces prétendus replis des vaisseaux pulmonaires, et pour permettre le libre passage du sang.

lieu, pour que ces incisions donnent issue à la plus grande partie de l'air contenu dans le poumon, il faut qu'il y ait liberté de communication des cellules aériennes entre elles : or, le sang qui stagne de toutes parts dans l'organe empêche cette communication libre, et incarcère, pour ainsi dire, dans les poumons les diverses portions d'air qui y séjournent, en sorte que la partie incisée est presque la seule d'où cet air puisse s'échapper.

Aussi, chez les sujets morts avec hémorrhagie, dont les poumons presque entièrement privés de sang doivent à l'air seul leur volume, ces incisions superficielles dont je parle ont un succès beaucoup plus marqué, et produisent un affaissement subit analogue à celui qui résulte de l'ouverture de plusieurs petites vésicules réunies que l'on aurait remplies d'air. J'ai fait cette remarque sur des poumons de criminels péris par le supplice de la guillotine : chaque coup de scalpel donné à la surface était suivi d'une diminution très-marquée de volume dans tout l'organe; et, après avoir fait trois ou quatre incisions semblables, je vis au bout d'un instant le poumon réduit presque à la moitié du volume qu'il avait d'abord offert.

J'observe, au reste, que jamais par les incisions les plus multipliées on ne parvient à faire entièrement sortir tout l'air que les poumons contiennent, même lorsque le sang n'y stagne point en même temps : il en reste toujours assez pour porter le poumon fort au-delà du volume que sa seule portion solide lui donnerait. Coupés par morceaux, ces organes conservent encore cet air dans chaque mor-

ceau isolé, et ne l'abandonnent tout-à-fait que par
une forte compression, par l'ébullition, la macéra-
tion et autres moyens qui détruisent en même temps
sa structure intime. Il semble que l'air, fluide essentiel aux fonctions du poumon, devienne, dès qu'il
y est entré pour la première fois, partie constituante
de son organisation, aussi bien que les tissus vasculaire, bronchique, cellulaire, etc., dont se compose
sa substance propre.

II. Pesanteur. Les poumons sont proportionnellement les plus légers de tous les organes : plongés
dans l'eau, soit en entier, soit par portions séparées,
ils surnagent constamment. Il est évident que cette
légèreté dépend de la même cause que leur volume ;
car le poumon privé entièrement d'air et réduit à
son tissu propre ne surnage point ainsi. On le voit
lorsqu'un de ces organes, comprimé à l'excès et
aplati sur lui-même par le séjour d'une grande quantité de fluide épanché dans le thorax, a cessé depuis
long-temps de servir aux phénomènes respiratoires :
plongé dans l'eau, il va au fond comme celui du
fœtus. Il en est de même des cas où le poumon,
entièrement désorganisé, offre dans son tissu une
solidité qui le rapproche de la structure des autres
organes ; mais ceci regarde uniquement l'anatomie
pathologique.

L'immersion dans l'eau est donc le moyen ordinaire de reconnaître la pesanteur absolue du poumon ; et toutes les fois qu'il conserve une certaine
quantité d'air, cette expérience donne toujours les
mêmes résultats.

Mais les poumons, comparés sur divers sujets,

offrent une pesanteur relative très-variable, suivant
la plus ou moins grande quantité de sang qui s'y
trouve et qui les a engorgés au moment de la mort.
On ne peut douter que le poumon d'un asphyxié ne
pèse plus, par cette raison, que celui d'un homme
mort d'hémorrhagie; qu'à la suite d'une maladie
chronique qui a épuisé les forces vitales et diminué
à l'excès l'énergie de la circulation, le poumon ne
soit plus léger qu'il ne l'est après la strangulation,
où une masse considérable de sang a afflué dans cet
organe jusqu'au dernier moment, etc., etc. Il pourrait être curieux d'apprécier ces différences de pesanteur relative suivant les divers genres de mort;
mais ce travail regarde plutôt l'anatomie pathologique que la descriptive (1).

Ici se placeraient assez naturellement des considérations très-importantes sur la différence des
poumons chez le fœtus et chez l'adulte; mais comme
elles appartiennent à un ordre de faits fort étendu,
relatif au mode général de la vie avant la naissance,
nous renvoyons ces détails à l'histoire du fœtus trai-
tée à la fin du volume suivant par M. Roux : nous
suivons en ceci l'intention de Bichat.

III. Forme et rapports. Les poumons ont, en général, une forme conoïde, en sorte que la base est

_____

(1) La considération du volume et de la pesanteur des poumons
est souvent d'une haute importance en médecine légale. Les induc-
tions que l'on peut en tirer dans les cas d'infanticide, d'asphyxie,
de submersion, de strangulation, etc., sont parfaitement développées dans l'excellent *Manuel de médecine légale* publié par
M. le docteur Briand et M. Brosson, avocat à la Cour royale de
Paris. 1 vol. in-8°, 2° édit. Paris, 1828. (*Note ajoutée.*)

inférieure, le sommet supérieur. Cette forme est assez constante, parce qu'elle dépend en grande partie de celle du thorax, qui varie peu dans l'état naturel, vu la solidité de sa structure. Mais les poumons ne correspondent immédiatement à la portion solide du thorax qu'en dehors et en haut : en dedans ils avoisinent le cœur, en bas les organes abdominaux, dont le diaphragme seul les sépare : aussi leur forme, toujours à peu près la même en dehors et à leur sommet, varie d'ailleurs suivant la disposition des organes environnans. Le cœur, toujours dévié à gauche, ne permet pas au poumon de ce côté de s'étendre en largeur inférieurement autant que le poumon droit; et tandis que celui-ci s'étend beaucoup transversalement près de sa base, le gauche, plus resserré dans la place qu'il occupe, paraît moins conoïde et plus uniformément allongé; quelquefois même, forcé de céder à une dilatation extraordinaire du cœur anévrysmatique ou du péricarde hydropique, il se rétrécit vers sa base plus qu'à son sommet, et forme réellement un cône renversé.

Enfin le thorax lui-même est sujet à des variations de forme soit naturelles, soit surtout accidentelles, et ici se rapportent tous les vices de conformation des côtes, soit pour la direction, soit pour les courbures; vices que les poumons représentent fidèlement, puisqu'ils sont toujours forcés de se mouler sur les organes solides qui les environnent.

Je ne parle point ici des cas où un fluide accumulé dans la cavité de la plèvre comprime extraordinairement le poumon. Il est rare en effet que la forme de cet organe soit alors changée, parce que ce

fluide lentement accumulé le comprime en tous sens
à la fois, et ne fait que diminuer plus ou moins son
volume.

Le cône que représente chaque poumon est toujours fort irrégulier, ces organes étant nécessairement disposés de manière à s'adapter aux parties
voisines. Les poumons ne sont donc point arrondis dans tout leur contour, et l'on peut distinguer,
outre la base et le sommet, deux surfaces, l'une externe, l'autre interne.

La *surface externe*, convexe dans toute son étendue, correspond aux parois thoraciques, dont elle
est séparée par la portion de plèvre qui tapisse ces
parois : lisse et polie, elle est lubrifiée par le fluide
séreux de cette membrane. On y voit constamment,
sur chaque poumon, une rainure considérable, qui
commence en arrière un peu au-dessous du sommet,
et qui se prolonge très-obliquement en avant et en
bas jusqu'à la base : cette rainure s'étend à presque
toute l'épaisseur du poumon, qu'elle divise en deux
moitiés à peu près égales, connues sous le nom de
lobes. Le lobe supérieur, volumineux en haut, diminue progressivement et se termine presque en
pointe ; tandis que l'inférieur, rétréci en haut, présente en bas sa plus grande largeur. Pour l'ordinaire,
sur le poumon droit, le lobe supérieur se trouve
divisé en deux portions par une rainure secondaire
dirigée obliquement de haut en bas et de dedans
en dehors, sens inverse de la grande, en sorte qu'on
distingue à ce poumon trois lobes, dont le moyen,
triangulaire, présente son sommet en dehors, sa
base en dedans. Au reste cette rainure varie beau-

coup plus que la première pour l'existence, la longueur et la profondeur : quelquefois on ne la trouve
point, ce qui est cependant assez rare; plus souvent
elle est incomplète et ne s'étend pas jusqu'au bord
extérieur du poumon; enfin, tantôt elle est aussi
profonde que la grande, et divise réellement le
poumon en trois lobes également distincts; tantôt,
plus superficielle, elle laisse les deux parties du lobe
supérieur presque entièrement continues. Chez quelques sujets on trouve aussi sur le poumon gauche,
mais rarement, la rainure secondaire dont nous
parlons.

La *surface interne*, plane en général, est divisée
en deux portions inégales par l'insertion des bronches et des vaisseaux pulmonaires, qui a lieu sur elle
vers le milieu du poumon considéré suivant sa longueur. La portion postérieure, étroite, correspond
aux parties latérales de la colonne vertébrale; l'antérieure, beaucoup plus large, répond au cœur et
au repli antérieur de la plèvre. La première est tout-
à-fait plane; la seconde, légèrement concave, s'ac-
commode ainsi à la forme du cœur.

Au-dessus et au-dessous de l'insertion des vaisseaux, les deux portions de la surface interne du
poumon ne sont plus distinctes l'une de l'autre.

Deux bords réunissent ces surfaces. L'un, antérieur, très-mince et comme tranchant, surtout inférieurement, plus ou moins inégal, se dirige obliquement en bas et en avant; on y voit, sur le poumon gauche seulement, une petite échancrure qui
reçoit la pointe du cœur. Le bord postérieur, beaucoup plus épais, obtus, peu marqué, se dirige ver-

ticalement, et répond à cet enfoncement qu'indique au dehors l'angle des côtes. On voit en haut, sur ce dernier bord, le commencement de la grande rainure qui divise le poumon en deux lobes.

La *base* du poumon, plane en général, mais reposant sur le diaphragme, se trouve accommodée à la direction que cette grande cloison musculaire lui présente : ainsi, des deux côtés, elle est un peu oblique en dehors et en bas, le diaphragme se trouvant incliné dans ce sens. Sur le poumon droit, cette base offre habituellement une légère concavité, parce que le diaphragme se trouve habituellement soulevé plus ou moins en forme de voûte par le foie.

On voit sur la base du poumon la fin de la grande rainure qui sépare les deux lobes, lesquels se trouvent encore ici distincts l'un de l'autre comme à la surface externe. Mais la plus grande partie de la base est formée par le lobe inférieur, le supérieur ne concourant à la constituer que dans une fort petite étendue, surtout à droite. La base du poumon gauche est en effet un peu moins inégalement divisée ; mais il y a toujours entre ces deux parties une disproportion manifeste.

Le contour de la base du poumon offre, sur l'un et sur l'autre, un rebord très-mince, légèrement dentelé, et qui se trouve comme enchâssé entre les côtes et le diaphragme, près de l'endroit où ce muscle prend ses insertions fixes. Cette espèce d'enchâssement est plus sensible à droite qu'à gauche, à cause de la saillie que forme là la surface convexe du foie. Au reste, la disposition de ce rebord varie nécessairement suivant les différens états du poumon:

celle que nous venons d'indiquer ne convient qu'à l'état d'expiration, le seul que nous observions sur le cadavre. Dans l'inspiration, où le diaphragme s'abaisse et devient plane, le poumon, forcé de le suivre, et dilaté dans tous ses points, change nécessairement un peu de forme à sa base. Cette base devient plus plane, son contour acquiert plus d'épaisseur et de volume, et se trouve d'autant moins enchâssé entre le diaphragme et les côtes, que le diaphragme s'est plus abaissé du côté de l'abdomen.

Le *sommet* du poumon, étroit et obtus, correspond au-dessous de la première côte, où il se trouve logé dans l'espèce de cul-de-sac que la plèvre forme en cet endroit en se réfléchissant en devant. Ce sommet est ainsi entièrement isolé de la partie inférieure du cou : il offre plusieurs bosselures irrégulières plus ou moins marquées.

Toute la surface des poumons est libre, excepté dans la partie interne, moyenne et postérieure, où ils reçoivent les vaisseaux, soit aériens, soit sanguins, qui forment partie essentielle de leur organisation intime. Partout ailleurs la plèvre recouvre le poumon de la manière que nous indiquerons bientôt, et fournit le fluide séreux destiné à l'isoler de la cavité qu'elle-même lui forme.

IV. Couleur. Les poumons ont ordinairement par eux-mêmes, et indépendamment des fluides qui y abordent, une couleur extrêmement pâle, tantôt légèrement fauve comme ceux du veau, tantôt et plus souvent grise et cendrée, quelquefois tout-à-fait blanche. Tout le poumon offre cette couleur soit à sa surface, soit dans son intérieur, lorsqu'il est entièrement privé de sang; il ne la présente qu'en parti lorsque le sang l'occupe encore dans quelques portions; il ne la présente plus lorsque le sang l'engorge en entier; mais constamment cette couleur pâle indique sur le poumon sain l'absence du sang dans l'endroit où elle a lieu. On conçoit dès lors pourquoi il est si rare de la trouver sur les sujets soumis pour l'ordinaire à notre observation, puisque l'engorgement des poumons par le sang est un des phénomènes les plus constans de la mort naturelle. Les seuls cas où l'on puisse compter avec quelque certitude de trouver cette couleur pâle uniformément répandue sur les poumons, ce sont ceux des morts par hémorrhagies. Les deux seuls exemples qu'en cite Morgagni sont de ce genre : dans l'un, c'était la rupture extérieure d'un anévrysme de l'aorte abdominale qui avait fait périr le sujet; dans l'autre, la mort avait été déterminée par l'hémorrhagie de l'artère crurale traversée par un coup de couteau. L'auteur, dans l'une et l'autre histoire, rapporte à ce genre de mort l'état qu'offraient les poumons (1). Ce même état décoloré s'observe sur les poumons des criminels guillotinés.

Partout ailleurs, il est très-rare que ces organes

(1) *Quòd pulmones albissimos haud secùs ac si aquâ usque et usque injectâ sanguis ex eorum vasis fuisset elutus, conspiceremus, nempè id deberi intelligebamus sanguini quâ nulla resistentia fuerat in ruptum aneurysma vitæ extremo tempore confluenti.* Epist. XL, 26.
Quòd sic concidissent pulmones et colore tamen essent (si

offrent, dans la plus grand partie de leur étendue, la pâleur dont nous parlons. Souvent elle a lieu dans quelques points isolés, et il est facile de reconnaître par une incision l'absence du sang dans ces endroits; mais tout le reste du poumon offre les variétés de couleur dont nous allons parler bientôt. J'ai cependant vu une fois les deux poumons entièrement blancs et privés de sang sur le cadavre d'une jeune femme morte dans le dernier degré de marasme, après des souffrances très-longues et très-cruelles causées par un cancer du rectum : tout le système veineux contenait très-peu de sang. On conçoit assez bien encore ici le rapport entre l'effet et la cause. Dans ces maladies chroniques, où les forces vitales ont été lentement détruites, où, par conséquent, l'énergie de la circulation est excessivement diminuée, l'instant où la vie cesse n'est que la fin d'une mort depuis long-temps commencée; et c'est à la cessation spontanée des mouvemens du cœur, plutôt qu'à l'engorgement des poumons, que les phénomènes de ce dernier moment doivent être rapportés.

La couleur fauve ou grisâtre des poumons est interrompue par de petites taches noires ou brunes, irrégulièrement disséminées sur sa superficie, très-variables pour le nombre et pour la forme. Souvent

posteriorem faciem, ut par est, excipias) ex cinereo albicante ; causa erat exigua omninò copia sanguinis quam in vasis quidem majoribus tum ventris, tum etiam thoracis, superfuisse animadvertimus. Epist. LIV, 46.

le poumon en est tout marqueté; d'autres fois il n'en présente que quelques-unes parsemées çà et là à de grandes distances : quelquefois, mais très-rarement, il n'en présente point. Ces taches ne dépendent point du sang : la simple inspection prouve qu'elles tiennent à une disposition organique. On les voit, en effet, très-prononcées sur les poumons les plus pâles, et on les distingue parfaitement au milieu de la couleur livide générale des poumons les plus engorgés; partout elles ont la même intensité de couleur; partout elles sont exactement circonscrites, tandis que les taches sanguines, toujours plus ou moins foncées, sont toujours aussi vaguement prolongées, et finissent en perdant leur couleur d'une manière progressive.

Ces taches noires sont arrondies, ovales, allongées, tantôt isolées, et tantôt réunies entre elles. Si on divise le poumon à l'endroit où elles se trouvent, on voit que les unes paraissent bornées à sa superficie; que les autres se prolongent plus ou moins dans sa substance; mais que toutes dépassent au moins de quelques lignes la surface adhérente de la plèvre, à laquelle elles semblent appartenir en partie, puis qu'en enlevant cette membrane de dessus le poumon on enlève aussi plusieurs de ces taches. Mais ce qui prouve qu'elles appartiennent toujours uniquement au tissu pulmonaire, c'est 1° qu'on ne les retrouve jamais sur la plèvre costale; 2° qu'on trouve des taches toutes semblables dans le tissu pulmonaire, loin de la surface extérieure; 3° que les petits corps dont ces taches dépendent ont la ressemblance la plus parfaite de couleur, de consistance, avec les

glandes bronchiques dont nous parlerons plus bas.
Il me paraît donc certain que les taches noires sont
dues à de petites glandes bronchiques saillantes à la
surface du poumon, et apparentes au travers de la
plèvre, à laquelle elles adhèrent d'une manière plus
ou moins intime (1).

J'ai dit que, pour l'ordinaire, les poumons offrent
un aspect fort différent de celui dont nous venons
de parler. Pénétrés de sang dans le plus grand
nombre des sujets à l'instant de la mort, ils s'éloignent presque toujours de cette pâleur que nous
avons dit appartenir à leur tissu propre. Le plus
souvent on les trouve livides, brunâtres ou violets,
rougeâtres, et ces diverses couleurs mélangées donnent à leur surface l'apparence marbrée qu'on s'accoutume, dans les amphithéâtres, à regarder comme

_____

(1) Laennec regarde cette *matière noire pulmonaire* comme
distincte des glandes bronchiques, bien qu'elle ait le même
principe colorant. Il recommande aussi de ne pas la confondre
avec la production accidentelle connue sous le nom de *mélanose*.
Elle existe si communément dans les poumons, et dans ceux
même des hommes les mieux portans, qu'il est difficile de ne pas
la regarder comme naturelle. On n'en aperçoit le plus communément aucune trace dans la première enfance; mais on la trouve
plus ou moins abondante dans les poumons de presque tous les
adultes, et elle paraît devenir plus abondante à mesure que l'on
avance en âge. Peut-être n'existe-t-elle que chez l'homme et
chez les animaux carnivores..... Quelques auteurs ont soupçonné
qu'elle pouvait provenir, au moins en partie, de la fumée des
corps combustibles dont nous nous servons pour nous éclairer et
nous chauffer; mais les observations recueillies ont été souvent
contraires à cette opinion. (*Note ajoutée.*)

l'état naturel des poumons, quoiqu'elle ne soit presque jamais qu'un phénomène cadavérique. (1). Ces couleurs varient indéfiniment suivant les maladies dont le sujet a été victime. C'est à l'anatomie pathologique à mentionner tous ces faits particuliers : bornons-nous ici à parler des couleurs qu'on observe le plus habituellement sur des poumons sains d'ailleurs, et qui dépendent moins de la maladie que du moment de la mort.

La couleur brune, bleuâtre ou violette, est celle que l'on trouve le plus fréquemment sur les poumons, et qui en occupe presque toute l'étendue ; elle dépend du sang noir qui stagne dans ces organes dès que la respiration a cessé de colorer celui que le ventricule droit du cœur continue encore à y pousser. Accumulé dans le système capillaire, épanché peut-être dans le tissu cellulaire qui réunit toutes les parties propres du poumon, ce sang donne à l'organe des teintes variées, suivant qu'il se trouve accumulé en quantité plus ou moins grande dans le même point. Le *summum* de cette accumulation ou de cet engorgement produit le noir foncé qui distingue les poumons des asphyxiés : le brun ou le violet résulte d'un engorgement moindre. Toujours la couleur devient plus foncée dans l'endroit du poumon

---

(1) Il est quelques cas où les poumons offrent une couleur bleuâtre ou ardoisée, qui paraît tenir à leur propre substance. Tel était leur état chez un homme mort, à la Charité, d'une rupture de l'aorte descendante anévrysmatique. On ne pouvait guère soupçonner ici l'engorgement sanguin du poumon, l'homme étant évidemment mort d'hémorrhagie.

qui se trouve actuellement le plus déclive, le sang n'obéissant plus après la mort qu'à la pesanteur naturelle de tous les fluides. Ainsi depuis long-temps est-il reconnu, parmi les anatomistes (1), que la partie postérieure des poumons doit la couleur plus foncée qu'on lui trouve à la supination dans laquelle presque tous les cadavres sont placés; en sorte qu'on peut déterminer à volonté cette teinte noirâtre dans une autre partie du poumon, en donnant pendant quelque temps au cadavre une position différente : elle aura lieu en devant si on couche le sujet sur la poitrine ; si on le place sur le côté, elle s'observera sur la partie latérale du poumon correspondant : ceci, au reste, est sujet à quelques exceptions assez fréquentes pour qu'on doive les remarquer ici. Quelquefois on ne trouve qu'un seul poumon engorgé postérieurement, quoique le sujet ait été dans une supination complète, et que l'autre poumon paraisse contenir à peu près la même quantité relative de sang. Quelquefois la partie antérieure est sensiblement engorgée dans la même circonstance, la postérieure ne l'étant point, etc., etc. Ceci tient, sans doute, à la perte plus ou moins absolue de contractilité organique insensible dans diverses portions de l'organe pulmonaire, d'où résulte une perméabilité cadavérique plus ou moins marquée.

Les couleurs obscures ne sont pas les seules que la stagnation du sang puisse donner aux poumons. Très-souvent divers points de ces organes offrent

---

(1) *Voy*. plus haut le second passage cité de Morgagni.

un rouge vif et vermeil; très-souvent cette teinte
rouge s'observe sur une grande partie ou même
sur la moitié d'un poumon, l'autre moitié présentant le brun ou le violet ordinaire. Enfin, presque
toujours la couleur rouge est la seule qu'on trouve
sur les poumons des enfans. (Je ne parle ici que de
ceux qui ont respiré quelque temps, et point du
tout du fœtus, qui présente d'autres considérations
étrangères à mon objet actuel.)

. A quoi tient cette couleur rouge? est-ce du sang
déjà élaboré par la respiration et arrêté dans cette
portion du système capillaire pulmonaire qui commence le grand système vasculaire à sang rouge?
Cette supposition me paraît inadmissible; car, 1° le
sang arrive noir au poumon par l'artère pulmonaire,
et parcourt, sans changer de nature, une partie des
rameaux capillaires; 2° dès l'instant où il a éprouvé
l'influence du contact de l'air, il trouve une issue
libre dans les rameaux des veines pulmonaires successivement augmentés de diamètre; 3° dès l'instant
où la respiration cesse, il ne peut plus y avoir production de sang rouge. Jamais, au moment de la
mort, il n'y a d'obstacle au retour du sang rouge
déjà produit dans les cavités gauches du cœur; qui
se déchargent librement dans l'aorte, au moment
où l'impulsion du ventricule droit tend encore à
introduire de nouveau sang noir dans les poumons.
Donc, nous n'avons aucune raison pour admettre
la stagnation du sang rouge dans l'organe respiratoire; et ce n'est point de cette manière que nous
pouvons expliquer la couleur vermeille que cet organe présente. On ne l'attribuera pas, sans doute,

au sang stagnant dans les artères bronchiques, ces artères étant trop peu nombreuses pour pouvoir donner à tout l'organe pulmonaire la rougeur uniforme que nous lui trouvons.

Enfin, on ne dira point que cette rougeur résulte d'un état d'inflammation du poumon, car on l'observe sur des sujets qui, évidemment, n'ont offert pendant la vie aucun symptôme de cette maladie; on la trouve sur les poumons de presque tous les enfans, de quelque maladie qu'ils soient morts. D'ailleurs, l'effet ordinaire de l'inflammation est de déterminer sur la partie où elle a lieu un afflux plus considérable de sang déjà rouge, mais non de changer, par elle-même, en rouge le sang encore noir.

Je m'abstiendrai donc ici de toute explication, n'ayant actuellement aucune donnée suffisante pour trouver la véritable. Ce qu'il y a de certain, c'est que, quand on incise le poumon à l'endroit de ces taches rouges, on trouve un sang vermeil dans le tissu de l'organe, et que, ce sang ôté, la tache rouge disparaît. Pour bien s'assurer de ceci, il faut choisir un poumon sain, qui contienne peu de sang, et où l'on puisse comparer la couleur propre de l'organe avec la couleur accidentelle que le sang lui donne en quelques endroits. J'observe encore qu'il faut distinguer avec soin la couleur du poumon de celle qui appartient quelquefois à la plèvre seule, lorsque cette membrane a perdu, par un état de maladie, sa diaphanéité naturelle.

V. DENSITÉ. Les poumons sont, de tous les organes formés par des tissus solides, les moins denses et les moins résistans. Comprimés par le doigt, ils cèdent avec facilité, conservent long-temps l'impression, et ne reviennent qu'incomplétement ensuite à leur état primitif. Je suppose ici les poumons dans leur état le plus naturel, c'est-à-dire sans engorgement sanguin, et remplis seulement de cette portion d'air qui ne les abandonne jamais dès qu'ils ont été distendus une fois par ce fluide. Si le sang les remplit et les engorge, ils acquièrent alors une consistance étrangère à leur tissu propre, résistent beaucoup plus à la pression, et se rétablissent plus promptement lorsqu'ils y ont cédé. Aussi remarque-t-on, pour l'ordinaire, que la mollesse et la flaccidité qui distinguent en général l'organe pulmonaire, sont plus sensibles sur les sujets morts par hémorrhagie que sur les autres.

Cette mollesse, cette flaccidité, moins marquées sans doute dans l'état de vie qu'après la mort, mais toujours essentielles à l'organe pulmonaire, dépendent évidemment de ce qu'il n'est qu'un véritable assemblage de divers systèmes vasculaires, comme nous le verrons bientôt plus en-détail. Elles se trouvent en rapport avec la manière dont la respiration s'exécute, puisque jamais les poumons ne doivent se mouvoir par eux-mêmes, et que, toujours dilatés ou resserrés passivement, ils suivent avec rigueur les mouvemens de l'appareil locomoteur thoracique, moyen nécessaire de leurs phénomènes.

§ II. *Organisation intime des Poumons.*

Il faut distinguer, dans l'organisation intime du

poumon, la membrane qui le recouvre et les parties qui servent essentiellement à le constituer.

Chaque poumon est revêtu par une membrane séreuse particulière nommée *plèvre*, qui en forme, pour ainsi dire, le tégument propre, et qui s'étend également sur les parois pectorales.

Les poumons sont essentiellement formés, 1° par un conduit cartilagineux et membraneux destiné à leur transmettre l'air; 2° par deux systèmes vasculaires, dont l'un appartenant à l'artère pulmonaire termine le système général à sang noir; l'autre, appartenant aux veines pulmonaires, commence le système général à sang rouge; 3° par un tissu propre dans lequel les trois ordres de vaisseaux dont je viens de parler se réunissent, et que le tissu cellulaire pénètre de toutes parts.

I. *Des deux Plèvres.*

Je place ici la description des deux plèvres, quoique l'usage soit, en anatomie, de les considérer isolément et comme des organes particuliers. Les belles considérations de Bichat sur les membranes séreuses tendraient, ce semble, à confirmer cet usage, et à lui donner plus de poids; puisqu'elles nous montrent ces membranes en général, et en particulier les plèvres, distinctes des organes qu'elles recouvrent, par leur nature, leurs propriétés, leurs maladies, etc. Mais, 1° cette manière abstractive de les considérer, nécessaire dans un traité d'anatomie générale, où il s'agit de connaître la nature des tissus, ne peut convenir dans l'anatomie descriptive où il s'agit seulement d'observer la disposition des organes formés de plusieurs tissus réunis ; 2° on est encore forcé, dans cette dernière étude, d'envisager abstractivement une membrane séreuse qui appartiént en même temps à plusieurs organes différens de nature et de fonctions, comme le péritoine ; mais il n'en est pas de même lorsqu'une membrane semblable n'existe que pour un organe particulier ; 3° il est évident que la plèvre existe pour le poumon sous tous les rapports possibles ; car, d'un côté, elle l'enveloppe immédiatement et constitue sa membrane propre ; de l'autre, elle lui forme, en se réfléchissant sur les parties voisines, une cavité distincte qui n'appartient qu'à lui, et dont la figure, l'étendue, sont toujours rigoureusement mesurées sur la figure et le volume que le poumon doit avoir.

Les deux plèvres se comportent de la même manière chacune de son côté : il suffit donc d'en décrire une jusqu'à l'endroit où elles se rapprochent l'une de l'autre pour former un repli commun.

Chaque plèvre représentant, comme toute membrane séreuse, un sac sans ouverture, il faut nécessairement, pour concevoir sa disposition, la prendre dans un point quelconque de son étendue, la suivre dans son trajet sur les parties qu'elle recouvre, et la ramener au point d'où on l'a supposée partie. Prenons-la sur les parties latérales du sternum.

Partie de cet endroit, elle se porte en dehors sur les parois pectorales, qu'elle tapisse dans toute leur étendue, appliquée immédiatement sur les côtes, séparée des muscles intercostaux par les vais-

seaux et nerfs de même nom, et par un tissu cellulaire peu graisseux ; elle parvient ainsi transversalement jusqu'à la colonne vertébrale, et en même
temps se réfléchit en bas sur le diaphragme dont
elle recouvre la face supérieure, en haut sous la
première côte où elle forme un cul-de-sac destiné
à loger le sommet du poumon, pour se continuer
ensuite, soit en haut, soit en bas, avec le repli
antérieur dont nous parlerons bientôt. Vers les têtes
des côtes, la plèvre recouvre les ganglions thoraciques et leurs rameaux, puis se porte sur les côtés du
corps des vertèbres dorsales dont un tissu cellulaire
très-graisseux la sépare.

Parvenue au-devant de la colonne vertébrale, la
plèvre se trouve rapprochée de celle du côté opposé,
et l'espace étroit qui reste entre elles est rempli par
l'aorte descendante, l'œsophage, le canal thoracique, environnés d'un tissu cellulaire lâche. Cet
espace, connu sous le nom de *médiastin postérieur*,
n'est point triangulaire comme on le suppose communément, puisque les plèvres ne se touchent
point au-devant de lui, mais se portent isolément
sur les côtés du péricarde. Il serait plutôt quadri-
latère ; mais, pour mieux dire, il n'a de forme que
celle que lui donnent l'aorte et l'œsophage, qui le
remplissent entièrement. Sa direction est verticale,
tout-à-fait parallèle à celle de la colonne vertébrale.

Au-devant de cet espace, chaque plèvre se porte
sur la partie latérale correspondante du péricarde,
dont elle recouvre d'abord une fort petite portion,
pour se réfléchir aussitôt sur la partie postérieure
des vaisseaux pulmonaires, et se porter au poumon ;

elle tapisse la face convexe, le sommet et la base de
cet organe, en s'enfonçant profondément entre ses
lobes, qu'elle recouvre chacun en particulier partout
où ils sont distincts, revient ensuite sur sa face plane,
et arrive à la partie antérieure des vaisseaux pulmonaires, sur lesquels elle se réfléchit de nouveau,
pour continuer son trajet sur les côtés du péricarde,
qu'elle recouvre jusqu'à sa partie antérieure. Là,
elle se trouve rapprochée une seconde fois de la
plèvre opposée ; et toutes deux se réfléchissent aussitôt pour se porter ensemble à la partie postérieure du
sternum, en formant ainsi la cloison qu'on nomme
médiastin antérieur, ou simplement *médiastin*, terme
que nous conserverons pour la commodité de la
description, en observant qu'il ne désigne point
un organe particulier, comme on le supposait autrefois.

Parvenues à la partie postérieure du sternum, les
deux plèvres s'y fixent, se réfléchissent aussitôt en
dehors chacune de son côté, et se retrouvent au
point où nous les avions prises.

Nous voyons donc la plèvre former exactement le
sac sans ouverture dont nous avions parlé, de manière que, recouvrant, par sa surface externe, et le
poumon et les organes voisins, elle ne correspond
qu'à elle-même dans tous les points de sa surface
interne : nous voyons, qu'étendue en dehors sur
les parois thoraciques, elle forme seule en dedans la
cavité propre au poumon dont elle dépend. Reve-
nons un instant sur cette portion interne des deux
plèvres ou médiastin, pour en examiner avec plus
de soin la disposition.

1°. Le médiastin n'a point une direction perpendiculaire et droite, de manière à se trouver parallèle au sternum, comme on serait d'abord tenté de le croire. Dirigé un peu obliquement de haut en bas et de droite à gauche, il correspond, en haut, à l'endroit où les cartilages costaux droits s'unissent au sternum; vers son milieu, au sternum seul; en bas, à une partie des cartilages costaux du côté gauche. Cette obliquité est l'effet nécessaire de l'inégalité de volume des deux poumons, inégalité due, comme nous l'avons remarqué plus haut, à l'inclinaison du cœur à gauche. En effet, le poumon gauche étant moins développé antérieurement que le droit, il faut bien que les plèvres, toujours rigoureusement adaptées à la forme des poumons, forment une cavité plus large à droite, moins large à gauche.

2°. Les deux plèvres, en se rapprochant pour former le médiastin, ne peuvent s'adosser ensemble, et se trouver contiguës l'une à l'autre que dans une fort petite étendue, qui répond toujours à l'endroit où les gros vaisseaux sortent du cœur. Car chaque plèvre, considérée dans sa portion thoracique, est nécessairement conformée comme le poumon dont elle constitue la cavité propre, et qu'elle doit toujours embrasser exactement. Or, les poumons sont écartés l'un de l'autre à leur sommet, se rapprochent à leur partie moyenne, où, d'un côté, ils augmentent de volume, de l'autre ils ne sont séparés du cœur que par les gros vaisseaux, s'écartent beaucoup en bas malgré leur augmentation de volume, parce que le cœur tout entier se trouve entre eux : donc les plèvres doivent suivre la même disposition, et se trouvent écartées en haut, rapprochées et contiguës vers le milieu, fort écartées en bas; c'est aussi ce qu'on observe constamment. Vers la partie supérieure du thorax, les deux lames du médiastin laissent entre elles un espace triangulaire, dont la base est en haut, le sommet en bas, espace que le thymus occupe chez l'enfant, que le tissu cellulaire remplit à tout âge. Un peu plus bas et au-devant des gros vaisseaux, les plèvres se rapprochent; elles sont contiguës et séparées seulement par un tissu cellulaire peu abondant, qui leur permet de glisser facilement l'une sur l'autre; mais bientôt après elles s'écartent de nouveau inférieurement, et laissent entre elles un nouvel espace triangulaire dont la base est en bas et répond au diaphragme, tandis que le sommet, supérieur, se perd au point de contiguité des deux membranes. Ce dernier espace, beaucoup plus large que le supérieur, est occupé par un tissu cellulaire abondant et souvent rempli de beaucoup de graisse jaunâtre.

Ainsi, le médiastin ou la réunion antérieure des deux plèvres représente véritablement une espèce d'X, dont les branches inférieures seraient plus écartées que les supérieures. On voit très-bien cette disposition lorsqu'après avoir enlevé le sternum, on observe au-devant du péricarde des lambeaux des deux plèvres coupées suivant leur longueur.

Quand on soulève le sternum, soit en haut, soit en bas, l'espace qui sépare les deux plèvres augmente, parce que l'une et l'autre membranes se détachent en partie du sternum et des cartilages costaux auxquels elles adhéraient; il se produit même

un espace artificiel dans l'endroit où les plèvres
étaient naturellement contiguës, et le tissu cellulaire
peu abondant qui les réunissait paraît tiraillé et
distendu en divers sens. Si on remet alors le sternum
dans sa position naturelle, on voit l'espace diminuer, les deux plèvres se rapprochant comme aupa-
ravant.

Chez certains sujets, on a vu les deux plèvres se
porter chacune isolément au sternum, et s'y fixer
sans s'être trouvées contiguës en aucun point, de
manière qu'un espace considérable séparait dans
toute leur longueur les lames du médiastin.

Le tissu cellulaire qui réunit ici les deux plèvres
communique librement en haut avec celui du cou,
en bas avec celui de l'abdomen. Dans les deux espaces triangulaires dont nous avons parlé, il contient
ordinairement plus ou moins de graisse; dans l'endroit où les plèvres sont contiguës, il paraît absolument dépourvu de ce fluide, et offre un aspect
filamenteux, quoiqu'il soit toujours très-lâche.

Ce tissu cellulaire est susceptible d'inflammation
comme celui des autres parties, quoique moins fréquemment; et cette inflammation, lorsqu'on l'a
observée, a paru présenter les mêmes caractères que
celle du tissu cellulaire sous-cutané dans le phleg-
mon : la suppuration en est la terminaison ordinaire,
et il en résulte des dépôts plus ou moins considérables, dépôts qui tantôt fusent dans les parois abdominales par l'espace triangulaire antérieur du centre
diaphragmatique, tantôt et plus souvent s'accroissent
dans le médiastin lui-même, et se manifestent par

des symptômes qu'il n'est point de mon objet actuel
de détailler.

Je ferai seulement une remarque sur les changemens anatomiques que déterminent nécessairement
ces dépôts :

Pour concevoir ces changemens, il faut, 1° se
rappeler que les membranes séreuses sont, en général, peu extensibles, et prêtent plutôt en se déve-
loppant qu'en se distendant; 2° remarquer que les
plèvres adhèrent beaucoup plus aux côtés du péricarde qu'au sternum et aux côtes, d'où on les détache
toujours avec beaucoup de facilité.

Ceci étant établi, on comprend sans peine que
les dépôts dont il s'agit se développent d'abord
d'avant en arrière, c'est-à-dire, que le pus s'accumule dans le sens où il trouve le moins de résistance.
Cette accumulation augmente les écartemens naturels des deux plèvres, et produit un écartement
extraordinaire dans l'endroit où ces deux membranes
étaient contiguës.

Mais lorsque le pus continue à s'amasser, comme
il ne peut pas distendre les plèvres au-delà d'un certain degré, il faut nécessairement qu'il les détache
dans un des endroits voisins où elles sont adhérentes:
ces endroits sont le péricarde en arrière, les parois
thoraciques en devant. Or, les plèvres adhèrent
beaucoup plus au péricarde qu'aux parois thoraciques : ce sera donc en devant et non en arrière
qu'elles seront détachées dans une étendue plus ou
moins grande; le dépôt s'accroîtra donc désormais
dans une direction transversale, en dénudant d'abord
les côtés du sternum, puis les cartilages costaux,

puis les côtes, si l'on pouvait supposer que la maladie durât assez long-temps sans produire des accidens mortels.

On conçoit dès lors comment la trépanation du sternum, moyen indiqué pour évacuer le pus dans les abcès du médiastin, n'est absolument nécessaire que pour les abcès peu considérables, et devient inutile plus tard, le pus correspondant alors aux muscles intercostaux et pouvant être évacué par l'opération de l'empyème, comme l'observe Sabatier. On conçoit comment, dans certains cas dont parle le même auteur, le pus a traversé les muscles intercostaux, et est venu former à l'extérieur sous la peau un véritable dépôt par congestion.

Enfin, on conçoit que l'effet naturel des abcès du médiastin doit être, dans le premier temps, de gêner les mouvemens du cœur, puisque le pus comprime le péricarde moins résistant que le sternum; dans le second temps, de gêner les mouvemens des poumons, puisqu'il rétrécit l'une et l'autre cavités thoraciques en augmentant, aux dépens des plèvres, l'espace qu'il doit occuper.

Le médiastin remplit, à l'égard des poumons, un usage assez analogue à celui que remplit la faux à l'égard des hémisphères cérébraux : il sépare ces deux organes, et empêche que l'un ne se porte sur l'autre dans le décubitus sur le côté, ce qui serait d'autant plus facile qu'aucun lien naturel ne retient le poumon à sa place, excepté les vaisseaux qui se rendent à lui vers le milieu de sa face interne, et qui n'empêcheraient point son mouvement latéral.

Mais ce qui mérite surtout d'être remarqué, c'est

que, par cette disposition extérieure des deux plèvres, les portions essentiellement mobiles du thorax,
qui renferment les poumons, se trouvent distinctes
de la portion plus fixe, qui renferme les premiers
organes circulatoires. Observez, en effet, que la
région du thorax circonscrite par le médiastin est
précisément celle que constituent en arrière la colonne vertébrale, en devant le sternum, en bas le
centre phrénique, parties peu mobiles, et qui jouent
le rôle le moins actif dans les phénomènes mécani-
ques de la respiration.

Je reviens aux plèvres. La surface extérieure de
ces membranes, rugueuse, inégale, correspond à
une foule de parties différentes et leur adhère plus
ou moins. Facile à détacher du sternum, des côtes
et de leurs intervalles musculeux, aussi bien que
des côtés de la colonne vertébrale, elle est unie
d'une manière beaucoup plus intime à la substance
propre des poumons, et semble faire corps avec ces
organes, à peu près comme le péritoine paraît faire
corps avec plusieurs viscères abdominaux. Cependant on parvient à la détacher du poumon dans
une assez grande étendue par la simple dissection;
on trouve même alors entre elle et la substance propre une espèce de membrane secondaire assez dense.
Mais cette membrane secondaire paraît n'être autre
chose que le tissu cellulaire qui a changé de forme
et acquis plus de consistance : ce qui le prouve,
c'est ce qui arrive lorsqu'on soumet à l'ébullition
une portion de l'organe pulmonaire; la plèvre alors
devient très-distincte sur lui, augmente d'épaisseur, s'enlève avec la plus grande facilité; et on

ne voit alors, entre elle et la substance propre, qu'un tissu cellulaire extrêmement lâche et peu abondant.

Les divers degrés d'adhérence de la surface extérieure de la plèvre ne s'observent nulle part aussi bien que sur le péricarde. Qu'on prenne une des plèvres à l'endroit où elle se réfléchit pour former le médiastin, et qu'on la soulève de dedans en dehors, on la trouvera unie d'abord au péricarde d'une manière très-lâche vers le point de cette réflexion, plus fixe à mesure qu'on se rapproche du poumon, et enfin impossible ou très-difficile à détacher de la portion du péricarde qui se prolonge en dehors sur les vaisseaux pulmonaires.

La surface intérieure de la plèvre, partout contiguë à elle même, comme nous l'avons dit, offre un aspect lisse et pâle dû au fluide séreux dont la membrane est la source. Ce fluide, continuellement exhalé, continuellement absorbé, favorise sans doute le jeu des organes respiratoires, en isolant le poumon des parois thoraciques qui l'environnent. Mais son existence est-elle nécessaire aux phénomènes de la respiration? cette fonction est-elle gênée d'une manière sensible lorsque le fluide séreux cesse d'être produit, et qu'il y a continuité entre les portions costale et pulmonaire de la plèvre? On a long-temps soutenu l'affirmative; on en a même fait autrefois un principe en médecine, et l'usage d'attribuer la difficulté habituelle de la respiration à *l'adhérence des poumons à la plèvre* n'est point encore tout-à-fait aboli. Cependant les réflexions suivantes, faites depuis long-temps par Haller, répétées ensuite par d'autres physiologistes., ne permettent plus d'admettre cette idée :

1°. Les expériences les plus positives ont prouvé que, dans l'état sain, il y avait toujours contiguité parfaite entre les poumons et les parois thoraciques, soit dans l'inspiration, soit dans l'expiration : le raisonnement seul l'aurait démontré. Quelle serait, en effet, la raison des mouvemens du thorax, si les poumons jouissaient d'un mouvement propre et indépendant? Mais les poumons et le thorax se mouvant toujours nécessairement de concert, comment pourrait-il y avoir entre eux un espace vide? et s'il ne peut y avoir entre eux d'espace vide, comment leur continuité accidentelle pourrait-elle gêner beaucoup leur mouvement?

2°. Les ouvertures de cadavres prouvent que les cas d'adhérence entre les portions costale et pulmonaire de la plèvre sont excessivement multipliés; que ces adhérences se trouvent sur le plus grand nombre des sujets, et aussi fréquemment chez ceux qu'une mort violente a surpris dans l'état le plus sain, que chez ceux dont une maladie longue a terminé les jours. Ces adhérences sont de quatre espèces, comme l'a observé Bichat (1). Tantôt les portions costale et pulmonaire paraissent identifiées; tantôt elles sont réunies d'une manière très-lâche; d'autres fois des prolongemens membraneux, en forme de brides, s'étendent de l'une à l'autre, et paraissent des replis naturels de la plèvre elle-

---

(1) *Anat. génér.*, tom. IV. Nouvelle édition augmentée de notes par MM. Béclard et Blaudin. Paris, 1829.

même; ailleurs, enfin, ce sont des prolongemens floconneux semblables à des lames de tissu cellulaire qui établissent cette continuité. Ajoutez les cas si nombreux où de fausses membranes développées sur la surface interne de la plèvre produisent des adhérences réellement morbifiques. Or, dans la plus grande partie de ces exemples, les sujets n'avaient point cessé de respirer avec la plus grande liberté. Il est donc évident que la continuité de surface entre les poumons et le thorax n'est point un obstacle à la liberté des phénomènes respiratoires.

Dès lors, l'utilité du fluide séreux de la plèvre ne peut point nous être aussi clairement connu que celle du fluide séreux des autres cavités semblables; et remarquons en effet que partout ailleurs nous avons, pour apprécier cette utilité, des données qui nous manquent absolument ici. L'appareil respiratoire est le seul qui nous offre les parois d'une cavité en rapport rigoureux et nécessaire de mouvemens avec les organes que cette cavité renferme. Le cerveau tend à se mouvoir dans une boîte osseuse immobile; les viscères gastriques peuvent changer de rapport et de disposition sans que les parois abdominales y prennent aucune part; dans les cavités synoviales, nous trouvons toujours deux surfaces qui se meuvent en sens inverse l'une de l'autre, etc., etc. Partout nous voyons les diverses portions d'une surface séreuse glisser les unes sur les autres d'une manière plus ou moins marquée, et nous concevons sans peine que la présence d'un fluide y était indispensable. Le thorax seul nous présente deux portions séreuses toujours contiguës de la même manière, toujours en rapport mutuel sur les mêmes points.

La plèvre jouit de la diaphanéité commune à toutes les membranes de la même classe. Rapprochée par elle-même du blanc; elle permet presque partout de distinguer exactement la couleur des parties subjacentes. Ceci est sensible sur le diaphragme, dont on reconnaît toutes les fibres au travers de la plèvre; mais plus encore sur le poumon, dont la plèvre laisse distinguer sans aucune peine toutes les nuances, moins parce qu'elle y est plus ténue que parce qu'elle y est plus adhérente. L'ébullition fait perdre absolument à la plèvre cette transparence, et lui donne une couleur blanche terne assez prononcée.

Tout ce qui regarde d'ailleurs l'organisation intime de la plèvre s'applique au tissu séreux considéré en général. Le lecteur trouvera dans l'*Anatomie générale* ces détails, qu'il est inutile de répéter ici.

On remarquera que la plèvre ne présente point comme les autres membranes séreuses ces replis lâches et flottans dont l'usage est de prêter à l'ampliation accidentelle des organes; car le médiastin ne peut point être considéré comme destiné à un pareil usage, vu sa fixité et sa tension habituelle, vu surtout l'usage essentiel que nous lui avons reconnu, de compléter en dedans les cavités qui contiennent les poumons. La raison de cette exception est facile à saisir, d'après tout ce que nous avons déjà dit : le thorax et les poumons se meuvent toujours de concert; la dilatation des poumons, quelque considérable qu'elle puisse être, se trouve toujours répartie sur tous les points avec une parfaite uniformité, ce qui la rend peu étendue sur chaque point en particulier; d'ailleurs, cette dilatation n'excède jamais de beaucoup le volume habituel des organes; une très-petite quantité d'air est introduite à chaque inspiration ordinaire, et l'inspiration la plus forte n'en introduit jamais assez pour que les poumons aient besoin de ces ressources préparées d'avance à d'autres organes susceptibles d'acquérir un volume double ou triple de celui qu'ils ont naturellement.

II. *Des Conduits aériens.*

Les conduits aériens forment la partie essentielle des poumons considérés sous le rapport de leurs fonctions. C'est par eux que s'introduit le fluide destiné à élaborer le sang; c'est dans leur intérieur et sur leurs parois que l'élaboration s'opère; c'est par eux que la portion d'air devenue inutile est rejetée au dehors. Leur ensemble constitue la cavité intérieure de l'appareil respiratoire, cavité analogue à celles de l'appareil digestif par son organisation, puisqu'une membrane muqueuse la revêt, quoiqu'elle en diffère par sa disposition, puisqu'elle est subdivisée en une multitude presque infinie de canaux décroissans à la manière des artères. Cet ordre de conduits commence par un tronc unique qui réunit les deux poumons l'un à l'autre, et en forme réellement un seul organe en rendant leurs phénomènes nécessairement simultanés. Seuls de tous les conduits de l'économie, ceux-ci sont constamment ouverts, l'air devant, à tous les instants, y aborder, sans aucun obstacle.

On donne à leur tronc commun le nom de *tra-chée-artère* : leurs divisions prennent celui de *bron-ches.*

1°. La *trachée-artère*, située au-devant de la co-lonne vertébrale, s'étend depuis la partie moyenne et supérieure du cou jusqu'à la partie supérieure et profonde de la poitrine. Elle commence au-dessous, du larynx, finit au niveau de la seconde ou troi-sième vertèbre dorsale. Placée sur la ligne médiane, symétrique et régulière dans toute son étendue, elle paraît encore, sous ce rapport, appartenir aux or-ganes extérieurs, et ce sont seulement ses divisions qui perdent ce caractère. Vue antérieurement, elle paraît cylindrique; mais en arrière, on la trouve aplatie; ce qui dépend, comme nous le dirons bien-tôt, de son organisation.

Le diamètre de la trachée-artère est, en général, relatif à l'âge du sujet et au volume naturel des pou-mons : il est parfaitement semblable à celui du la-rynx mesuré, comme il convient, sur le cartilage cricoïde, abstraction faite du thyroïde. Ce diamètre est le même dans toute l'étendue de la trachée-ar-tère; on ne voit point qu'il décroisse inférieurement, et on le trouve auprès des bronches tout-à-fait égal à ce qu'il était au niveau du larynx.

En devant, la trachée-artère est embrassée supé-rieurement par la glande thyroïde, dont les deux portions se réunissent au-devant d'elle. Plus bas et plus superficiellement, elle est recouverte par les muscles sterno-hyoïdiens et sterno-thyroïdiens, dont un tissu lâche la sépare : dans la poitrine, elle se trouve renfermée dans l'écartement postérieur des deux plèvres, et correspond aux veines sous-clavières, à l'artère innominée, à la courbure de l'aorte.

En arrière, elle recouvre l'œsophage, et en partie, à droite, le corps des vertèbres; l'œsophage se trouvant un peu dévié à gauche, comme nous l'avons dit en décrivant l'appareil digestif. Sur les côtés, elle avoisine les veines jugulaires, les artères carotides, les nerfs vagues, les rameaux inférieurs des deux ganglions cervicaux supérieurs : un tissu cellulaire lâche et abondant la sépare de toutes ces parties.

2°. Les *bronches* naissent de la trachée-artère vers la seconde ou troisième vertèbre dorsale. Elles s'écartent de ce tronc commun en formant entre elles un angle à peu près droit, et se portent obliquement en bas et en dehors, chacune du côté du poumon qui lui correspond. Ici, on commence à retrouver les traces de cette irrégularité de formes qui distingue les organes de la vie intérieure : la bronche gauche, un peu moins volumineuse que la droite, parcourt aussi un trajet plus long avant d'arriver au poumon; ceci tient à la déviation du cœur à gauche, déviation de laquelle il résulte que les gros troncs vasculaires, en sortant du cœur, se trouvent presque entièrement appliqués sur la bronche gauche.

C'est à la partie moyenne et à la face interne des poumons que les bronches s'enfoncent dans l'épaisseur de ces organes. Elles se divisent aussitôt en rameaux successivement moins volumineux qui se

comportent comme ceux des artères, et prennent
toute sorte de directions. Les uns se portent obliquement en haut dans le lobe supérieur, les autres horizontalement dans le milieu de l'organe : d'autres
enfin suivent la direction primitive de la bronche
elle-même, en se portant obliquement en bas vers
la base des poumons, etc., etc. Ces subdivisions sont
aussi nombreuses que celles de l'artère pulmonaire,
et il est impossible de les suivre jusqu'à leur dernier
terme : il n'est aucune partie du poumon qui n'en
reçoive; mais on n'a point d'idée précise de la manière dont elles finissent. Malpighi et d'autres ont
prétendu qu'elles se terminaient par de petites vésicules sur lesquelles les ramuscules capillaires des
deux systèmes sanguins venaient s'anastomoser;
Keil a même prétendu compter ces vésicules. On
doute aujourd'hui de leur existence, quoique dans
le langage anatomique on s'habitue assez ordinairement à les supposer (1).

Les conduits aériens, qui, considérés par rapport
à l'organe pulmonaire, ne forment qu'un de ses tissus, ou une de ses parties constituantes, considérés
en eux-mêmes forment réellement, par leur ensemble, un organe particulier composé de tissus fort
distincts. On peut réduire ces tissus à trois : l'un extérieur, en partie fibreux, et, à ce qu'il paraît, en
partie musculaire; l'autre cartilagineux, réuni au
précédent; le troisième intérieur, muqueux. Il faut y
joindre les vaisseaux artériels et veineux propres aux

_____

(1) *Voy.* plus loin § IV, *Tissu propre du Poumon.*

bronches, les nerfs qui s'y distribuent, enfin ces corps de nature particulière connus sous le nom de *glandes bronchiques*.

a. La *membrane extérieure* des conduits aériens naît supérieurement de la circonférence du cartilage cricoïde, et occupe toute l'étendue, soit de la trachée-artère, soit des bronches, dont elle forme essentiellement les parois. Assez épaisse dans la plus grande partie de son trajet, elle s'amincit dans les dernières divisions bronchiques, et ne peut plus y être facilement aperçue. Elle est formée par des fibres longitudinales parallèles les unes aux autres, et assez serrées. Ces fibres, rougeâtres à la superficie des conduits, paraissent blanchâtres comme les autres parties du système fibreux, lorsqu'on les examine plus profondément.

Cette membrane constitue seule en arrière la portion solide de la trachée-artère, ce qui donne à ce conduit la forme aplatie qu'on lui trouve en cet endroit. On remarque avec raison un rapport de disposition entre cette structure molle de la trachée en arrière, et la liberté des mouvemens de l'œsophage, qui lui est subjacent; mais on aurait tort d'en conclure que l'une n'existe que pour l'autre, puisque la même structure s'observe également à la partie postérieure des bronches; lorsque celles-ci n'ont plus de rapport qu'avec la substance propre des poumons.

Il n'en est pas de même dans la partie antérieure, ou plutôt dans la plus grande étendue transversale des conduits aériens. Ici, la membrane extérieure est continuellement interrompue par des portions

cartilagineuses développées dans son tissu et destinées à la tenir continuellement tendue, pour que,
dans aucune circonstance, les conduits ne soient af-
faissés sur eux-mêmes et oblitérés. Chacun de ces
cartilages représente à peu près les deux tiers d'un
anneau : recourbés sur eux-mêmes, aplatis suivant
leur épaisseur; ils ont une longueur uniforme, et une
largeur très-inégale. Tous répondent à l'extérieur du
conduit par leur face convexe, sur laquelle plusieurs
fibres de la membrane se continuent : par leur face
concave, ils répondent à la membrane muqueuse,
dont une couche celluleuse mince les sépare. Leurs
bords supérieurs et inférieurs, arrondis; continus
en dehors avec le tissu fibreux, sont un peu plus
saillans à l'intérieur du conduit, et se prononcent au
travers de la membrane muqueuse. Leurs extrémités,
plus ou moins saillantes en arrière dans le tissu fibreux, sont toutes au même niveau, arrondies, et le
plus souvent un peu recourbées en haut suivant la
largeur du cartilage. Le nombre de ces cartilages
varie beaucoup, par diverses raisons : 1°. Ils sont
plus ou moins larges, et la longueur de la trachée
devant toujours être à peu près la même; on les
trouve nécessairement d'autant plus multipliés qu'ils
sont plus étroits. On dit qu'en général leur plus
grande largeur est antérieurement, et qu'ils diminuent progressivement en arrière; rien n'est moins
constant : très-souvent ils sont étroits en devant, et
s'élargissent sur les côtés, en sorte qu'on ne peut
rien statuer sur cet article. 2°. Quelquefois deux cartilages s'unissent par leurs bords respectifs et se confondent, ce qui diminue leur nombre.

En général, ces cartilages ont une direction horizontale relativement à l'axe du conduit auquel ils
appartiennent : mais ceci est sujet à une foule de variations. On en trouve beaucoup qui sont plus ou
moins obliques, en sorte que les intervalles qui les
séparent sont nécessairement fort inégaux.

La couleur de ces cartilages est assez semblable à
celle des cartilages des autres cavités : ils ont une
blancheur moins éclatante que ceux des surfaces articulaires. Très-élastiques, ils sont susceptibles de plier à un degré assez considérable, sans se
rompre.

Telles sont, en général, les considérations que
nous offrent les parties les plus solides des conduits
aériens. Il nous reste quelques détails à donner sur
deux des cartilages de la trachée et sur ceux des ramifications bronchiques.

Le cartilage qui commence en haut la trachée se
distingue presque toujours des autres par une largeur
beaucoup plus grande. Assez souvent on le trouve
continu supérieurement avec le cricoïde, et inférieurement avec celui qui lui succède. Ceux qui
suivent diminuent tout à coup de largeur sans gra-
dation marquée.

Le cartilage qui termine en bas la trachée se distingue toujours par sa forme appropriée à la disposition des bronches. Son milieu se prolonge inférieurement en angle aigu, en se recourbant un peu
en arrière ; en sorte que le cartilage représente un
triangle recourbé sur son plat en deux sens à la fois,
ayant sa base en haut, son sommet en bas, et
deux bords concaves qui reçoivent le commence-

ment des bronches. Assez fréquemment il se continue immédiatement par un de ces bords, ou même par tous deux, avec les premiers cartilages bronchiques.

Dans les rameaux des bronches, les cartilages deviennent insensiblement plus irréguliers pour la forme, et proportionnellement moins étendus; ils n'offrent plus aussi exactement cette disposition annulaire que nous avons remarquée; bientôt ils se réduisent à de petits grains de figure variable, tantôt séparés, tantôt réunis. A mesure que les subdivisions vasculaires se multiplient, ils deviennent eux-mêmes moins solides, moins résistans, et disparaissent enfin tout-à-fait, en sorte qu'on ne trouve plus que les membranes lorsqu'on est arrivé au dernier terme où l'œil peut suivre les ramuscules aériens.

Je le répète, on ne doit considérer ces cartilages, quel que soit leur nombre, que comme les dépendances, et pour ainsi dire les accessoires nécessaires de la membrane extérieure, qui seule existe partout comme base des conduits dont nous parlons; et qui offre partout des fibres longitudinales disposées de la même manière, avec la seule différence qu'en arrière ces fibres sont contenues dans tout le système des voies aériennes, tandis qu'en devant elles sont sans cesse interrompues par des parties plus solides développées au milieu d'elles. J'ai donc décrit les cartilages comme concourant à l'organisation de la membrane extérieure, à laquelle je reviens maintenant.

La surface extérieure de cette membrane est

parsemée en arrière de petits corps rougeâtres, de figure très-variée, tantôt arrondis, tantôt ovales, etc. Ce sont des glandes muqueuses dont les canaux excréteurs traversent toute l'épaisseur du conduit, pour s'ouvrir sur sa surface interne. On s'en assure facilement en enlevant ces glandes avec précaution, sans entamer le tissu fibreux. On voit alors, à l'endroit où chaque glande correspondait, un petit trou à bords arrondis par où le conduit excréteur s'introduisait. En devant, la membrane extérieure n'offre, pour l'ordinaire, aucune glande dans les intervalles des cartilages.

La surface intérieure de la même membrane, considérée dans ces mêmes intervalles des cartilages, correspond à la muqueuse, dont elle est séparée par une multitude de petites granulations de couleur variable, fort rapprochées et fort irrégulières. Il paraît que ce sont aussi des glandes muqueuses. Mais, en arrière, on trouve, au-dessous de la membrane fibreuse, une couche de fibres transversales très-rapprochées les unes des autres, très-denses, étendues entre les deux extrémités flottantes des cartilages auxquels elles s'attachent. Ces fibres ne ressemblent point du tout aux fibres longitudinales qui constituent la membrane extérieure ; car elles sont disposées par petits faisceaux, tandis que les longitudinales sont disposées en membrane (1). Elles

_____

(1) Selon Reissessen ces fibres deviennent circulaires dans les divisions des bronches qui ne renferment point d'anneaux cartilagineux, et même dans celles qui ne contiennent plus que des parcelles cartilagineuses irrégulières. (*Note ajoutée.*)

n'ont point la couleur blanche aponévrotique des longitudinales, et paraissent absolument analogues, par l'aspect qu'elles présentent, aux fibres musculeuses des intestins. Enfin, elles forment un plan tout-à-fait distinct, et des fibres longitudinales de la membrane extérieure, puisqu'on peut introduire le scalpel entre les unes et les autres avec facilité, et de la membrane muqueuse, à laquelle elles ne tiennent que par un tissu cellulaire extrêmement lâche. Le meilleur moyen de reconnaître ces fibres transversales, c'est d'enlever la membrane muqueuse qui les recouvre à l'intérieur.

Quelle est la nature de ces fibres transversales postérieures? On est fort porté à les croire musculeuses, d'après leur analogie apparente avec les fibres intestinales. Haller les regarde comme telles sans balancer; mais il les confond avec les longitudinales qui constituent la membrane externe, quoique celles-ci diffèrent absolument des premières, et paraissent, comme nous l'avons dit, appartenir au système fibreux.

En supposant vraie cette opinion sur la nature des fibres transversales, il faut reconnaître dans la trachée-artère la faculté de se resserrer et de se dilater dans certaines circonstances. Plusieurs anatomistes la lui accordent en effet: mais on ne voit pas qu'aucun ait cherché à déterminer exactement les cas où ces mouvemens s'opéraient, ni même à s'assurer, par des expériences positives, s'ils avaient réellement lieu.

b. La *membrane muqueuse*, troisième partie propre des conduits aériens, est la seconde division de la grande membrane désignée par Bichat sous le nom de *gastro-pulmonaire*. Née du pharynx, elle s'enfonce dans l'organe vocal, et continue son trajet dans la trachée et les bronches jusqu'à leurs dernières ramifications. Existe-t-elle seule dans ces extrémités ténues? On ne peut s'en assurer; mais on est assez porté à le croire, vu la nécessité du rapport le plus prochain possible entre les vaisseaux sanguins et aériens pour que les phénomènes chimiques de la respiration s'opèrent, au moins selon notre manière ordinaire de concevoir ceux-ci.

Sa surface externe correspond en arrière à la couche des fibres transversales, dont elle est séparée, comme nous l'avons vu, par un tissu cellulaire assez lâche. Dans le reste de son étendue, cette surface est appliquée en partie sur les cartilages, dont la forme se dessine au travers d'elle, vu la saillie qu'ils font à l'intérieur, et en partie sur la membrane fibreuse, dans les intervalles de ces corps solides. On la sépare facilement de toutes ces parties par la dissection.

Sa surface interne répond à l'intérieur des conduits. Les canaux excréteurs des glandes muqueuses s'ouvrent sur elle d'une manière souvent assez distincte. Elle n'a point, dans l'état naturel, la rougeur qu'on observe dans celle du pharynx. En l'observant en arrière, dans l'espace dépourvu de cartilages, on y voit une multitude de plis longitudinaux extrêmement saillans et assez réguliers. Ces plis sont aussi apparens dans les bronches que dans la trachée, et correspondent toujours à la partie où le conduit aérien est purement membraneux. On n'en trouve point ailleurs. Si l'on se rappelle que la couche des

fibres transversales n'existe non plus que dans cette
portion membraneuse, et se trouve immédiatement
subjacente à la membrane interne, on sera tenté de
regarder les plis dont nous parlons comme on regarde ceux de l'œsophage, et de les attribuer uniquement à la contraction des fibres transversales,
dont ce phénomène paraîtra prouver de plus en
plus la nature musculeuse. Mais on a beau distendre
en largeur la portion membraneuse de la trachée,
ces plis ne disparaissent point et ne diminuent même
pas sensiblement. Si l'on détache avec soin par la
dissection la membrane muqueuse dans toute cette
partie, les plis subsistent encore sur le lambeau
isolé, et y sont également saillans. On voit, par la
même préparation, qu'ils sont dus à des bandelettes
ou colonnes fibreuses intimement adhérentes à la
surface externe de la muqueuse, et faisant corps
avec elle. On ne peut, en effet, enlever cette membrane sans les enlever aussi. Ces bandelettes ont
une analogie encore plus frappante que les fibres
transversales avec les faisceaux musculeux des intestins, si ce n'est qu'elles sont isolées et écartées
plus ou moins les unes des autres. On peut penser
que Willis avait fait les mêmes observations, puisqu'il attribue les plis de la membrane muqueuse
pulmonaire à des fibres musculeuses existant dans
son tissu. C'est exactement ce que l'autopsie cadavérique m'a démontré, excepté cependant la nature
musculeuse de ces fibres, sur laquelle je ne crois
pas pouvoir absolument prononcer.

Un fluide muqueux lubrifie continuellement cette
surface interne dont nous parlons. Peu abondant

dans l'état le plus naturel, il est dissous par l'air et rejeté ainsi au dehors dans l'expiration. Accumulé en plus grande quantité dans une foule de circonstances accidentelles, il est expulsé en nature par les efforts expiratoires subits qui constituent la toux.

Outre ce fluide, plusieurs en admettent encore ici un autre fourni par exhalation. Haller ne combat point cette opinion, mais n'y insiste pas, et ne cherche point à la prouver (1). Elle paraît, en effet, peu susceptible d'être appuyée par des faits bien concluans.

L'organisation de la membrane muqueuse des voies aériennes est celle du système muqueux considéré dans son ensemble Je renvoie donc le lecteur, sur cet article, à l'*Anatomie générale*. Bornons-nous ici à indiquer les modifications particulières de cette organisation dans la membrane dont il s'agit.

Dans aucune portion de son étendue, on ne peut démontrer complètement l'existence de l'épiderme. Elle est en effet éloignée, dans tous ses points, des ouvertures extérieures, seuls endroits où cet épiderme ait pu être manifestement reconnu. L'unique preuve que l'on puisse acquérir ici se tire des cas pathologiques où des fragmens membraneux ont été rendus par expectoration. Haller en cite plusieurs, et n'admet que d'après eux un épiderme muqueux pulmonaire. Mais cette preuve est insuffisante, comme l'observe judicieusement Bichat, ces lam-

_____

(1) On ne trouve, à cet égard, dans Haller, que ces mots : *Sed neque exhalationem vasculosam exclusero.* Elem. physiol. t. 3, p. 150.

beaux pouvant être analogues aux escarres plus ou
moins profondes produites sur la peau par les brû-
lures, etc.

Le corion, qui constitue la partie principale de
la membrane muqueuse pulmonaire, n'offre aucune
considération particulière, si ce n'est sa diminution
progressive d'épaisseur à mesure que les ramifications bronchiques deviennent plus ténues.

Le peu de rougeur que présente habituellement
cette membrane indique que le système capillaire
sanguin propre à son organisation y est peu pro-
noncé : il y devient plus sensible dans une foule de
circonstances, et spécialement dans les affections
catarrhales, auxquelles la muqueuse pulmonaire
est plus sujette que toute autre. Le sang s'accumule
alors dans ce système capillaire, et donne à la membrane la couleur rouge qu'elle n'avait point dans
son état naturel.

La membrane muqueuse, envisagée sous le rapport de ses fonctions, nous offre les considérations
les plus importantes. L'anatomiste voit dans elle le
tégument intérieur de l'organe pulmonaire, comme
il voit dans la plèvre son tégument extérieur. Moins
étendue, au premier coup-d'œil, que la plèvre, elle
l'est beaucoup plus sans doute en réalité, vu les
ramifications presque infinies des conduits aériens,
qu'elle tapisse jusqu'à leur dernier terme.

Mais le physiologiste voit dans la membrane muqueuse le théâtre du plus grand phénomène de la
respiration, de celui pour lequel tous les autres
s'opèrent, je veux dire, du changement d'état du
sang au moyen de l'air. Le sang, en effet, ne peut

recevoir l'influence de l'air qu'au travers des parois
de cette membrane, puisque, selon l'opinion la plus
commune, l'air introduit dans le poumon ne sort
point des ramifications bronchiques pour aller colorer le sang par un contact immédiat. D'ailleurs,
en supposant même que l'air soit porté au sang par
voie d'absorption, comme certains physiologistes le
prétendent, toujours serait-il vrai que la membrane
muqueuse est l'agent nécessaire de cette absorption,
par conséquent l'organe essentiel de la coloration du
sang.

On peut faire ici un rapprochement frappant entre
la membrane qui tapisse l'organe pulmonaire dans
son intérieur, et l'appareil locomoteur qui l'environne au dehors, formé par l'ensemble des muscles
intercostaux et diaphragme. L'une est le théâtre des
phénomènes chimiques, comme l'autre est l'agent
des phénomènes mécanique de la respiration. C'est
par l'appareil locomoteur que le poumon est dilaté
pour recevoir l'air : c'est sur la membrane muqueuse
que l'air est reçu, élaboré, employé : aussi y a-t-il
une correspondance exacte de phénomènes entre
ces deux parties de l'appareil respiratoire. Lorsque
l'air contenu dans les voies aériennes a perdu, après
un certain séjour, la propriété de colorer le sang,
les mouvemens du thorax nécessaires pour l'expulser
et pour en recevoir de nouveau sont déterminés
d'une manière presque absolument involontaire, et
toute irritation portée à l'intérieur des bronches
cause à l'instant, dans le thorax, ces mouvemens
vifs et subits qui constituent la toux.

L'air respirable est donc le fluide naturel de la

membrane muqueuse du poumon. C'est avec lui
seul qu'elle se trouve en rapport par son mode de
sensibilité propre; tout autre fluide est repoussé
par elle : et dès l'instant où elle éprouve ainsi une
influence étrangère, incapable de s'en délivrer par
elle-même, elle appelle à son secours, par une sym-
pathie constante, l'action des muscles extérieurs,
dont l'usage est de favoriser la fonction qu'elle exécute.

C'est aux conduits aériens que se distribuent
principalement les vaisseaux et les nerfs qui entrent
dans l'organisation intime des poumons : ils suivent
exactement, par leurs branches, le trajet de ces
conduits; et leurs rameaux les plus ténus sont les
seuls qui s'en écartent pour se jeter vaguement
dans la substance propre des poumons. Il est
même probable que ces derniers suivent encore
les ramifications bronchiques; puisque, comme
nous l'avons dit, ces ramifications sont presque infinies, et qu'il n'est aucune partie des poumons qui
n'en présente.

c. Les conduits aériens reçoivent leurs *artères* de
plusieurs sources. Celles de la trachée lui viennent
des thyroïdiennes, et spécialement des thyroïdiennes
inférieures les plus rapprochées d'elle. Quant aux
bronches, elles ont des artères propres, qui naissent immédiatement de l'aorte, et que l'on nomme
par cette raison *artères bronchiques*. On en trouve
constamment deux, une droite et une gauche : la
droite naît ordinairement par un tronc commun
avec la première des intercostales aortiques, la
gauche naît tantôt isolément, tantôt par un

trónc commun avec la droite. Ceci est sujet à beau-
cóup d'autres variations. On voit quelquefois ces artères naître ou de la sous-clavière, ou de l'intercostale supérieure, ou de la thoracique interne, etc.
Souvent on trouve deux artères bronchiques de chaque côté.

  Dans tous les cas, ces vaisseaux, divisés bientôt
en plusieurs branches flexueuses, se portent sur la
surface extérieure des conduits aériens, et les accompagnent en se subdivisant comme eux. Leurs
rameaux prennent une direction plus droite, à mesure qu'ils sont plus petits et plus multipliés. Les
derniers ramuscules forment un réseau entre la
membrane fibreuse et la muqueuse, à laquelle ils
vont se terminer principalement; plusieurs se perdent dans les glandes bronchiques et sur les parois
des branches de l'artère et des veines pulmonaires.
Il est difficile de les suivre jusqu'à une certaine distance, vu leur ténuité. S'anastomosent-ils avec les
ramuscules de l'artère pulmonaire? On ne peut guère
se le persuader, puisque ces deux ordres de vaisseaux ne conduisent point un sáng de même nature,
et n'existent point dans le poumon pour la même
fin. Les premiers portent au poumon un sang tout
préparé pour servir à sa nutrition, tandis que les
seconds y portent un sang à préparer par l'influence
de l'air. Mais que répondre à l'assertion de Haller,
qui dit avoir vu cette anastomose d'une manière
certaine et évidente : *Cominùs et certò* (1)?

  d. Les *veines bronchiques* se comportent à peu

---

(1) Elem. physiol. t. 3, p. 155, note r.

près comme les artères. Nées du système capillaire qui termine celles-ci, elles suivent les vaisseaux aériens en se réunissant successivement en rameaux plus volumineux; jusqu'à ce qu'enfin, réduites à deux troncs principaux, elles aboutissent à droite dans la veine azygos, à gauche dans la veine intercostale supérieure. Quelquefois on trouve deux veines bronchiques droites, dont une s'ouvre dans la veine cave supérieure. Au reste, leur terminaison offre beaucoup de variétés inutiles à énumérer ici; puisque nous devons revenir sur tous ces vaisseaux en traitant de l'appareil circulatoire.

e. Les *nerfs* suivent une distribution analogue à celle des artères. Le nerf vague en fournit la plus grande partie. De lui seul partent les rameaux principaux qui se rendent à la trachée-artère; ceux des bronches viennent des deux plexus pulmonaires formés en partie par le nerf vague, en partie par les rameaux des ganglions cervicaux inférieurs et thoraciques. Je ne reviendrai point sur leur description, qui a été faite avec exactitude par Bichat lui-même, et que l'on trouvera dans le volume précédent (1). Je rappellerai seulement ici que ces ra-

---

(1) Nous avons dit précédemment (tom. II,) que de nombreuses expériences ont prouvé, contre l'assertion de Bichat, l'influence du nerf vague ou pneumo-gastrique sur la respiration. Ce nerf, et ceux qui naissent comme lui de la bandelette médullaire que Ch. Bell a décrite sur la partie latérale supérieure de la moelle épinière, paraissent au contraire, d'après les recherches de cet anatomiste, avoir une telle influence sur cette importante fonction que cet anatomiste les a réunis sous le nom collectif

meaux, après avoir suivi quelque temps les bronches à
leur surface extérieure, finissent tous par traverser la
membrane fibreuse pour se rendre à la muqueuse.
Presque aucun ne se jette dans la substance même
du poumon. Ils doivent donc être considérés comme
appartenant aux conduits aériens, et le nom de
nerfs bronchiques leur convient mieux, sous ce rapport, que celui de *nerfs pulmonaires.*

Remarquons aussi que le poumon reçoit ses nerfs
des deux systèmes nerveux généraux réunis, et se
trouve, d'après cette considération comme d'après
plusieurs autres, placé sur les confins des deux vies;
de manière qu'appartenant uniquement à la seconde par le but de ses phénomènes, il paraît appartenir en partie à la première par sa disposition
anatomique.

Pour terminer ce qui regarde les conduits aériens,
il nous reste à parler des *glandes bronchiques.*

---

de *nerfs respirateurs.* Ces nerfs sont le pneumo-gastrique, le
glosso-pharyngien, le spinal (respiratoire supérieur du tronc),
le diaphragmatique (grand respiratoire interne), le thoracique
externe ou une des branches du plexus cervical qui se porte aux
muscles extérieurs des côtes, et le facial (respiratoire de la face).
En opérant successivement la section de ces nerfs, Ch. Bell a
détruit dans le même ordre l'action des muscles auxquels ils se
distribuent : il s'est en outre assuré qu'en coupant ainsi ces
nerfs on ne détruisait dans les muscles auxquels ils se rendent
que la partie de leur action qui est relative à la respiration; que
ces organes conservaient l'intégrité des autres mouvemens qu'ils
sont appelés à exécuter, ce qui tendrait à prouver que chaque
nerf moteur préside à un mouvement spécial.

(*Note ajoutée.*)

f. Les *glandes bronchiques* ne se rencontrent point sur la trachée-artère. On trouve les premières auprès de la division des bronches. Disséminées irrégulièrement sur ces conduits, elles sont en plus ou moins grand nombre dans l'intérieur des poumons, suivant les individus. Leur volume varie beaucoup, et semble proportionné au volume des bronches elles-mêmes; car les plus considérables environnent ces conduits à leur origine, et on les trouve successivement plus petites à mesure qu'on examine l'organe pulmonaire plus profondément. Leur forme n'a rien de constant; arrondies, ovales, lobuleuses, elles sont tellement irrégulières qu'on ne saurait les comparer. Leur couleur paraît toujours noire chez l'adulte, quoiqu'elle ne soit, pour l'ordinaire, que d'un bleu très-foncé ou d'un brun obscur, semblable à celui qui se remarque sur la choroïde. C'est à cette couleur des glandes bronchiques qu'il faut rapporter les taches noirâtres observées sur la surface extérieure des poumons. Cette couleur dépend du fluide que contiennent ces glandes, mais ne paraît pas absolument essentielle à leur tissu; car on ne la trouve point dans les glandes bronchiques de l'enfant, lesquelles, rougeâtres ou blanchâtres, ressemblent parfaitement aux autres glandes lymphatiques. Aussi, chez l'enfant, les poumons n'offrent jamais à l'extérieur les taches dont nous venons de parler; preuve évidente que ces taches sont uniquement dues à des glandes bronchiques superficielles.

Les glandes bronchiques ont, en général, très-peu de consistance. Elles s'écrasent par la moindre pres-

sion, et teignent fortement de leur couleur l'endroit
où elles se trouvent alors. Cette mollesse s'accorde
avec ce que l'on dit de leur tissu, qu'on regarde
comme purement cellulaire. Il semble que ce tissu
soit gorgé et surchargé du fluide brunâtre ou bleuâtre qu'elles renferment, et que ce soit là la seule
cause de son peu de résistance; car chez l'enfant, où
ces glandes ne contiennent point un fluide semblable, elles sont beaucoup plus fermes et plus solides.
Cependant il n'est point rare de trouver chez l'a-
dulte plusieurs glandes bronchiques très-consistan-
tes, quoique également colorées. On les a vues plei-
nes de petites concrétions calculeuses, ossiformes,
cartilagineuses, etc.

On ne doute point aujourd'hui que les glandes
bronchiques n'appartiennent au système absorbant.
Haller les a vues manifestement se continuer avec
des vaisseaux lymphatiques aboutissant au canal
thoracique commun. Plusieurs cependant ont voulu
les ranger parmi les organes sécréteurs, et les ont
regardées comme les sources du fluide noirâtre qui
se trouve quelquefois mêlé par stries dans les fluides
rejetés par expectoration le matin. Aucune preuve
positive n'appuie cette opinion, puisque personne
n'a pu découvrir de conduits excréteurs qui, des
glandes bronchiques, allassent se rendre dans les
voies respiratoires. On s'est donc uniquement fondé,
1.° sur l'analogie apparente des fluides; 2.° sur ce que
ces glandes avoisinent toujours les bronches; 3.° sur
ce qu'on ne connaît point d'autre source présumable
du fluide expectoré. Ces raisons sont insuffisantes,
sans doute, quoiqu'elles aient paru assez fortes à Hal-

ler pour lui faire admettre, contre l'inspection anatomique, des voies de communication entre les glandes et les bronches.

La nouvelle doctrine chimique a donné lieu à
une autre opinion sur l'usage des glandes bronchiques. On sait que Fourcroy les regarde comme les
réservoirs du carbone dont le sang se décharge dans
la respiration; mais aucun fait anatomique ne favorise cette explication, d'autant moins certaine que
la théorie chimique de la respiration est encore elle-
même un sujet de controverse. On suppose d'ailleurs ici ce qu'il faudrait prouver; puisqu'on est
forcé d'admettre, comme les anciens, des voies di-
rectes de communication entre les glandes bronchiques et les conduits aériens, pour que le carbone
accumulé puisse s'évacuer. Enfin le carbone continuellement accumulé devrait aussi être habituellement rejeté par l'expectoration à des époques
fixes et périodiques; et cependant l'apparition des
stries noirâtres dans les crachats n'est assurément
point un phénomène ordinaire et constant (1).

(1) Le principe colorant de ces glandes bronchiques est le
même que celui de la matière noire pulmonaire (voyez la note de
la pag. 24); il est évidemment combiné avec le suc lymphatique,
et si l'on applique une gouttelette de ce suc sur la peau et qu'on
la laisse sécher, la tache noire qui en résulte s'enlève difficilement par le lavage, caractère par lequel les glandes bronchiques
diffèrent essentiellement, selon Laennec, de la production morbifique connue sous le nom de mélanoses; car la matière que l'on
exprime de ces dernières tient peu à la peau et s'enlève facilement
en lavant. Cet habile observateur a fait remarquer que les glandes
bronchiques ne diffèrent pas seulement des autres glandes lym-

Convenons donc que nous ignorons absolument et la nature, et la source, et le mode de production, et les usages du fluide auquel les glandes bronchiques doivent leur couleur.

III. *Du Système vasculaire des Poumons.*

Le système vasculaire des poumons se divise en trois parties distinctes par leur nature, par leurs propriétés et par le but immédiat de leurs phénomènes. La première est le système de l'artère pulmonaire ou la fin du système général à sang noir; la seconde, celui des veines pulmonaires ou le commencement du système général à sang rouge; la troisième est le système capillaire intermédiaire aux deux précédens. Dans le premier, le sang est porté aux poumons pour y être soumis à l'influence de l'air; dans le second, il revient au cœur après avoir subi cette influence; dans le dernier, le changement du sang est opéré. Dans l'artère pulmonaire, le sang est poussé immédiatement par le cœur; dans le système capillaire, il n'obéit qu'à la contractilité organique

---

phatiques par leur couleur foncée, mais aussi par le peu de disposition aux inflammations. Les glandes lymphatiques, en effet, s'enflamment ordinairement par extension de l'inflammation de l'organe aux fonctions duquel elles sont associées : les glandes axillaires ou inguinales, par exemple, s'enflamment par suite d'une inflammation placée aux extrémités; les glandes mésentériques lors de l'inflammation des intestins, etc. ; les glandes bronchiques, au contraire, participent rarement à l'inflammation catarrhale ou péripneumonique.   (*Note ajoutée.*)

insensible des vaisseaux, aussi bien que dans les veines pulmonaires.

1°. C'est par l'*artère pulmonaire* que les poumons reçoivent le sang à renouveler, comme c'est par la trachée-artère qu'ils reçoivent l'air, moyen de renouvellement du sang. Le premier conduit, ouvert au dehors supérieurement, leur vient de haut en bas; le second, né du cœur, leur vient de bas en haut. L'un et l'autre, simples à leur origine, se divisent en deux troncs avant de pénétrer dans les poumons; l'endroit où cette division a lieu est le même pour l'un et pour l'autre, en sorte que les bronches en haut, et les deux troncs de l'artère pulmonaire en bas, rapprochés et voisins, circonscrivent entre eux un espace qui offrirait un véritable losange si l'angle de division de l'artère pulmonaire était le même que celui des bronches. Mais les deux divisions pulmonaires s'écartent tellement l'une de l'autre au moment où elles naissent du tronc commun, qu'elles ne forment point d'angle sensible, et que leur réunion à ce tronc représente une espèce de T.

Cette division se fait au côté gauche de l'aorte. Le tronc pulmonaire droit s'engage aussitôt derrière l'aorte et la veine cave supérieure, et se dirige transversalement vers le poumon droit, auquel il parvient après un trajet plus long que celui du tronc pulmonaire gauche, qui suit la même direction de son côté. L'excédant de longueur du droit sur le gauche est exactement mesuré par le volume de l'aorte, qui recouvre immédiatement le premier. Tous deux, placés au-devant des bronches, croisent d'abord un peu de bas en haut la direction de celles-

ci; mais aussitôt ils se subdivisent comme les bronches elles-mêmes, et les suivent dans tout leur trajet,
l'artère étant presque toujours placée au-dessus de
la bronche, et se subdivisant exactement aux mêmes
endroits qu'elle. Il y a donc d'abord trois subdivisions pour le tronc pulmonaire droit, deux seulement pour le gauche, en raison du nombre différent des lobes. Les rameaux et ramuscules de l'artère pulmonaire se multiplient ensuite comme ceux
des conduits aériens; il n'est aucun lobule du poumon qui n'en reçoive, et on ne peut les suivre jusqu'à leur dernier terme. Réunis aux rameaux
bronchiques par le tissu cellulaire général de l'organe, ils peuvent être isolés d'eux avec facilité dans
tous les endroits où on les aperçoit encore; en sorte
que l'on voit toujours le sang tout-à-fait séparé de
l'air, et que nos yeux ne peuvent découvrir le moyen
par lequel le premier de ces fluides reçoit l'influence
de l'autre. Il paraît certain que cet important phénomène ne s'opère point dans les vaisseaux sensibles à l'œil, et que le système capillaire est le seul
endroit où il se passe. Nous reviendrons bientôt là-
dessus. Abandonnons pour le moment les rameaux
de l'artère pulmonaire dans l'endroit où, devenus
capillaires, ils se dérobent à nos regards, et arrêtons-
nous sur l'organisation intime de ce premier ordre
de vaisseaux sanguins.

Il est évident que l'artère pulmonaire appartient,
sous les rapports les plus essentiels, au système
veineux, ou, selon l'expression plus générale et moins
équivoque employée par Bichat, au système vasculaire à sang noir; qu'il y a continuité et similitude

entre la membrane interne de cette artère et la membrane interne des veines. Cette similitude est prouvée par les faits les plus positifs, et spécialement par le défaut constant d'ossifications accidentelles dans l'artère pulmonaire (V. *Anat. génér.* tom. ɪɪ), aussi bien que dans les veines de tous les organes, On objecterait en vain que la membrane interne de l'artère pulmonaire a plus d'épaisseur que celle des veines, car une différence d'épaisseur n'est pas une différence de nature.

Mais, comme le remarque Bichat lui-même, cette analogie d'organisation ne s'applique point aux tissus surajoutés en dehors à la membrane interne des vaisseaux. Ceux-ci peuvent varier suivant la force de résistance que telles ou telles parties d'un même système vasculaire doivent avoir. Or, l'artère pulmonaire, qui sort immédiatement du cœur et qui reçoit l'impulsion forte communiquée au sang par cet organe, devait résister plus que les autres parties du système veineux qui ne reçoivent point une impulsion semblable. Aussi trouve-t-on l'artère pulmonaire organisée à l'extérieur comme l'aorte, et pourvue d'une membrane fibreuse semblable, seulement beaucoup moins épaisse. C'est à ce défaut d'épaisseur qu'il faut rapporter le peu de consistance de l'artère pulmonaire, toujours affaissée sur elle-même quand elle est vide, tandis que l'aorte demeure encore ouverte et dilatée dans la même circonstance. Remarquez, au reste, que cette différence d'épaisseur des deux artères dont nous parlons, est en rapport exact avec une différence semblable dans les ventricules d'où l'une et l'autre naissent, et par con-

séquent avec la force diverse de l'impulsion que l'une
et l'autre doivent supporter; car le ventricule pulmonaire a des parois beaucoup plus minces que le
ventricule aortique, et jouit d'un mouvement d'autant moins fort qu'il doit pousser le sang à une moindre distance.

Ainsi l'artère pulmonaire tient le milieu, pour
l'organisation comme pour les fonctions, entre le
système artériel et le système veineux, et c'est là ce
que les anciens avaient exprimé en la nommant
vena arteriosa. Elle se rapproche du premier par la
manière dont elle reçoit le sang, par la nature et la
densité de son tissu extérieur; elle appartient au second par sa membrane interne et par la nature du
sang auquel elle donne passage.

Il est donc inutile de s'étendre davantage sur l'organisation intime de l'artère pulmonaire. On s'en
formera une idée très-juste en réunissant les belles
notions données par Bichat sur les systèmes artériel
et veineux, et en les modifiant comme il l'a fait lui-
même à l'égard du système vasculaire des poumons.
(V. *Anat. génér.*)

2°. Les *veines pulmonaires*, nées du système capillaire de ces organes, suivent une direction analogue à celle des divisions artérielles. Voisines, dès
leur origine, des ramuscules aériens, elles n'abandonnent jamais ces conduits dans leur trajet. Elles
se réunissent successivement en rameaux plus volumineux que l'on trouve toujours appliqués sur des
rameaux bronchiques d'un volume proportionné.
Ordinairement la veine est inférieure à la bronche,
tandis que l'artère lui est supérieure ; c'est du

moins ce que l'on trouve tant que l'œil peut suivre ces vaisseaux. Enfin ces veines se réduisent à quatre troncs considérables, deux pour chaque poumon. C'est dans cet état qu'elles quittent ces organes pour pénétrer le péricarde et s'ouvrir dans l'oreillette gauche. Quelquefois cependant on voit deux branches sortir isolément du poumon pour constituer une seule veine; mais elles se réunissent aussitôt après.

La veine pulmonaire droite supérieure sort du poumon au-dessous de la bronche, et se dirige un peu obliquement en bas pour s'ouvrir à la partie supérieure droite de l'oreillette. La veine droite inférieure appartient spécialement au lobe inférieur du poumon. Elle remonte très-obliquement vers l'oreillette et s'ouvre à sa partie droite inférieure.

Il en est à peu près de même des veines pulmonaires gauches. La supérieure descend vers l'oreillette; l'inférieure remonte pour s'y ouvrir. Cependant elles sont pour l'ordinaire un peu plus rapprochées l'une de l'autre que les droites.

L'organisation des veines pulmonaires nous offre des considérations analogues à celles que nous avons faites sur les artères. Ces veines appartiennent essentiellement au système vasculaire à sang rouge, dont elles sont le commencement. Leur membrane interne est continue et semblable à celle qui revêt et les cavités gauches du cœur et l'intérieur des artères nées de l'aorte. Mais, par leur tissu extérieur, les veines pulmonaires ressemblent parfaitement aux veines générales dont la fonction est de rapporter le sang noir aux cavités droites du cœur. C'est la

même ténuité, la même mollesse, la même flaccidité; en un mot, on aura une idée très-exacte de
cette organisation en réunissant ce que l'*Anatomie
générale* nous apprend sur la membrane commune
du système à sang rouge à ce que le même ouvrage
nous enseigne sur la structure extérieure des vaisseaux du système à sang noir. Remarquons seulement ici entre l'organisation et les phénomènes un
rapport semblable à celui que nous avons observé
en parlant de l'artère pulmonaire. La solidité de
celle-ci était nécessaire à cause de l'impulsion
qu'elle reçoit de la part du cœur; elle était inutile dans les veines pulmonaires, où le trajet du
sang rouge n'est point déterminé par une impulsion semblable; elle se retrouvera dans les artères
aortiques, où cette impulsion se manifestera de nouveau.

3°. Les *capillaires du poumon* forment un système particulier interposé entre les ramifications
artérielles et les veineuses, terminant les unes et
donnant naissance aux autres. Un caractère frappant distingue ce système; c'est que là où il commence, l'impulsion du cœur a cessé et le mouvement
tonique des vaisseaux eux-mêmes détermine seul le
trajet du sang. Répandus en nombre infini dans
toutes les parties de l'organe pulmonaire, ces vaisseaux forment par leur ensemble une portion considérable du tissu propre de cet organe et ne donnent passage qu'au sang : différence remarquable
d'avec le système capillaire général, qui admet tant
de fluides divers.

Ce sont les capillaires du poumon qui se trouvent

dans le rapport le plus immédiat avec les conduits aériens. Eux seuls peuvent se ramifier librement sur les parois de ces conduits devenus seulement alors tout-à-fait membraneux et dépourvus de cartilages. C'est donc dans le système capillaire que le sang se trouve le plus voisin de l'air; c'est là aussi qu'il en reçoit l'influence et qu'il passe de l'état noir à l'état rouge. Il ne paraît pas que la coloration commence plus tôt, à en juger au moins par l'isolement où se trouvent les artères et veines pulmonaires d'avec les rameaux bronchiques tant que l'œil peut les observer.

On tire une autre preuve en faveur du rapport prochain qui lie le système capillaire aux conduits aériens, de la facilité avec laquelle on fait passer dans ces derniers divers fluides injectés par l'artère pulmonaire. Haller cite un grand nombre d'expériences semblables, dont plusieurs lui appartiennent. Ce fait mérite d'être conservé, quoiqu'on ne doive pas en conclure une communication libre, dans l'état naturel, entre les deux ordres de vaisseaux dont il s'agit. On sait effectivement avec quelle facilité les injections pénètrent des conduits que le sang ne pénétrait point pendant la vie, et qui ne deviennent perméables que par la perte de leurs propriétés vitales.

Tout nous porte donc à regarder le système capillaire pulmonaire comme l'endroit où s'opère exclusivement ce grand phénomène de la coloration du sang, phénomène pour lequel s'exerce la respiration, dont il est le but et l'unique fin.

Je m'arrête à cette conclusion, et je n'entre ici

dans aucune autre considération sur les capillaires
du poumon. Leur examen anatomique ne saurait
être poussé plus loin vu leur extrême ténuité; et
quant aux belles vues physiologiques qu'ils présentent, on les trouvera développées de la manière la
plus intéressante et la plus curieuse, soit dans l'*A-
natomie générale*, soit dans la seconde partie des
Recherches physiologiques sur la vie et la mort.

IV. *Tissu propre des Poumons.*

Le poumon, au premier aspect, nous offre une
substance molle, spongieuse, peu résistante à la
pression, peu susceptible de se rétablir ensuite dans
son état primitif. Considérée plus attentivement,
cette substance nous paraît divisée en plusieurs lobules distincts même à l'extérieur, et séparés les
uns des autres par des petites rainures blanchâtres
que quelques-uns ont confondues avec les vaisseaux
lymphatiques réellement distribués au poumon,
comme nous le verrons en traitant de l'appareil
absorbant.

Ces lobules deviennent plus sensibles lorsqu'on
déchire le poumon, surtout après l'avoir soumis à
l'ébullition. Ils sont fort variables pour le volume
et surtout pour la forme, sur laquelle il est impossible de rien déterminer. On voit seulement qu'ils
présentent plusieurs facettes séparées par des angles
saillans, qu'ils se séparent avec facilité, et qu'un
tissu cellulaire lâche, filamenteux, fort extensible,
jamais graisseux, les réunit. Ces lobules se séparent
encore en lobules plus petits, surtout lorsqu'on les

à distendus au moyen de l'air poussé dans les bronches; et on ne voit ni le terme de leur division, ni la nature intime des parties qui les composent. Depuis Malpighi les auteurs se sont assez généralement accordés à regarder ces derniers lobules comme vésiculaires et formés par l'extrémité des bronches. Willis a fait graver, dans ses planches anatomiques, la disposition de ces vésicules, qu'il suppose arrangées en forme de grappes dont les rameaux bronchiques sont les pédicules communs. Keil a prétendu compter ces vésicules; Hales et Lieberkuhn ont voulu déterminer l'étendue de la surface qu'elles représentent, etc., etc. (1). Ces travaux sont plutôt, comme l'observe Haller, le fruit de l'imagination que d'une observation sûre et exacte, qui paraît impossible ici.

Si l'on s'en tient à ce que l'anatomie nous montre, on sera porté assez naturellement à voir dans les lobules la réunion des extrémités bronchiques du système capillaire pulmonaire, du système capillaire des vaisseaux bronchiques, des ramuscules nerveux, rapprochés et agglomérés au moyen du tissu

_____

(1) Reissessen, à qui nous devons des recherches intéressantes sur la structure du poumon, a pensé que les ramuscules bronchiques s'y terminent chacun par un cul-de-sac isolé et qu'ils sont réunis en faisceaux immédiatement au-dessous de la surface de l'organe. Enfin il paraît aujourd'hui démontré que le poumon est composé d'une multitude de cellules polyèdres adossées les unes aux autres, séparées par des cloisons sur lesquelles se terminent les radicules des conduits aériens et des vaisseaux capillaires, artériels et veineux. *(Note ajoutée.)*

cellulaire commun qui occupe une place considérable dans la structure des poumons. Ces organes
seront donc presque entièrement vasculaires; ce qui
se rapporte assez bien à tout ce que nous savons de
leur organisation et de leurs phénomènes.

APPAREIL

DE

LA CIRCULATION.

CONSIDÉRATIONS GÉNÉRALES.

L'APPAREIL circulatoire se compose de deux parties essentiellement distinctes : l'une destinée à porter d'un centre commun aux organes le sang préparé par la respiration ; l'autre destinée à rapporter de tous les organes à un centre commun le sang que la respiration doit préparer. C'est à cette différence de nature du sang que le physiologiste s'arrête principalement; et il l'exprime en donnant aux deux parties de l'appareil dont je parle les noms distinctifs de *système vasculaire à sang rouge* et *système vasculaire à sang noir.*

Ces deux systèmes présentent dans leur organisation des différences également sensibles. C'est sur ces différences que l'anatomiste fixe sa principale attention; et il les exprime en nommant *artériel* le système à sang rouge, *veineux* le système à sang noir.

Chaque système se compose d'une suite de vaisseaux universellement répandus dans l'économie, successivement ramifiés dans chaque organe, et augmentant toujours en nombre à mesure qu'ils diminuent de volume. C'est là la grande et essentielle différence qui distingue, au premier aperçu, l'appareil circulatoire des appareils organiques que nous

avons examinés jusqu'ici. Le digestif et le respiratoire sont renfermés dans des cavités propres et ne
s'étendent point au-delà : celui de la circulation n'a
aucune autre limite que celle du corps lui-même :
les organes des deux vies reçoivent également ses
expansions nombreuses, parce qu'aucun ne peut exercer ses fonctions sans l'influence immédiate du sang.

Mais c'est dans l'intérieur de la cavité thoracique
que ce fluide, élaboré par la respiration, reçoit
l'impulsion primitive qui doit le porter dans tous les
organes; c'est là que, revenu de ces organes, il reçoit l'impulsion qui doit le porter aux poumons
pour y subir une élaboration nouvelle. Le cœur,
agent nécessaire de ces deux impulsions, se trouve
là au centre des deux systèmes, ou plutôt à la fin
du veineux et au commencement de l'artériel. Ses
cavités droites reçoivent le sang que les veines caves lui rapportent, et le transmettent par l'artère
pulmonaire aux organes respiratoires; ses cavités
gauches reçoivent le sang ainsi préparé que leur
rapportent les veines pulmonaires, et le transmettent par l'aorte et par ses divisions à tous les organes.

Ces deux moitiés du cœur, quoique réunies de
manière à constituer un seul organe, n'ont cependant
aucune communication entre elles, sont parfaitement
distinctes; en sorte que, comme l'observe Bichat,
elles pourraient se trouver tout-à-fait séparées sans
qu'il en résultât aucun trouble pour la circulation.

On est même obligé, en physiologie, de considérer
toujours isolément les mouvemens de ces deux moitiés pour se rendre compte de l'ordre successif des
phénomènes circulatoires, et de voir réellement deux

cœurs là où l'anatomie semble n'en montrer qu'un.

En isolant ainsi les deux portions du cœur, et en considérant dans leur ensemble les deux grandes moitiés de l'appareil circulatoire, on voit le système à sang noir commencer dans tous les organes par des capillaires multipliés, se continuer par les veines progressivement diminuées de nombre et accrues de volume, se terminer dans le poumon par les ramifications capillaires de l'artère pulmonaire. La portion droite du cœur, interposée entre les veines et cette artère, ne paraît alors qu'un agent auxiliaire d'impulsion destiné à favoriser le trajet du sang jusqu'aux poumons. De même, on voit le système à sang rouge commencer dans le poumon par des rameaux capillaires, se continuer par les veines pulmonaires, par l'aorte et par ses divisions, jusqu'aux capillaires de tous les organes; et l'on se représente la partie gauche du cœur comme un organe musculeux interposé entre les veines pulmonaires et l'aorte pour hâter le cours du sang dans cette suite de vaisseaux continus.

Mais ces dernières considérations, utiles dans l'anatomie générale, qui ne voit les organes que d'une manière abstractive, ne pourraient servir de base à une description, où il s'agit uniquement de se former une image exacte des objets tels qu'ils se présentent à notre vue. Sans doute on n'atteindrait pas ce but si l'on se bornait à décrire les cavités gauches en commençant le système artériel, pour rejeter à la fin du système veineux l'examen des cavités droites.

La même raison s'oppose à ce que l'on suive toujours ici l'ordre de la circulation. On le peut facilement lorsqu'il s'agit du cœur et du système artériel;

mais, pour s'y conformer à l'égard du système veineux, il faudrait commencer par les rameaux capillaires, et finir par les veines caves, ce qui jetterait
une extrême confusion dans les détails descriptifs.

Nous décrirons donc d'abord le cœur tout entier,
en le considérant comme l'organe central des deux
systèmes circulatoires; mais après avoir examiné sa
forme, sa situation, sa disposition extérieure, nous
considérerons isolément ses deux moitiés, ce qui
est le seul moyen de s'en former une idée exacte,
sous le rapport de ses fonctions.

Après le cœur, nous décrirons le système artériel, puis le système veineux, que nous envisagerons
comme l'artériel, en commençant par les troncs et
en finissant par les rameaux.

L'*Anatomie générale* contenant dans le plus
grand détail tout ce qui regarde les généralités de
ces deux genres de vaisseaux, nous croyons inutile
de les répéter ici. Ce ne sont point ces détails que
l'élève cherche à vérifier sur le cadavre; il ne peut
même les comprendre que quand il a bien saisi la
description des vaisseaux en particulier. Ce qui est
essentiel, c'est de fixer son attention sur l'ensemble
du système vasculaire de chaque région à mesure
qu'on avance, pour rendre plus facile l'image qu'on
doit se former dans la suite du système vasculaire pris
en entier.

Ces résumés abrégés que nous présenterons de
temps en temps ont d'ailleurs l'avantage de mettre
dans les détails descriptifs une variété propre à faire
supporter ce qu'ils ont naturellement d'aride et de
fastidieux.

DU PÉRICARDE

ET

DU COEUR.

J'ai déjà remarqué (pag. 3 de ce volume), en traitant de l'appareil respiratoire, que, par la disposition antérieure des deux plèvres, la cavité thoracique se trouvait divisée en trois régions, une moyenne et deux latérales. Dans les dernières, destinées à loger les poumons, tout est fait pour la mobilité; dans la moyenne, tout est fait pour la solidité; car elle est formée en arrière par la portion la moins mobile de la colonne vertébrale, en devant par le sternum, susceptible seulement d'un mouvement de totalité peu étendu; en bas, le diaphragme ne présente en cet endroit qu'une portion tendineuse, incapable de se mouvoir par elle-même, et d'ailleurs toujours fortement tendue entre les vertèbres et le sternum.

C'est dans cette région moyenne que se trouvent le cœur et les premiers vaisseaux qui en partent ou qui y aboutissent. On voit donc qu'il est soustrait en grande partie aux mouvemens généraux du thorax, et ne peut en éprouver l'influence que d'une manière médiate et indirecte.

La disposition des deux plèvres serait cependant insuffisante pour fixer le cœur à la place qu'il occupe, et prévenir ses déplacemens. Entre elles nous trouvons une cavité membraneuse plus solide, continue en bas avec le diaphragme, et prolongée en haut sur les vaisseaux à une assez grande distance. C'est cette cavité propre au cœur, et nommée par cette raison *péricarde*, dont nous devons nous occuper d'abord.

ARTICLE PREMIER.

DU PÉRICARDE.

Le *péricarde*, situé à la partie moyenne du thorax, occupe à peu près toute la hauteur de cette cavité, qu'il concourt à diviser en deux portions inégales. Logé entre les deux plèvres, qu'il écarte l'une de l'autre, et qui le recouvrent latéralement, il répond en devant et en arrière aux endroits où ces membranes se rapprochent pour constituer les médiastins. Ainsi, il répond immédiatement, en arrière, à la colonne vertébrale, à l'œsophage, à l'aorte; sur les côtés, aux poumons, qui se prolongent plus ou moins sur sa partie antérieure; en devant, au sternum et aux côtes gauches; en bas, il repose, sans aucun intermède, sur le centre aponévrotique du diaphragme.

Lorsqu'on enlève le sternum et les cartilages des côtes, et qu'on observe le péricarde tel qu'il se présente, il paraît pyramidal, ayant sa base en bas, son sommet en haut. Sa forme paraît aussi symétrique, si ce n'est qu'inférieurement il se prolonge un peu plus à gauche qu'à droite. Mais cette forme apparente n'est due qu'à la disposition des plèvres à l'é⁴

gard du péricarde. Si on enlève exactement ces deux
membranes de dessus lui, par la dissection, ce qui
est toujours facile, on voit que la graisse accumulée dans leurs écartemens, surtout entre la plèvre
droite et la partie inférieure correspondante du péricarde, était la seule cause de cette espèce d'illusion.
Dépouillé et laissé à lui-même, le péricarde n'a
point de forme régulière et comparable; partout il
est exactement moulé sur le cœur et les gros vaisseaux, dont il forme la cavité propre; en bas seulement il paraît s'écarter du cœur pour se contin-
dans son contour avec le centre diaphragmatique.

Deux membranes composent le péricarde; et, quoiqu'elles se trouvent en grande partie réunies et identifiées, la disposition générale de l'une et de l'autre
est tellement différente, leur nature, leurs propriétés, leurs usages les distinguent d'une manière
si tranchée, qu'il est absolument impossible de les
décrire ensemble, et de considérer le péricarde
comme un seul organe, lorsqu'on entre dans les
détails anatomiques.

De ces membranes, l'une, extérieure, est fibreuse;
l'autre, intérieure, est séreuse.

§ Ir. *Membrane fibreuse.*

Elle naît circulairement, en bas, de la partie
moyenne du centre aponévrotique du diaphragme,
avec lequel elle est parfaitement identifiée, remonte
autour du cœur, qu'elle embrasse jusqu'à sa base,
se continue quelque temps sur l'origine des gros

vaisseaux, qu'elle cache, mais bientôt se divise en
plusieurs gaînes distinctes pour accompagner ces
vaisseaux jusqu'à une certaine distance. Ces gaînes
sont plus ou moins prolongées suivant que les vaisseaux parcourent un trajet plus ou moins long avant
d'arriver aux organes auxquels ils appartiennent,
ou avant de sortir du thorax. Ainsi la gaîne fibreuse
de l'aorte se prolonge indéfiniment sur cette artère ;
celle du tronc artériel pulmonaire gauche est moins
étendue, aussi bien que celle de la veine cave supérieure ; les gaînes des veines pulmonaires sont
encore plus courtes ; et enfin la veine cave inférieure
n'a point de gaîne fibreuse propre, puisqu'elle s'introduit dans le péricarde à l'instant même où elle
sort du diaphragme, et correspond à l'endroit où la
membrane fibreuse se continue tout entière avec
le centre aponévrotique de ce muscle.

C'est en se continuant ainsi par portions distinctes
sur les vaisseaux que la membrane fibreuse se termine. Ses terminaisons sont donc aussi variées que
le point de son origine était uniforme. On ne peut
pas même reconnaître l'endroit précis où elle cesse,
sur chaque vaisseau en particulier : confondue plus
ou moins loin avec la tunique vasculaire extérieure,
elle paraît faire corps avec cette tunique, et entrer
dans son organisation intime, sans qu'on puisse jamais l'en détacher entièrement.

La membrane fibreuse correspond immédiatement aux plèvres par la plus grande partie de sa
surface extérieure : elle leur adhère plus ou moins
par un tissu cellulaire tantôt graisseux à l'excès,
tantôt absolument dépourvu de graisse. En général,

cette graisse ne se trouve accumulée sur elle que dáus les endroits où les plèvres se réfléchissent pour former le médiastin antérieur; près des poumons, l'adhérence est toujours plus intime, et le tissu cellulaire intermédiaire moins abondant. —Les rapports médiats de la membrane fibreuse avec les organes voisins ont été indiqués dans la description du péricarde en général.

Par sa surface interne, la membrane fibreuse répond presque partout à la séreuse, et lui est intimement adhérente : elle s'en sépare seulement dans les endroits où elle se continue sur les vaisseaux, la séreuse se réfléchissant, au contraire, pour revenir sur le cœur, comme nous le dirons bientôt. C'est là qu'on peut voir facilement la distinction de l'une et de l'autre, un espace triangulaire sensible se trouvant entre elles; au-delà, la fibreuse correspond à la tunique extérieure des vaisseaux dont le tissu cellulaire la sépare d'abord, mais avec laquelle elle ne tarde pas à s'identifier.

Considérée dans son organisation intime, la membrane fibreuse offre l'analogie la plus parfaite avec la dure-mère, seulement une épaisseur beaucoup moindre. On la voit formée de fibres blanchâtres, quelquefois isolées, plus souvent rapprochées en faisceaux distincts, dont la largeur et l'épaisseur sont très-variables. Ces faisceaux sont assez irrégulièrement disposés; souvent ils s'entrecroisent en divers sens, et s'interrompent après un trajet plus ou moins long : cependant, en général, on les trouve verticaux et parallèles sur le corps du péricarde. En bas, ils se continuent avec les fibres aponévrotiques du diaphragme, dont ils semblent être la production; en haut, ils s'écartent les uns des autres auprès des vaisseaux, sur lesquels on les voit manifestement se prolonger. On les suit jusqu'à une distance fort éloignée sur l'aorte, et même sur ses premières divisions; on les suit plus sensiblement encore sur les vaisseaux pulmonaires jusqu'à l'entrée immédiate de ceux-ci dans les poumons; en sorte que partout les plèvres, en abandonnant leurs organes, rencontrent la membrane fibreuse, et ne correspondent nulle part immédiatement à la tunique externe des vaisseaux pulmonaires (1).

Il est évident, d'après tout ce que nous venons de dire, qu'on s'exprime inexactement quand on dit que le péricarde offre *plusieurs ouvertures* pour le passage des vaisseaux qui viennent du cœur ou qui s'y rendent. Si cette image est fausse par rapport à la membrane séreuse, comme Bichat l'a observé depuis long-temps, et comme nous nous en convaincrons bientôt, elle ne l'est pas moins par rapport à la fibreuse, qui, prolongée indéfiniment sur les vaisseaux, sous forme de gaînes, ne cesse point à des endroits qu'on puisse fixer et reconnaître.

_____

(1) Lancisi paraît être le premier qui ait reconnu des fibres distinctes et entrecroisées sur le péricarde. Mais il les jugea faussement musculeuses, et en forma une tunique particulière interposée entre deux autres qu'il admettait déjà sous ce cercle membraneux. D'autres auteurs enchérirent encore sur lui, et prétendirent démontrer cinq tuniques au péricarde, fondés uniquement sur la facilité plus ou moins grande qu'ils éprouvaient à diviser cette membrane en plusieurs feuillets avec le scalpel.

§ II. *Membrane séreuse.*

La membrane séreuse appartient au cœur d'une manière beaucoup plus immédiate que la fibreuse. Continue avec l'une, elle forme à l'autre une enveloppe particulière, destinée moins à compléter son organisation qu'à favoriser ses mouvemens.

Pour la décrire, il faut suivre la marche que nous avons suivie pour les plèvres, puisqu'elle forme comme ces membranes un sac sans ouverture dont la cavité se corréspond à elle-même par tous ses points, et qui ne se trouve appliqué sur les parties voisines que par sa surface extérieure.

Je prends donc cette membrane dans un point quelconque de son étendue, et ce point, je le choisis à la partie antérieure interne de la fibreuse.

Partie de là, la séreuse remonte en tapissant la fibreuse jusqu'à l'endroit où les gaînes que celle-ci forme adhèrent aux vaisseaux. Là, elle se réfléchit, au milieu, sur l'aorte, un peu au-dessus de sa première courbure; à gauche, sur l'artère pulmonaire avant sa division; à droite, sur la veine cave supérieure, un pouce à peu près au-dessus de son entrée dans l'oreillette, et sur les veines pulmonaires droites immédiatement après leur sortie du poumon. Elle descend sur la partie antérieure de tous ces vaisseaux, en s'enfonçant dans leurs intervalles, et recouvrant ainsi l'aorte et l'artère pulmonaire dans tout leur contour, excepté à l'endroit où elles se touchent et adhèrent ensemble, embrassant aussi la veine cave supérieure et les veines pulmonaires

droites, excepté dans leur partie postérieure. Parvenue à la base du cœur, elle se porte directement
de l'artère pulmonaire sur le ventricule, et de la
veine cave sur l'oreillette; mais en quittant l'aorte,
elle se prolonge dans l'enfoncement qui se trouve
entre cette artère et l'oreillette droite, tapisse cet
enfoncement et revient sur la partie antérieure du
cœur. Elle tapisse toute cette partie antérieure, se
réfléchit sur les bords et sur le sommet pour remonter sur la surface postérieure, qu'elle tapisse
de même; et revenue à la base de l'organe en arrière,
elle embrasse à droite et en bas la veine cave inférieure, à gauche et en haut les veines pulmonaires
gauches; dans le milieu, elle tapisse toute la partie
postérieure de l'oreillette gauche. Réfléchie de toutes
ces parties sur la membrane fibreuse, elle en tapisse
toute la portion postérieure, puis celle qui adhère
au diaphragme, puis elle remonte sur sa portion antérieure libre jusqu'à l'endroit d'où nous l'avions
supposée partie.

. Ainsi, la membrane séreuse du péricarde forme
autour du cœur une cavité dans laquelle le cœur
n'est point renfermé : disposition commune à toutes
les autres membranes de la même classe. Sa surface
extérieure répond à diverses parties fort différentes,
et leur adhère plus ou moins intimement. Unie à la
fibreuse, elle fait corps avec elle et ne peut en être
détachée, excepté dans de forts petits espaces qui
répondent aux endroits où elle se réfléchit: c'est là
qu'il est facile de démontrer à l'œil la distinction
des deux lames du péricarde. Elle adhère fort peu
aux vaisseaux, et la dissection l'en détache sans

aucune peine. Sur le cœur, son adhérence devient plus marquée, et sa ténuité beaucoup plus grande; il semble même, à en juger par la saillie que forment les paquets graisseux accumulés sur cet organe, principalement vers les rainures qui distinguent les ventricules, il semble, dis-je, qu'aucune membrane n'y existe; mais une foule d'autres preuves y démontrent la séreuse d'une manière incontestable.

La surface intérieure de cette membrane se correspond partout à elle-même, et offre l'aspect lisse et poli que lui donne le fluide exhalé par elle-même. Ce fluide est également fourni et sur la portion libre du péricarde, et sur la portion qui recouvre le cœur. Continuellement absorbé, il ne s'accumule jamais dans l'état de vie et de santé. Après la mort, on en trouve toujours une certaine quantité qui paraît rougeâtre; mais sa quantité et sa couleur sont uniquement l'effet d'une transsudation cadavérique. Pendant la vie, il s'accumule quelquefois en grande abondance par un état de maladie, ce qui constitue les *hydropéricardes*. On sait que la distension de ce sac membraneux peut alors devenir considérable; et qu'elle se fait principalement du côté du diaphragme, en raison soit de la déclivité, soit de la résistance moindre dans cet endroit que dans tous les autres.

L'anatomie pathologique nous fournit beaucoup de preuves de la disposition de la membrane séreuse du péricarde. Ainsi, nous voyons des exsudations albumineuses recouvrir toute sa surface interne, spécialement la portion qui tapisse le

cœur : ainsi, les inflammations dont cette membrane est affectée donnent lieu à des exsudations
purulentes dont tout le cœur paraît recouvert et
tout le péricarde rempli, quoique le cœur lui-même
ne présente aucune altération organique correspondante, etc., etc.

On ne voit dans la membrane séreuse du péricarde aucun de ces replis flottans qui peuvent favoriser son ampliation en supposant un accroissement
de volume de la part du cœur. Cependant le cœur
se dilate à chaque instant; mais cette dilatation ne
ressemble point du tout à celles auxquelles les intestins sont sujets. Elle est peu considérable, et ne
demande pas un espace fort étendu pour s'opérer.
Elle est continuelle et coordonnée d'avance avec
l'organisation, puisqu'elle est nécessaire pour la
fonction; en sorte que la membrane séreuse se
trouve en rapport primitif avec ce changement d'é-
tat sans cesse renouvelé. Elle est active, et ne va
point au-delà d'un certain degré, comme les dilata-
tions passives et irrégulières qu'on observe ailleurs.

Quant aux cas morbifiques dans lesquels le péricarde est distendu par un fluide, ou le cœur dilaté
à l'excès par un anévrysme, il faut bien admettre
alors une extension réelle et considérable de la
membrane séreuse aussi bien que de la fibreuse;
puisque l'inspection la démontre.

§ III. *Remarques sur l'Organisation et les Usages du Péricarde.*

Le péricarde est, d'après ce que nous avons dit, une membrane composée, du nombre de celles que Bichat a nommées *fibro-séreuses*. Les deux membranes simples qui la constituent sont exactement au cœur ce que la dure-mère et l'arachnoïde réunies sont au cerveau. Comme la dure-mère, la portion fibreuse du péricarde forme à l'organe la partie la plus extérieure de son enveloppe propre; et après l'avoir recouvert dans son entier, elle se divise en plusieurs gaînes distinctes pour se prolonger sur les vaisseaux, comme la dure-mère se divise en une foule de conduits particuliers pour accompagner isolément chaque nerf à sa sortie du crâne. L'une et l'autre membrane se composent de fibres blanchâtres plus ou moins irrégulièrement entre-croisées; l'une et l'autre se terminent en se perdant insensiblement sur les parties voisines; l'une et l'autre adhèrent intimement à un tissu séreux par leur surface intérieure.

Mais la membrane fibreuse du péricarde se distingue de la dure-mère par plusieurs attributs, soit de disposition, soit d'organisation, soit de fonctions. D'abord elle n'est point appliquée en dehors sur des parties osseuses : des organes mous et peu résistans sont les seuls qui l'environnent; en sorte qu'elle forme seule la portion solide de la cavité où le cœur est immédiatement renfermé. Cependant, elle a moins d'épaisseur que la dure-mère; et dans plusieurs endroits, sa ténuité est telle qu'à peine son existence peut être reconnue. J'observe, au reste, que si cette disposition de la membrane fibreuse pouvait offrir quelque désavantage, celle des plèvres y supplée parfaitement. Ces membranes, en effet, réfléchies sur les côtés du péricarde et prolongées en devant, se trouvent séparées, en plusieurs endroits, de l'enveloppe du cœur par une grande quantité de graisse, en sorte qu'elles isolent les cavités destinées aux poumons de celle destinée au cœur, et empêchent que celui-ci ne ressente d'une manière aussi marquée l'influence des mouvemens exécutés par les parties latérales du thorax pour la respiration.

La membrane fibreuse du péricarde diffère encore de la dure-mère en ce qu'elle ne se continue que par sa partie inférieure avec des organes fibreux. Partout ailleurs elle se confond avec le tissu extérieur des artères et des veines en se terminant; exception sensible à l'observation faite par Bichat sur la continuité de presque tout le système fibreux.

Enfin, le développement de cette membrane est beaucoup plus tardif que celui de la dure-mère. Long-temps elle paraît nulle chez l'enfant; et de là vient, comme l'on sait, le défaut d'adhérence observé à cet âge entre le péricarde et le centre phrénique.

Je n'insisterai point sur la comparaison à établir entre la membrane séreuse du péricarde et l'arachnoïde. Leur identité de disposition, d'aspect, d'organisation, de fonctions, de maladies, est trop évidente pour qu'on ne la saisisse pas au premier aperçu. Tout le monde sait aujourd'hui que le *carditis* des anciens n'est autre chose que l'inflammation de la membrane séreuse du péricarde, que la membrane fibreuse n'est pas plus affectée alors que la substance propre du cœur; vérité démontrée par l'inspection anatomique, et qui suffirait seule pour faire sentir l'avantage inappréciable de l'étude abstractive des tissus organiques dans leur état de simplicité.

Ainsi, le cerveau et le cœur ont des enveloppes semblables et se meuvent dans des cavités de même nature.

Le péricarde reçoit un assez grand nombre de rameaux artériels, qui lui viennent soit immédiatement de l'aorte, soit des thoraciques internes, diaphragmatiques supérieures, etc. Elles se répandent dans son tissu fibreux, où elles se ramifient sans aller jusqu'au tissu séreux. Aucun nerf ne paraît lui appartenir.

Par sa portion fibreuse, le péricarde forme les limites solides de la cavité dans laquelle le cœur doit se contracter, et empêche cet organe de se porter vaguement dans diverses parties du thorax.

Par sa portion séreuse, il forme au cœur une enveloppe immédiate, et répand autour lui un fluide destiné à favoriser ses mouvemens.

ARTICLE DEUXIÈME.

DU CŒUR.

En parlant du péricarde, nous avons indiqué la position générale du cœur, qu'il embrasse toujours étroitement. Nous ne reviendrons pas là-dessus.

Le cœur a une forme à peu près pyramidale, mais très-irrégulière. Ordinairement même on ne la compare point, et, au contraire, elle sert de type pour comparer divers autres corps. Cette forme permet de lui distinguer deux faces, l'une antérieure, l'autre postérieure; deux bords, l'un droit, l'autre gauche; une base, et un sommet ou une pointe.

La direction de cet organe est un peu oblique en avant, en bas et en dehors. Sa face antérieure est donc en même temps un peu supérieure. Elle est convexe, et offre dans son milieu une rainure qui la traverse obliquement de haut en bas et de gauche à droite. L'artère cardiaque antérieure et la veine correspondante occupent cette rainure, et s'y trouvent ordinairement environnées d'une grande quantité de graisse.

La face postérieure et inférieure du cœur est plane, et repose sur le centre diaphragmatique, dont elle n'est séparée que par la membrane séreuse du péricarde. Une autre rainure la traverse verticalement, à l'union de son tiers droit et de ses deux tiers gauches. L'artère et la veine cardiaques postérieures y sont logées et environnées d'une quantité de graisse peu considérable. Ces deux rainures répondent aux extrémités de la cloison du cœur et indiquent la séparation des ventricules.

Le bord droit du cœur est en même temps inférieur. Mince et fort graisseux, il répond au diaphragme.

Le bord gauche est vertical. Plus court, plus arrondi et plus épais, il avoisine le poumon gauche.

Il est côtoyé ordinairement par une branche considérable de l'artère cardiaque postérieure.

La base du cœur, située en haut et en arrière, appuie sur la colonne vertébrale, dont la séparent l'œsophage et l'aorte renfermés dans le médiastin postérieur. Elle est oblique de haut en bas et de gauche à droite. On voit sur elle l'origine des vaisseaux qui partent du cœur, et la terminaison de ceux qui y arrivent. On y voit aussi une rainure oblique qui sépare les oreillettes d'avec les ventricules.

La pointe ou le sommet du cœur, situé en avant, en bas et à gauche, correspond à une légère échancrure du poumon, et avoisine l'intervalle des sixième et septième côtes, où il fait saillie pendant la contraction des ventricules. Garni de beaucoup de graisse, il offre un petit enfoncement qui n'est que la réunion des deux rainures dont nous avons parlé tout à l'heure.

Tel est le cœur considéré à sa surface extérieure. Cet organe est partout entièrement libre dans le péricarde, à l'exception de la base, qui se trouve assujettie par la disposition des vaisseaux.

Mais, pour décrire le cœur avec plus d'exactitude, pour se former une image exacte de son organisation extérieure, et se mettre ainsi à même de concevoir le mécanisme de ses mouvemens, il faut revenir au point de vue que nous avons présenté dans les considérations générales, envisager l'organe comme formé de deux moitiés tout-à-fait distinctes, quoique réunies, en un mot, voir deux cœurs dans un seul. C'est ce que nous allons faire dans les détails suivans, sans cependant nous écarter des expressions reçues.

§ Iᵉʳ. *Partie droite du Cœur.*

Elle comprend réellement la moitié de l'organe. Bornée à gauche par les rainures des deux faces, à droite et en bas par le bord mince du cœur, elle finit en haut, d'un côté, à la réunion des deux veines caves; de l'autre, à l'origine de l'artère pulmonaire; en bas, au sommet du cœur, dont elle ne comprend qu'une petite partie. Ainsi, elle s'étend beaucoup plus en devant qu'en arrière, en sorte que le cœur se trouve divisé obliquement suivant son épaisseur, et non suivant sa largeur.

Cette partie droite résulte de deux portions formant deux cavités distinctes, l'une nommée *oreillette*, l'autre *ventricule*.

1°. *Oreillette droite.*

Elle occupe la base du cœur; sa forme est très-irrégulière et impossible à comparer : allongée transversalement, elle présente sa plus grande largeur à droite et en arrière, sa partie la plus étroite en devant et à gauche, où elle se termine par une petite appendice flottante. Sa surface extérieure, libre en dehors, se continue en dedans avec celle de l'oreillette gauche; en bas, avec celle du ventricule droit; en arrière, avec la réunion des veines caves; en avant, elle est libre de toutes parts, et se termine par le rebord mince de l'appendice.

La surface interne de l'oreillette droite présente des objets importans à considérer. Pour s'en former une image exacte, il faut, 1° laisser le cœur en place, afin de ne point déranger la disposition des deux veines caves; 2° ouvrir l'oreillette par deux incisions, l'une transversale, étendue depuis l'endroit où les veines caves se réunissent jusqu'à l'appendice inclusivement; l'autre commencée au milieu de la lèvre supérieure du rebord de la première, et prolongée de bas en haut, indéfiniment, dans la veine cave supérieure, qu'on ouvre ainsi antérieurement; 3° mettre le cœur dans sa position naturelle, et distendre l'oreillette en introduisant les doigts dans son intérieur, pour la voir telle qu'elle est dans son état de plénitude.

L'oreillette, ainsi préparée, doit être considérée en arrière, en devant, en dedans et en dehors.

En arrière, on y voit, 1° supérieurement l'ouverture de la veine cave supérieure, dirigée un peu obliquement en avant et en bas, présentant dans son contour un rebord saillant, arrondi, épais, formé par un faisceau charnu. La partie postérieure de ce contour est la plus saillante, le faisceau charnu y devenant plus épais. On doit remarquer que cette ouverture est dans la direction de celle par laquelle l'oreillette communique dans le ventricule. 2° Inférieurement, on trouve l'ouverture beaucoup plus large de la veine cave inférieure, placée plus en arrière que la précédente, dirigée obliquement en haut et en dedans. Le contour de cette ouverture se continue en haut avec celui de la veine cave supérieure; et c'est dans cette portion commune à toutes deux,

que Lower a vu ou cru voir un tubercule auquel il
a donné son nom; mais en bas, l'ouverture de la
veine cave inférieure présente un repli saillant dans
la cavité de l'oreillette, repli connu sous le nom de
valvule d'Eustache.

Cette valvule varie singulièrement de largeur chez
l'adulte; tantôt elle fait une saillie considérable dans
l'oreillette; tantôt elle est à peine sensible. Sa forme
est semi-lunaire. Née de la moitié inférieure du
contour de l'ouverture veineuse, elle se porte transversalement en dedans, et finit au-dessous de la fosse
ovale, en se continuant avec l'extrémité correspondante de la valvule droite qui sert à former cette
fosse. Elle est dirigée presque verticalement suivant
sa largeur; en sorte que son bord libre, concave, se
rapproche de la partie postérieure du contour de la
veine cave supérieure, et que de ses deux faces,
l'une, postérieure et supérieure, répond à la cavité
de la veine cave inférieure; l'autre, antérieure et
inférieure, répond à la cavité de l'oreillette.

Au-dessous de la valvule d'Eustache, et immédiatement au-dessus du ventricule, on trouve l'ouverture commune des veines cardiaques, bornée en
dehors par une petite valvule qui naît de la face
inférieure de la grande et se dirige verticalement
en bas.

Ces deux valvules ne sont autre chose que la
membrane interne des veines caves repliée sur elle-
même, à mesure qu'elle se prolonge dans les cavités
gauches du cœur.

On voit, d'après ce que nous avons dit, 1° que
la direction des deux veines caves est tout-à-fait

opposée, et que la supérieure se trouve plus en devant que l'inférieure ; 2° que la valvule d'Eustache
et la moitié postérieure du contour de l'ouverture
de la veine cave supérieure, rapprochées l'une de
l'autre, forment comme les débris d'une cloison
qui séparait l'oreillette en deux parties, l'une postérieure appartenant à la veine cave inférieure, l'autre
antérieure constituant l'oreillette proprement dite.
En supposant la valvule d'Eustache plus large, cette
cloison sera complète, et le sang de la veine cave
inférieure renfermé dans la moitié postérieure de
l'oreillette ira droit contre la fosse ovale, tandis que
le sang de la veine cave supérieure porté dans la
partie antérieure de l'oreillette ne se mêlera point
avec l'autre. Cette disposition, qui est précisément
celle du fœtus, sera exposée dans la suite avec plus
de détail.

Toute cette partie postérieure de l'oreillette est
lisse et polie comme la surface interne des veines
dont elle dépend.

En devant, l'oreillette présente, 1° supérieurement la petite cavité de son appendice, remarquable
seulement par une multitude de colonnes charnues
entrecroisées, qui font saillie au travers de la membrane interne ; 2° inférieurement l'ouverture large
par laquelle l'oreillette communique dans le ventricule.

En dedans, l'oreillette droite est formée par une
cloison qui lui est commune avec l'oreillette gauche,
et qui l'en sépare. On voit sur cette cloison un enfoncement léger que l'on a nommé *fosse ovale*. Cet
enfoncement ne paraît avoir aucune borne en ar-

rière; mais en devant ses limites sont fixées par le bord concave d'une espèce de valvule très-épaisse, semi-lunaire, dont la partie convexe se perd en devant sur les parois de la cloison. L'extrémité supérieure de cette valvule n'a rien de remarquable; l'inférieure se continue avec la valvule d'Eustache, comme nous l'avons dit plus haut. Cette valvule correspond par sa surface interne à une autre valvule semblable que nous observerons dans l'oreillette gauche, et qui forme toute seule le fond de la fosse ovale dont il s'agit maintenant. Si l'on pousse d'arrière en avant le manche d'un scalpel entre ces deux valvules, on rompt facilement pour l'ordinaire leur adhérence, et l'on parvient dans l'oreillette gauche, en rétablissant ainsi le trou de Botal, dont il sera parlé dans l'histoire du fœtus.

En dehors, l'oreillette ne présente rien de remarquable, si ce n'est des rides irrégulières formées par des colonnes charnues assez nombreuses, moins multipliées cependant que dans l'appendice.

2°. *Ventricule droit.*

Le ventricule droit, plus étendu, plus solide que l'oreillette, a une forme triangulaire. Sa base répond, en haut, à l'ouverture inférieure de l'oreillette et à celle de l'artère pulmonaire; son sommet, inférieurement situé, correspond au sommet du cœur pris en totalité, et se trouve un peu plus haut que celui du ventricule gauche.

On peut distinguer au ventricule 1° deux parois, l'une antérieure et externe, l'autre postérieure et interne ; 2° deux ouvertures situées à sa base, l'ûne à droite, l'autre à gauche.

1°. La paroi antérieure et externe est la seule propre au ventricule droit : son épaisseur est médiocre. La postérieure et interne est formée par la cloison commune des deux ventricules, et a beaucoup plus d'épaisseur. L'une et l'autre sont remárquábles par une multitude de faisceaux musculeux que l'on nomme communément *colonnes charnues.* Ces faisceaux ont une disposition fort irrégulière, les uns se portant verticalement de la base au sommet, tandis que les autres croisent les premiers en toutes sortes de sens, de manière à former un réseau très-confus. Tel est même leur entrelacement, surtout vers le sommet, que pour l'ordinaire il est impossible d'ouvrir le ventricule entièrement en longueur sans en diviser plusieurs qui traversaient transversalement sa cavité. Le volume de ces faisceaux varie singulièrement : en général, on les trouve beaucoup plus ténus vers le sommet, et plus gros en se rapprochant de la base. Les uns, implantés dans les parois du ventricule, le traversent dans diverses directions, et sont isolés de tous côtés dans ce trajet : tandis que d'autres font corps avec les parois du ventricule dans toute leur étendue, et paraissent seulement saillans à sa surface.

Parmi ces faisceaux on doit en distinguer trois ou quatre très-volumineux, arrondis, qui naissent ou du sommet du ventricule, ou d'un autre point quelconque de ses parois. Situés à des distances plus ou moins considérables les uns des autres, ils remontent verticalement jusqu'à une certaine distance de la base du ventricule. Là, ils cessent tout à coup en présentant chacun une extrémité arrondie de laquelle partent de petits cordons fibreux qui se portent en divergeant jusqu'au rebord des valvules tricuspides dont nous parlerons tout à l'heure, s'y implantent et s'y terminent.

2°. *L'ouverture supérieure droite* est la plus considérable et occupe toute la base du ventricule en dehors; en dedans elle finit au voisinage de l'aorte : elle établit une communication libre entre l'oreillette et le ventricule. On y remarque plusieurs replis membraneux, continus en haut avec la membrane qui tapisse l'oreillette, fixés en bas par leurs bords aux cordages tendineux que leur envoient les faisceaux charnus du cœur. Ces replis ont été nommés *valvules tricuspides* ou *triglochines*, parce qu'on en compte ordinairement trois, triangulaires dans leur forme, et terminés inférieurement en pointe. Cependant il est rare qu'on en trouve trois distincts les uns des autres : presque toujours une seule valvule occupe, à droite, la plus grande largeur de l'ouverture, et paraît seulement comme découpée vers son bord libre d'une manière très-irrégulière. Une seconde valvule, plus large, mais moins longue, réellement triangulaire, occupe la partie gauche de la même ouverture, et se trouve appliquée, lorsqu'elle s'abaisse, sur l'ouverture de l'artère pulmonaire, qu'elle ferme exactement. Minces et transparentes dans la plus grande partie de leur largeur, ces valvules deviennent un peu plus épaisses à leur bord libre, dans l'endroit où elles reçoivent l'insertion des cordons fibreux.

L'ouverture supérieure gauche, dirigée obliquement, conduit à l'artère pulmonaire. A mesure qu'on
approche de ce vaisseau, on voit les faisceaux charnus devenir plus larges, plus épais et moins nombreux.

L'entrée de l'artère est marquée par trois valvules
nommées *sigmoïdes* ou *semi-lunaires,* ce qui représente très-bien leur forme. Adhérentes aux parois
de l'artère par tout leur bord convexe, elles présentent en haut un bord libre, horizontal et droit, sur
le milieu duquel on voit un petit tubercule saillant
appelé *globule d'Arantius.* Parfaitement distinctes
les unes des autres, elles se touchent par les extrémités de leurs bords adhérens. Elles sont lâches et
faciles à écarter de l'artère dans leur milieu. Leur
ténuité les rend transparentes, quoiqu'un double
feuillet membraneux les compose.

L'ensemble des valvules sigmoïdes offre assez bien
l'image d'une draperie soulevée et soutenue de distance en distance par des liens qui la fixent, flottante dans les intervalles de ces liens.

Née dans cet endroit de l'ouverture du ventricule,
l'artère pulmonaire se dirige obliquement en haut
et à gauche en contournant l'origine de l'aorte, à
laquelle elle est unie par un tissu cellulaire graisseux
assez abondant. Parvenue à la partie gauche de
cette artère, elle se divise en deux troncs pour l'un
et l'autre poumons. Ces troncs s'écartent considérablement l'un de l'autre, et se portent presque transversalement jusqu'à leurs organes, comme nous
l'avons dit en décrivant l'appareil respiratoire. Dans
leur intervalle, on voit naître des parois de l'artère

pulmonaire une espèce de ligament arrondi, assez épais, disposé dans la direction de l'artère elle-même, et allant se terminer à la partie concave de la grande courbure aortique en se continuant avec les parois de ce même vaisseau. C'est le *ligament artériel*, reste du *canal artériel*, qui, chez le fœtus, forme la continuation de l'artère pulmonaire, comme il sera dit ailleurs.

La distribution de l'artère pulmonaire ayant été examinée à l'occasion du poumon, nous n'y reviendrons pas ici.

3°. *Organisation de la partie droite du Cœur.*

En considérant cette organisation de l'extérieur à l'intérieur, on trouve à cette partie droite une membrane séreuse, un tissu musculaire, une membrane interne d'une nature particulière.

La *membrane séreuse*, qui constitue la portion interne du péricarde, recouvre toute la surface extérieure du cœur. Elle n'appartient donc pas plus à la partie droite qu'à la gauche. On la trouve un peu plus dense sur l'oreillette, plus mince mais non moins réelle sur le ventricule; mais partout elle est tellement disproportionnée en épaisseur avec le tissu musculaire qu'on ne peut la regarder que comme servant d'enveloppe aux parois des cavités, et non comme concourant à leur donner leur solidité, différence sensible d'avec là membrane séreuse des intestins, qui peut entrer en comparaison avec la musculaire pour l'épaisseur, quoiqu'elle ne l'égale point.

La membrane séreuse est unie au tissu musculaire par un tissu cellulaire tantôt dense et serré,
tantôt lâche et chargé de beaucoup de graisse. Cette
graisse ne se remarque point dans la portion qui
constitue proprement l'oreillette; mais dans la portion commune aux deux veines caves on en trouve
une certaine quantité entre la membrane séreuse
et le tissu musculaire. C'est à elle qu'est due la couleur blanchâtre qui, à l'extérieur, distingue cette
partie. Sur le ventricule, le tissu cellulaire sous-
séreux contient aussi en certains endroits une graisse
abondante irrégulièrement distribuée, mais plus
accumulée vers la base du cœur et vers les rainures
qui séparent les ventricules. Les branches principales et les premiers rameaux des vaisseaux cardiaques se trouvent plongés dans cette graisse, surtout
antérieurement.

C'est le *tissu musculaire* qui forme la partie essentielle et solide des cavités droites, comme c'est lui
qui leur donne la faculté de se mouvoir par elles-
mêmes.

Il offre, en général, une couleur rougeâtre, mais
beaucoup moins brillante et plus obscure que celle
des muscles de la vie extérieure. Ses fibres, rapprochées les unes des autres, sont entre-croisées d'une
manière très-irrégulière, en sorte que, quelqu'effort
que l'on fasse, il est impossible de leur reconnaître
aucune direction déterminée (1).

_____

(1) Stenon, et après lui beaucoup d'autres auteurs, ont fait inutilement de la disposition de ces fibres charnues l'objet de leurs
recherches. Mais dans ces derniers temps, Wolff, Duncan, et

L'épaisseur et la disposition du tissu musculaire varient beaucoup. En général, il est beaucoup moins épais, moins abondant dans la partie droite du cœur

---

plus récemment encore M. Gerdy, les ont étudiées avec plus de succès.

Suivant Wolff, les fibres du *ventricule droit* forment trois plans ou couches superposées; celles du *ventricule gauche* en forment six : le premier présente en outre huit ordres de fibres distinctes par leur direction et leur situation ; le second n'en présente que quatre. Les fibres des couches externes sont, en général, obliques de haut en bas, d'avant en arrière et de droite à gauche ; les moyennes sont dirigées en sens contraire, et les fibres les plus profondes, celles qui donnent naissance aux colonnes charnues, sont la plupart longitudinales. Les différentes couches n'ont pas la même étendue : les plus superficielles occupent toute la circonférence des ventricules, et s'étendent jusqu'à la pointe du cœur ; les autres diminuent de largeur et de longueur à mesure qu'elles deviennent plus profondes, ce qui donne aux ventricules une plus grande épaisseur à la base qu'à la pointe. Du reste, ces couches ne sont pas simplement juxtaposées : elles se confondent en partie par des fibres qui se portent de l'une à l'autre. De même, dans chaque couche, les fibres se joignent de diverses manières. Les fibres des deux ventricules se terminent plus ou moins distinctement à la cloison qui les sépare ; cependant, à la face supérieure, on les voit passer d'un côté à l'autre sans interruption, ou s'entre-croiser par leurs extrémités, ou ne présenter entre elles qu'une sorte d'intersection. La séparation est plus marquée à la face inférieure, où il existe un bandelette composée de fibres longitudinales sur laquelle s'insèrent les fibres des deux ventricules.

M. Gerdy a constaté l'exactitude des observations de Wolff; mais il a reconnu que toutes ces fibres, quelles que soient leur étendue, leur situation et leur direction, représentent des espèces d'anses dont la convexité regarde la pointe du cœur et en est

que dans la gauche, différence remarquable surtout
lorsqu'on compare les ventricules. Dans l'oreillette
droite, le tissu musculaire forme une couche assez

plus ou moins rapprochée. Ces anses sont plus ou moins superficielles à une extrémité et profondes à l'autre, de sorte, par
exemple, que les fibres externes et internes sont les mêmes,
renversées et ayant traversé l'épaisseur du ventricule. Leurs deux
extrémités sont toujours fixées à la base du cœur, au pourtour
des ouvertures auriculaires et artérielles des ventricules, soit immédiatement, soit par les tendons attachés aux valvules auriculo-
ventriculaires.

Dans les *oreillettes*, Wolff admet deux couches de fibres musculaires, une externe, plus forte, dont les fibres sont transversales,
et une interne, longitudinale, composée seulement de quelques
faisceaux isolés. M. Gerdy y distingue également deux plans
généraux, mais dont les fibres présentent beaucoup de particula-
rités dans leur disposition. Dans l'oreillette droite, le tissu musculaire, moins abondant que dans la gauche, laisse entre ses fibres
des intervalles au niveau desquels les membranes externe et interne du cœur se touchent immédiatement. Ce tissu se prolonge
jusqu'à une certaine distance autour des veines caves. Quelques
auteurs regardent, en effet, comme formées par un tissu tendineux
les bandelettes étroites qu'on observe au point d'union des ventricules avec les oreillettes et avec les artères aorte et pulmonaire,
bordant circulairement ces ouvertures et recevant l'insertion des
fibres charnues. Suivant Wolff, qui ne décrit point d'anneau
propre à l'orifice artériel du ventricule droit, les zônes qui gar-
nissent les autres ouvertures ne forment pas des cercles complets :
elles se composent, d'une part, d'une portion cartilagineuse
étroite qui entoure la partie postérieure de l'aorte, et de deux
noyaux cartilagineux qu'elle unit et qui sont placés sur les côtés
de cette artère; d'une autre part, de quatre filamens cartilagineux qui embrassent en avant et en arrière les deux orifices au-
riculo-ventriculaires, et dont les antérieurs naissent des noyaux

épaisse a la réunion des deux veines caves, où il paraît formé de fibres longitudinales. Sur le reste de
l'oreillette, au contraire, il devient rare, et n'offre
plus que des faisceaux entre-croisés en forme de
réseau, saillans à l'intérieur, et laissant entre eux
des intervalles dans lesquels la membrane séreuse
touche immédiatement la membrane interne, ce qui
donne, dans ces endroits, à l'oreillette.une transparence très-sensible. Ces faisceaux sont épais et rares
dans le corps de l'oreillette, plus petits et plus multipliés à son appendice. Un d'entre eux, qui surpasse
les autres en volume, circulairement dirigé, occupe le rebord de l'ouverture de la veine cave supérieure.

Le tissu musculaire forme une couche plus épaisse
et plus uniforme à la partie interne de l'oreillette,
où il appartient en même temps à la droite et à la
gauche en formant leur cloison commune.

Dans le ventricule, le tissu musculaire forme à
l'extérieur une couche uniforme; mais à mesure
qu'on se rapproche de la cavité, il se réduit à des
faisceaux disposés comme ceux de l'oreillette, seulement plus multipliés, plus considérables. Plusieurs
se détachent des parois et constituent les colonnes
destinées à fixer les valvules.

On voit le tissu musculaire cesser tout à coup à

---

cartilagineux correspondans, tandis que les postérieurs ont un
tronc commun entre les deux oreillettes, au-dessus de la base
de la cloison des ventricules. Du tissu cellulaire seulement remplit
l'intervalle de ces filamens vis-à-vis les bords droit et gauche du
cœur.   (*Note ajoutée.*)

l'ouverture supérieure gauche du ventricule, terminaison des cavités droites. Le tissu propre de l'artère pulmonaire commence en se continuant avec lui, quoique par sa nature il en soit évidemment distinct.

La *membrane interne* des cavités droites est la fin de la membrane commune du système veineux. C'est par les veines caves qu'elle s'introduit dans l'oreillette ; elle la tapisse dans toute son étendue, appliquée tantôt sur le tissu musculaire, tantôt sur la membrane séreuse dans les intervalles des faisceaux, unie à l'un et à l'autre par un tissu cellulaire très-dense et peu abondant. Repliée sur elle-même au niveau de la veine cave inférieure, elle constitue la valvule d'Eustache, au-dessous de laquelle elle forme, par un autre repli plus petit et perpendiculaire, la valvule des veines cardiaques.

Vers le contour de l'ouverture par laquelle l'oreillette communique avec le ventricule, la membrane interne se trouve séparée du tissu musculaire par une couche graisseuse peu épaisse, demi-fluide, à laquelle seule il faut rapporter cette couleur blanche de ce qu'on nomme improprement la *zône tendineuse.* Immédiatement après, la membrane abandonne les parois du cœur, et forme sur elle-même, dans tout le contour de l'ouverture, les replis qu'on nomme *valvules tricuspides.* On peut facilement séparer l'un de l'autre par la dissection des deux feuillets membraneux de ces valvules. Après les avoir formées, la membrane se retrouve sur le contour de l'ouverture, et se réfléchit pour tapisser le ventricule dans toute son étendue. Sa ténuité devient alors telle qu'au premier aspect on est tenté de nier son existence et de croire que le tissu musculaire est en contact immédiat avec le sang. Mais quelque part qu'on examine la surface interne du ventricule, il est facile d'enlever de dessus les faisceaux musculaires des portions de membrane au-dessous desquelles les fibres charnues paraissent aussitôt à nu. Souvent même, en observant les colonnes charnues libres dans la cavité, on voit sur leurs bords la membrane former des replis transparens fort sensibles. On ne peut donc point révoquer en doute la continuation de la membrane interne dans le ventricule. Enfoncée dans les intervalles des faisceaux, elle forme des prolongemens pour chaque faisceau en particulier, et leur donne à tous l'aspect lisse et poli qu'on leur remarque.

Parvenue à l'ouverture de l'artère pulmonaire, la membrane interne reprend sa densité primitive, forme, en se repliant sur elle-même, les trois valvules sigmoïdes, puis se continue dans les divisions de l'artère jusqu'au système capillaire.

Les considérations sur l'organisation de la membrane interne ont été exposées dans l'*Anatomie générale*.

§ II. *Partie gauche du Cœur.*

Elle forme le commencement du système artériel, comme la partie droite forme la fin du système veineux. On ne peut la nommer *gauche* que par opposition à l'autre, et non point en raison de son rapport avec le corps entier : car elle est placée en grande partie au milieu de la poitrine, et le sommet du ventricule est la seule portion qui fasse saillie dans la cavité gauche du thorax.

Considérée par rapport à l'autre moitié du cœur, elle est aussi beaucoup plus postérieure que gauche. Le cœur, en effet, comme nous l'avons dit, est divisé obliquement suivant sa largeur plutôt que suivant son épaisseur, en sorte que les cavités droites prolongées antérieurement cachent en grande partie les cavités gauches. Celles-ci sont plus élevées et presque verticales, tandis que les autres, très-obliques, forment la région la plus basse du cœur.

La partie gauche se compose comme la droite d'une oreillette et d'un ventricule.

2°. Oreillette gauche.

Elle est située sur la colonne vertébrale, à laquelle elle répond par sa partie postérieure, tandis qu'antérieurement elle répond soit à l'oreillette droite, avec laquelle elle se continue, soit à l'aorte et à l'artère pulmonaire, ainsi qu'à sa division droite; un tissu cellulaire lâche la sépare de ces deux vaisseaux. Assujettie à sa place de tous côtés par les veines pulmonaires qu'elle reçoit, elle ne présente point la mobilité de l'oreillette droite. Sa forme est aussi irrégulière, et on ne s'en forme point une image exacte en cherchant à la comparer. Continue de chaque côté avec les veines pulmonaires, en avant et à droite avec l'oreillette opposée, en bas avec le ventricule gauche, elle se termine à gauche et un peu en devant par une appendice flottante et libre. Cette appendice est tout ce que l'on peut voir de l'oreillette gauche sans déranger le cœur. On la trouve immédiatement au-dessus du bord gauche de cet organe, à côté du tronc primitif de l'artère pulmonaire. Pour voir en dehors le reste de l'oreillette, il faut soulever le cœur et le rejeter en haut et à droite. On aperçoit alors la surface postérieure de l'oreillette recouverte par la membrane séreuse du péricarde; mais on ne peut en mesurer l'étendue qu'en introduisant le doigt dans l'oreillette droite, pour reconnaître par les bornes de celle-ci l'endroit où l'autre commence.

Pour bien connaître la cavité de l'oreillette gauche, et se former une juste image de sa disposition, il faut l'ouvrir sans couper les veines pulmonaires. On y parvient par deux procédés. L'un consiste à soulever le cœur comme nous venons de le dire, et à fendre transversalement l'oreillette dans sa partie postérieure, puis à introduire le doigt dans son intérieur pour en reconnaître l'étendue, et estimer la distance des ouvertures veineuses. L'autre procédé s'exécute en coupant l'aorte au-dessus de sa courbure, et les deux divisions de l'artère pulmonaire près de leur entrée dans les poumons. On abaisse ces deux vaisseaux sur la partie antérieure du cœur, on les isole de l'oreillette par la dissection, et on ouvre celle-ci supérieurement dans toute sa longueur par une incision transversale dans l'endroit où ses deux parois se réunissent.

Cette cavité doit être considérée en arrière, en devant, à droite et à gauche.

En arrière, elle n'offre qu'une surface lisse qui

n'a rien de remarquable. Cette portion postérieure appartient en propre à l'oreillette gauche.

En devant et un peu à droite, on trouve une autre surface également lisse, sur laquelle on observe une espèce de valvule semi-lunaire, continue avec l'oreillette par son bord convexe qui est en arrière, présentant son bord concave en devant et à gauche. Elle est appliquée sur la valvule semblable que nous avons observée dans l'oreillette droite; mais elle se trouve beaucoup plus à gauche : en sorte qu'en supposant ces deux valvules écartées l'une de l'autre, et laissant entre les deux oreillettes une communication libre, le trajet serait extrêmement oblique. L'espace que circonscrit le bord concave de cette valvule forme donc réellement une espèce de fosse ovale correspondant à celle du côté droit, mais moins déprimée, parce que la valvule elle-même a beaucoup moins d'épaisseur. Cette paroi antérieure droite de l'oreillette gauche lui est commune avec l'oreillette droite, et forme la cloison qui les sépare l'une de l'autre.

A droite, l'oreillette reçoit les deux veines pulmonaires de ce côté. L'une lui vient de haut en bas, et s'ouvre dans sa partie supérieure. L'autre vient très-obliquement de bas en haut s'ouvrir dans sa partie inférieure.

A gauche, on trouve également l'ouverture des deux veines du poumon voisin. Elles sont fort rapprochées l'une de l'autre, quelquefois même confondues en une seule.

Ces quatre ouvertures sont entièrement libres; aucune valvule ne s'y observe.

Du côté gauche aussi, et au-devant des ouvertures veineuses, on trouve la cavité de l'appendice. Elle offre quelques saillies formées par des faisceaux charnus, mais moins multipliées que dans l'appendice de l'oreille droite.

En haut, l'oreillette ne présente que le point de réunion des parois antérieure et postérieure, sans aucun autre objet remarquable.

En bas, l'oreillette se termine par une large ouverture par laquelle elle communique dans le ventricule gauche.

2°. *Ventricule gauche.*

Il occupe moins encore la partie gauche que la partie postérieure du cœur : sa forme est pyramidale ; mais l'épaisseur de ses parois empêche qu'il ne présente, lorsqu'on l'observe, même sur le cadavre, cet aplatissement qui, fort remarquable sur le ventricule droit, permet de le diviser en deux parois distinctes. Celui-ci paraît arrondi suivant sa largeur, et offre les diamètres transverses à peu près égaux dans un point donné de son étendue. Il surpasse en longueur le ventricule droit ; car, d'un côté, son sommet dépasse visiblement celui de cette dernière cavité ; de l'autre, l'oreillette gauche, égale à la droite en étendue, se trouve plus élevée qu'elle.

Quant à la largeur, il paraît que naturellement elle est égale dans les deux ventricules. Presque tous les anatomistes ont remarqué une largeur moindre dans le ventricule gauche : mais Sabatier et tous ceux qui ont écrit après lui attribuent uniquement cette inégalité à ce qu'au dernier instant de la vie le sang s'accumule dans les cavités droites, ne pouvant plus pénétrer dans les poumons, qui déjà en sont engorgés; tandis que les cavités gauches envoient encore librement dans l'aorte le sang qu'elles reçoivent des veines pulmonaires. Au reste, cette différence de capacité ne m'a jamais paru bien marquée sur le grand nombre de cœurs que j'ai eu occasion d'examiner en faisant les démonstrations particulières dans l'amphithéâtre de Bichat.

A l'extérieur, le ventricule gauche n'offre rien de remarquable, si ce n'est qu'en général la graisse s'y accumule beaucoup moins que sur le droit.

A l'intérieur, ses parois offrent un grand nombre de faisceaux charnus distincts : ils sont moins multipliés cependant, et moins irrégulièrement disposés que dans le ventricule droit. On en voit peu qui traversent en différens sens la cavité; presque tous sont appliqués dans toute leur étendue sur les parois, et s'étendent longitudinalement de la base au sommet. Souvent, dans ce trajet, ils s'entre-croisent par de petits faisceaux secondaires qu'ils s'envoient réciproquement. On les trouve à peu près aussi nombreux vers la base que vers le sommet, et d'un volume à peu près égal, excepté, comme nous le dirons, auprès de l'ouverture aortique.

Parmi ces faisceaux, on doit en distinguer deux principaux très-volumineux qui naissent l'un en devant, l'autre en arrière, du milieu des parois du ventricule, fort loin du sommet, et qui se portent un peu obliquement de bas en haut dans la cavité, en s'approchant de la base. Leur origine a lieu souvent par plusieurs faisceaux plus petits qui se réunissent bientôt en un seul. Ils finissent tout à coup par une extrémité arrondie, tantôt simple, tantôt double, à un pouce à peu près de distance de la base du ventricule. Il en naît une multitude de petits cordages fibreux qui s'écartent et se portent en divergeant beaucoup jusqu'aux valvules mitrales dont nous parlerons tout à l'heure. Ces tendons s'entrecroisent souvent ensemble dans leur trajet, de manière à former de petits réseaux.

Le ventricule gauche se termine supérieurement par deux ouvertures, l'une auriculaire, l'autre aortique.

L'ouverture auriculaire est la plus postérieure et la plus considérable. Sa largeur est déterminée par la grandeur de l'oreillette à laquelle elle communique; elle est bordée par un repli membraneux, continu dans tout le contour, libre par ses deux surfaces dans l'une et l'autre cavité, assujettie en bas par les cordages fibreux dont nous venons de parler. Ce repli, fort étroit dans plusieurs points, s'élargit beaucoup dans deux endroits; l'un qui répond au bord obtus du cœur; l'autre qui répond à l'ouverture aortique. Ce sont ces deux portions larges, triangulaires, placées l'une vis-à-vis de l'autre, qui constituent les *valvules mitrales;* dont l'une étant abaissée bouche nécessairement l'ouverture aortique par sa présence. Formées d'un double feuillet membraneux, plus épaisses en général que les tricuspides, les valvules mitrales augmentent encore un peu d'épaisseur à leur bord flottant lorsqu'elles reçoivent l'insertion des cordages fibreux.

Nous reviendrons sur elles en parlant de l'organisation des cavités gauches.

L'ouverture aortique, située un plus en devant que la précédente, est aussi moins considérable. À mesure qu'on s'en rapproche, on voit les faisceaux charnus du ventricule diminuer progressivement et disparaître bientôt tout-à-fait ; en sorte que, dans toute la partie recouverte par la valvule mitrale, la paroi du ventricule paraît unie et lisse : enfin l'aorte naît tout à coup du tissu musculaire. Sa circonférence offre trois valvules semblables pour la forme et pour la disposition à celles de l'artère pulmonaire, et nommées également *semi-lunaires* ou *sigmoïdes* (1). La partie de l'aorte à laquelle elles correspondent par leur surface extérieure offre trois enfoncemens qu'on nomme *petits sinus de l'aorte*. Les deux sinus antérieurs présentent dans leur fond, un peu au-dessus du bord libre des valvules, les ouvertures isolées des deux artères cardiaques.

3°. Organisation de la partie gauche du Cœur.

Cette organisation étant au fond la même que celle de la partie droite, nous nous contenterons d'indiquer les différences de disposition.

La membrane séreuse ne recouvre l'oreillette qu'à sa partie postérieure et à son appendice qu'elle enveloppe : elle n'existe non plus que sur la partie

---

(1) Le bord libre de ces valvules présente de même un tubercule ferme, nommé *globule d'Arantius* ; il est même plus marqué, et quelquefois osseux. *(Note ajoutée.)*

postérieure et gauche du ventricule. Partout elle est appliquée sur le tissu musculaire, dont la séparent seulement dans quelques endroits les vaisseaux cardiaques, et quelquefois une certaine quantité de graisse. Nulle part elle ne se trouve en contact avec la membrane interne. Épaisse sur l'oreillette, elle devient beaucoup plus mince sur le ventricule.

Le tissu musculaire est beaucoup plus épais et plus uniformément distribué sur les cavités gauches que sur les droites. On le trouve sur les veines pulmonaires dès l'instant où elles sortent du poumon. Il y paraît disposé par fibres parallèles dirigées suivant la longueur du vaisseau. On reconnaît facilement l'endroit où ces fibres commencent, en suivant un peu chaque veine dans l'organe pulmonaire, où on la trouve toujours réduite à ses deux membranes propres. Ces fibres suivent leur direction primitive en se portant sur l'oreillette, sur laquelle elles sont transversales à l'extérieur, irrégulièrement entre-croisées plus profondément. Elles forment une couche épaisse, uniforme, et ne paraissent nulle part disposées en faisceaux séparés comme sur l'oreillette droite. L'appendice seule offre dans son intérieur quelques colonnes charnues ; mais les intervalles de ces colonnes sont remplis par un tissu musculaire moins dense, et nulle part l'appendice n'offre dans ses parois la transparence que nous avons remarquée sur quelques points de l'oreillette droite.

Sur le ventricule, le tissu musculaire présente une épaisseur considérable, et presque double de celle qu'offrent les parois du ventricule droit. Considérées

à l'extérieur, les fibres paraissent disposées longitudinalement de la base au sommet. On en peut dire
autant de la surface interne, au moins si l'on a égard
à la direction déjà remarquée du plus grand nombre
des faisceaux; mais, dans l'épaisseur même des parois,
les fibres deviennent aussi irrégulières et aussi con-
fusément entre-croisées que dans le ventricule droit.
Cette même irrégularité s'observe dans l'épaisseur
des colonnes charnues, auxquelles sont fixées les
valvules mitrales.

Continu avec celui de l'oreillette à l'ouverture
auriculaire, le tissu musculaire cesse tout à coup à
l'ouverture aortique. On voit les fibres s'implanter
sur le tissu propre de l'aorte, à peu près comme
les muscles larges de la vie extérieure s'implantent
sur les os.

La membrane interne des cavités gauches est la
continuation de celle qui a commencé dans les veines
pulmonaires, et qui se continue ensuite dans tout le
système artériel. Introduite par les veines pulmonaires dans l'oreillette, elle la tapisse tout entière
sans former aucun repli, et s'introduit directement
dans le ventricule. En cet endroit, elle augmente
un peu d'épaisseur, se replie sur elle-même pour
former les valvules mitrales, et se retrouve au contour de l'ouverture. Là elle diminue beaucoup d'é-
paisseur; acquiert même une ténuité telle qu'elle
paraît d'abord entièrement cesser. Cependant il n'est
aucun point du ventricule où l'on ne trouve une
pellicule membraneuse immédiatement appliquée
sur les fibres charnues, et intimement adhérente
avec elles. On la retrouve et sur les faisceaux et sur

la portion continue des parois. En suivant ces parois jusqu'à l'ouverture de l'aorte, on ne voit aucune interruption entre cette membrane et celle qui, bien manifestement, tapisse l'intérieur de cette artère. On est donc fondé à admettre la continuation de la même membrane dans le ventricule. En passant de cette cavité dans l'aorte, elle devient très-visible et facile à isoler, dans les espaces triangulaires qui séparent les origines arrondies et festonnées de ce vaisseau. Introduite dans l'aorte, elle reprend son épaisseur primitive, se replie aussitôt sur elle-même, et forme les trois valvules semi-lunaires, puis se continue dans le vaisseau et dans toutes ses divisions.

On trouvera dans l'*Anatomie générale* des détails aussi intéressans qu'étendus sur l'organisation de la membrane interne du système artériel. Je rappellerai seulement ici un fait qui se rapporte spécialement à la structure anatomique du cœur : c'est la fréquence des ossifications partielles et plus ou moins étendues de cette membrane ; elles se remarquent principalement sur les valvules mitrales et sur les valvules sigmoïdes de l'aorte. Très-souvent ces dernières sont entièrement ossifiées ou cartilagineuses, et toujours alors elles se trouvent distendues et écartées des parois aortiques. Les mitrales présentent plus ordinairement des points osseux isolés, et conservent dans leur plus grande partie la structure membraneuse.

La fréquence de ces ossifications est telle qu'on peut hardiment assurer que sur un nombre donné de sujets, quelle qu'ait été la cause de la mort, les trois quarts au moins en présenteront. Ces cas sont donc aussi fréquens que ceux des adhérences pulmonaires. N'est-on pas fondé à en déduire des conséquences analogues? et est-il permis de regarder comme la maladie principale, ou même comme un état essentiellement morbifique, une disposition organique qui s'allie avec tous les états du cœur, et qui se rencontre aussi souvent dans le sujet le plus sain que dans le sujet le plus malade?

Ces ossifications, qui ne s'observent jamais dans les endroits correspondans des cavités droites, ni dans les veines, qui se retrouvent dans toutes les parties du système artériel, prouvent bien une différence de nature entre la membrane du sang noir et celle du sang rouge. Elles prouvent aussi l'identité de nature entre la portion membraneuse qui forme les valvules mitrales et celle qui forme les valvules sigmoïdes de l'aorte. Mais comme elles ne se trouvent point dans l'intérieur du ventricule gauche, on pourrait en conclure que, si la même membrane se continue dans cette cavité, du moins elle y change extrêmement de nature aussi bien que de densité.

§ III. *Mouvemens du Cœur.*

On a défini avec raison le cœur un *muscle creux*, et cette expression seule nous avertit que tous ses mouvemens tendent ou à agrandir ou à resserrer ses cavités. Ce resserrement, dans lequel les cavités s'effacent presque entièrement, est nécessaire pour l'expulsion du sang. La dilatation doit lui succéder pour qu'un sang nouveau soit admis. Cette dilatation est active aussi bien que la contraction, et ne dépend point de l'abord du sang, quoiqu'elle coïncide toujours avec lui, puisqu'on la voit s'exercer encore quelque temps après la mort sur le cœur vide, et même séparé de la poitrine.

Le cœur se dilate pour recevoir le sang auquel un mouvement nouveau doit être communiqué. Il se contracte pour communiquer ce mouvement au sang qu'il a reçu. La contraction est donc la partie la plus active des phénomènes du cœur, et la dilatation n'a pour but que de donner lieu à des contractions nouvelles.

C'est donc principalement des contractions du cœur que nous devons nous occuper, et ces contractions, nous devons les étudier plutôt pour nous rendre compte des changemens de disposition qu'éprouvent alors les cavités, que pour entrer dans des détails physiologiques sur la circulation.

1°. Quelque part que nous considérions les fibres musculaires du cœur, nous les voyons irrégulièrement entre-croisées dans toutes sortes de directions. Cet entre-croisement, sensible au premier coup-d'œil sur l'oreillette droite, où les faisceaux charnus sont en grande partie isolés les uns des autres, sensible encore à la surface interne des ventricules, où les faisceaux sont saillans, devient très-manifeste par le secours de la dissection dans l'épaisseur des parois, soit des deux ventricules, soit de l'oreillette gauche. Ceci prouve manifestement que les cavités se contractent dans tous les sens à la fois, et diminuent également d'étendue dans toutes les directions.

Mais une cloison commune sépare les oreillettes; une cloison commune sépare aussi les ventricules. Ces deux cloisons musculeuses se correspondent l'une à l'autre, se continuent ensemble, et forment la limite de l'une et de l'autre moitié du cœur à la fois.

D'un autre côté, il est certain qu'un même instant voit arriver le sang des veines caves dans l'oreillette droite, et le sang des veines pulmonaires dans l'oreillette gauche; que par conséquent un même instant voit aussi les deux ventricules se remplir.

Les oreillettes se contractent donc nécessairement ensemble, comme les deux ventricules se contractent nécessairement ensemble à la suite des oreillettes.

Dès lors, dans l'un et l'autre ordre de cavités, le sang est pressé de toutes parts et avec une force égale contre la cloison commune. Cette cloison ne peut donc se porter ni d'un côté ni de l'autre; elle reste immobile, et sa contraction ne produit d'autre effet que de diminuer sa largeur.

C'est là le premier fait remarquable que nous présentent les mouvemens du cœur considérés dans leur ensemble. Nous voyons les parties propres des cavités se rapprocher de leur partie commune, qui est réellement le point central fixe des contractions.

2°. Si les cavités en se contractant ne font que se rapprocher de leur cloison commune; si cette cloison en se contractant ne se porte ni d'un côté ni de l'autre, mais diminue seulement d'étendue, nécessairement le cœur se raccourcit dans ses contractions, en sorte que le sommet se rapproche de la base; vérité évidente, autrefois contestée, universellement reconnue aujourd'hui.

Cependant c'est au moment de la contraction des ventricules que le cœur fait sentir ses pulsations entre la sixième et la septième côtes, puisque ces pulsations sont isochrônes à celles qui, dans les artères, résultent de leur dilatation par l'afflux du sang. On répond facilement à ceci en observant que l'instant de la contraction des ventricules est en même temps celui de la dilatation des oreillettes, lesquelles, voisines de la colonne vertébrale en arrière, ne peuvent se dilater qu'en devant, et repoussent ainsi contre les côtes les ventricules, dont le mouvement antérieur est alors purement passif.

3°. La contraction des oreillettes et celle des ventricules se font dans une direction inverse l'une à l'autre : car les oreillettes se contractent de haut en bas pour pousser le sang dans les ventricules, et les ventricules se contractent de bas en haut pour pousser le sang, soit dans l'artère pulmonaire, soit dans l'aorte.

4°. L'épaisseur du tissu musculaire des cavités du cœur est toujours en rapport exact et rigoureux avec l'étendue de l'espace que le sang doit parcourir en vertu de l'impulsion qu'il reçoit.

Car d'abord on voit que les oreillettes, destinées seulement à pousser le sang dans les ventricules, ont des parois fort minces, peu résistantes, incapables de se soutenir par elles-mêmes, en sorte que dans leur état de vacuité elles sont toujours flasques et affaissées. Dans plusieurs points, l'oreillette droite est réduite à ses deux membranes, entre lesquelles quelques faisceaux musculeux s'entre-croisent en forme de réseau. L'oreillette gauche présente, à la vérité, une épaisseur plus uniforme, mais la différence n'est pas très-grande.

Au contraire, les ventricules, destinés à pousser le sang dans des vaisseaux ramifiés à de très-grandes distances, ont un tissu musculaire abondant, épais, solide.

Si l'on compare l'un à l'autre les deux ventricules, le rapport dont nous parlons paraîtra encore plus frappant. Le ventricule droit, qui ne doit pousser le sang que dans le poumon, est moins musculeux et moins épais, et présente encore en partie, lorsqu'il est vide, la flaccidité des oreillettes. Le ventricule gauche, agent de l'impulsion du sang dans tout le système artériel, a des parois musculeuses extrêmement fortes et épaisses.

On doit remarquer que la cloison des ventricules offre aussi une épaisseur considérable; et sous ce rapport semble appartenir plus au ventricule gauche qu'au droit, quoiqu'elle soit commune à l'un et à l'autre.

Ceci nous mène à examiner plus en détail les mouvemens de chaque cavité en particulier et les changemens de disposition qu'ils déterminent.

1°. *Mouvemens des cavités droites.*

Le sang arrive à l'oreillette par les deux veines caves, sans qu'aucun mouvement contractile sensible accélère son cours jusqu'à l'embouchure immédiate de ces veines. Dans cet endroit, l'un et l'autre vaisseaux paraissent garnis de fibres musculaires, soit dans leur contour, soit dans la portion commune à tous deux. Ces fibres sont continues avec celles de l'oreillette, que les deux veines réunies servent à compléter en dehors et en arrière.

Il y a donc ici contraction de la part des veines; et cette contraction favorise l'entrée du sang dans l'oreillette, qui reçoit en même temps le sang des veines cardiaques. Cette cavité se remplit, se distend, et offre alors une couleur violette due à la ténuité transparente de ses parois dans un grand nombre de points. Elle se contracte aussitôt en se rapprochant, soit de la cloison moyenne, soit de l'ouverture du ventricule, autour duquel ses fibres sont fixées.

La valvule d'Eustache ne joue aucun rôle dans cette circonstance; son usage, entièrement relatif à l'état du fœtus, exige plus de largeur qu'elle n'en offre chez l'adulte, où on ne doit la considérer que comme les débris d'une portion organique jadis essentielle. Le sang est donc pressé de toutes parts dans l'oreillette et tend à s'échapper par l'ouverture la moins résistante. Mais lui-même presse la valvule cardiaque contre la petite ouverture veineuse, qui est dès lors exactement fermée. Le trou de Botal n'est point ouvert; et quand il le serait, son extrême obliquité le rendrait inutile, le sang pressant alors l'une contre l'autre les deux valvules dont l'intervalle constitue ce trou. Il ne reste donc que l'entrée des deux veines caves et celle du ventricule. Nous avons vu que ces embouchures veineuses n'étaient garnies,

d'aucune valvule propre à empêcher le reflux du
sang. Aussi ce reflux a-t-il été observé, et on ne peut
le révoquer en doute. Mais le sang qui remplit constamment le système veineux, et qui dans ce mo-
ment-là même fait effort pour entrer dans l'oreillette, empêche que ce reflux ne soit considérable.

Au contraire, ce moment est celui où le ventricule
se dilate; son ouverture est parfaitement libre, et
les valvules qui la bordent, abaissées d'avance en
vertu de cette dilatation même, n'offrent aucun obstacle à l'entrée du sang, qui tend à les déprimer
encore plus en pénétrant dans la cavité. La plus
large de ces valvules se trouve alors appliquée contre
l'ouverture de l'artère pulmonaire, où le sang ne
doit point encore pénétrer.

Le sang remplit donc le ventricule, qui aussitôt
se contracte sur lui. Pressé de toutes parts, ce fluide
soulève les valvules tricuspides avec d'autant plus
de facilité que les faisceaux musculeux auxquels
elles sont assujetties se trouvent rapprochés de l'ouverture par le raccourcissement du cœur. Les valvules s'appliquent donc contre cette ouverture auriculaire : la bouchent-elles exactement? on est
tenté de le nier, lorsqu'on observe le cadavre; car
leur largeur paraît disproportionnée avec celle de
l'ouverture; mais si l'on se rappelle que la contraction du ventricule se fait dans tous les sens à la fois,
que par conséquent cette cavité diminue de capacité
comme de longueur, on verra que l'ouverture est
alors fort rétrécie, et se trouve en rapport exact
avec la largeur des valvules.

Les valvules seraient inutilement soulevées contre

l'ouverture auriculaire si dans ce moment elles étaient abandonnées à elles-mêmes : le sang les pousserait dans l'oreillette et s'ouvrirait un passage libre pour retourner dans cette cavité. Il était donc nécessaire qu'assujetties inférieurement de quelque manière, elles ne pussent être soulevées que jusqu'à un certain point : c'est l'effet qui résulte de leur fixation à des faisceaux musculeux par le moyen de cordages fibreux. Bichat a refusé à ces cordages la nature tendineuse, mais n'a point développé les raisons sur lesquelles il se fondait. Je respecte cette opinion indifférente à notre objet actuel, et je me contente d'observer que ces filamens ténus sont doués d'une force de résistance excessive, peut-être même supérieure à celle des tendons d'égale grosseur (1).

En se soulevant pour fermer l'ouverture auricu-

_____

(1) Ces filamens, ces cordages des colonnes charnues du cœur sont de véritables tendons. Quelques-uns sont bifurqués, la plupart s'élargissent à leur terminaison. Ils s'insèrent aux valvules, en divergeant sensiblement et quelquefois en s'anastomosant pour ainsi dire entre eux. Parmi ces colonnes charnues, quelques-unes, dont le nombre varie de trois ou quatre à huit ou neuf dans le ventricule droit, et deux seulement dans le ventricule gauche, sont beaucoup plus volumineuses que les autres; elles partent d'un point quelconque des parois du ventricule, se dirigent en grossissant de son sommet vers sa base, et se terminent brusquement par un nombre indéterminé de tendons. D'autres, plus nombreuses, tiennent aux parois du ventricule par leurs deux extrémités et sont libres dans leur partie moyenne. D'autres enfin, plus nombreuses encore et moins épaisses, tiennent à ces parois dans toute leur étendue, en manière de pilastres.

(*Note ajoutée.*)

laire, les valvules tricuspides laissent libre l'ouverture de l'artère pulmonaire, dans laquelle le sang pénètre pour en parcourir les ramifications.

A son embouchure, cette artère est garnie des trois valvules sigmoïdes, auxquelles on attribue communément l'usage de fermer, par leur abaissement, le retour au sang dans le ventricule pendant *la contraction de l'artère.*

Mais d'abord Bichat a démontré jusqu'à l'évidence que les artères étaient entièrement dépourvues de contractilité organique sensible, et ne faisaient que revenir sur elles-mêmes en vertu de leur contractilité de tissu, après la légère dilatation que l'impulsion du sang leur faisait éprouver, vérité incontestable, que la simple comparaison du tissu artériel avec le tissu musculaire aurait dû faire entrevoir depuis long-temps aux anatomistes.

En second lieu, les valvules sigmoïdes fixées, dans toute l'étendue de leurs bords convexes, aux parois de l'artère, ne peuvent dans aucun cas s'abaisser assez pour fermer entièrement l'ouverture du ventricule, surtout si l'on suppose l'artère remplie par le sang comme elle l'est dans le moment auquel on rapporte sa contraction.

En troisième lieu, si l'on observe le rapport mutuel de ces valvules et la direction de leurs bords libres, on verra qu'en les supposant même abaissées jusqu'à la position horizontale, il resterait nécessairement entre ces bords libres un espace triangulaire assez large pour permettre le retour partiel du sang.

Je crois donc que si les valvules sigmoïdes favori-

IV.   9

sent la circulation pulmonaire en soutenant en partie la colonne sanguine dans le moment du retour de l'artère sur elle-même, elles sont incapables de remplir l'usage précis qu'on s'est accoutumé à leur attribuer, et ne peuvent être comparées exactement sous ce rapport aux valvules tricuspides.

Remarquons d'ailleurs que cette occlusion complète de l'artère devient inutile s'il est démontré, comme on ne peut plus en douter, que l'artère ne se contracte point. Le sang qui afflue continuellement dans le ventricule oppose une résistance suffisante à celui qui de l'artère tendrait à retomber simplement par son propre poids dans cette cavité. Au contraire, l'oreillette et le ventricule sont tous deux contractiles; l'une reçoit le sang de haut en bas, pendant que l'autre pousse celui qu'il contient de bas en haut : il était donc nécessaire qu'un obstacle invincible empêchât le choc mutuel de ces deux courans opposés.

2°. Mouvemens des Cavités gauches.

Ils ressemblent tellement à ceux des cavités droites, que nous n'aurions presque qu'à répéter ce que nous venons de dire, sauf quelques légères différences. L'oreillette reçoit le sang de quatre sources différentes par les veines pulmonaires devenues musculeuses et contractiles près de leurs embouchures. Contractée sur ce sang, elle le presse de toutes parts, soit contre la paroi interne, où aucune issue ne se présente, vu la disposition des valvules du trou de Botal, soit contre l'ouverture du ventricule alors libre et dilatée. En y entrant le sang ne peut passer dans l'aorte, que ferme en ce moment une des valvules mitrales.

Aussitôt que le ventricule a reçu le sang, il se contracte en tous sens ; les valvules mitrales soulevées ferment l'ouverture auriculaire, et laissent libre celle de l'aorte, dans laquelle le sang est poussé.

Ici on a admis une contraction consécutive de l'aorte, comme on avait admis celle de l'artère pulmonaire, et on a supposé également que les valvules semi-lunaires fermaient absolument le retour au sang dans le ventricule.

Je ne répéterai point les raisons victorieuses par lesquelles Bichat prouve la nullité de contraction de l'aorte ; il faut les voir telles qu'il les a exposées lui-même, et je ne saurais trop engager le lecteur à méditer ce beau morceau de l'*Anatomie générale*, qui par la force invincible du raisonnement, par la clarté qui y règne, par les grandes conséquences qui en sont la suite, suffirait seul pour immortaliser son auteur (1).

Ce que j'ai dit sur la disposition des valvules sigmoïdes de l'artère pulmonaire et sur les conséquences qui en résultent, s'applique exactement aux valvules semi-lunaires de l'aorte, qui sont disposées de même. Elles ne peuvent ni s'abaisser jusqu'à de-

_____

(1) Quelque fortes que soient les raisons sur lesquelles Bichat se fonde pour nier la contractilité organique sensible des artères, son opinion n'est pas admise par tous les anatomistes. (*Voy*. au tom. II, *Anatomie générale*, les notes de Béclard et de M. Blandin.)

(*Note ajoutée*.)

venir horizontales, ni, en supposant même ce degré
d'abaissement, fermer tout-à-fait l'ouverture de
l'aorte. Je suppose ici leur état parfaitement sain ;
mais j'ajoute que les valvules aortiques, très-souvent ossifiées dans toute leur étendue, comme je
l'ai remarqué plus haut, sont alors constamment
dans l'état de distension le plus grand dont elles
soient susceptibles, et écartées des parois de l'aorte
autant qu'elles peuvent l'être ; qu'il reste cependant
encore entre elles un espace considérable et une
communication libre de l'aorte au ventricule. Or,
ces cas ne peuvent point être regardés comme des
causes nécessaires de trouble pour la circulation,
puisque l'ossification des valvules aortiques se trouve
chez toute sorte de sujets, quelle qu'ait été la cause
subite ou lente de leur mort.

Ainsi les valvules semi-lunaires n'interceptent
point la communication de l'aorte avec le ventricule,
et ont seulement l'usage bien évident de soutenir
en partie la colonne sanguine au moment où l'aorte,
distendue légèrement par l'impulsion du sang, revient sur elle-même en vertu de sa contractilité
de tissu.

On demande si les valvules semi-lunaires bou-
chent les ouvertures des artères cardiaques au moment où le sang entre dans l'aorte. L'inspection
suffit pour prouver que non. Ces ouvertures sont,
en effet, au-dessus des valvules, qui ne pourraient
s'étendre jusqu'à elles que par une excessive distension impossible à supposer. Je reviendrai d'ailleurs ici
au cas d'ossification, dans lequel bien évidemment les
valvules ne vont point jusqu'aux ouvertures cardia-

ques, et sont absolument incapables de s'élargir. Les lois de la circulation seraient donc changées alors, supposition tout-à-fait gratuite; ou bien l'ordre de la circulation serait troublé dans les artères cardiaques, puisqu'elles recevraient le sang plus tôt qu'elles ne doivent le recevoir, ce qui entraînerait nécessairement les plus graves conséquences. Or, comme les valvules semi-lunaires se trouvent ossifiées dans un très-grand nombre de sujets chez qui les phénomènes circulatoires s'exécutaient sans aucune apparence de trouble, nous sommes fondés à conclure que le passage immédiat du sang du ventricule dans les artères cardiaques est conforme à l'ordre naturel.

Ces considérations sur le mécanisme des mouvemens du cœur ont toujours excité le plus vif intérêt de la part des anatomistes. On ne peut entrer sans admiration dans l'étude de ce magnifique organe où toutes les parties sont disposées avec tant d'exactitude pour certaines fins dont il est facile de se rendre compte; où toutes les précautions sont si bien prises pour que des phénomènes très-importans et très-compliqués s'exécutent dans un fort petit espace sans trouble et sans confusion. Lorsqu'on voit une coordination si belle, toute idée de hasard, de cause aveugle, de molécules fortuitement rencontrées, etc., s'éloigne d'un esprit juste et sincère : on s'élève comme involontairement à des idées plus grandes, plus raisonnables; et dans la disposition des *moyens*, on reconnaît l'*action* d'une intelligence souveraine qui *a voulu la fin*.

SYSTÈME ARTÉRIEL.

CONSIDÉRATIONS GÉNÉRALES.

L'AORTE, tronc vasculaire considérable, est l'origine commune de tout le système artériel. Née du cœur, elle se recourbe presque aussitôt sur elle-même pour se porter verticalement sur le corps des vertèbres, qu'elle occupe depuis la partie supérieure du thorax jusqu'à la partie inférieure de l'abdomen. Sa courbure fournit quatre troncs considérables destinés à la tête et aux membres supérieurs. En bas, l'aorte se termine tout entière par deux troncs destinés soit au bassin, soit aux membres inférieurs. Dans son trajet, elle fournit des branches moins volumineuses destinées aux organes des deux cavités qu'elle occupe et aux parois de ces cavités.

Si l'on s'arrête à ce coup d'œil général et superficiel, on ne verra dans le système artériel qu'un ensemble de vaisseaux successivement décroissans, et dont le volume, diminué d'une manière progressive, est toujours et sous tous les rapports moindre dans les branches que dans les troncs, dans les rameaux que dans les branches, etc.

Mais si l'on examine en détail la disposition des vaisseaux artériels relativement les uns aux autres, on reconnaîtra que ce décroissement progressif n'est point une loi constante et sûre; que tantôt deux ou trois branches nées d'un même tronc sont, chacune individuellement, égales au tronc lui-même; qu'ailleurs des rameaux d'un fort petit volume naissent immédiatement d'un tronc considérable; que partout enfin la somme des rameaux donne un calibre supérieur à celui du tronc qui les a fournis, vérité si unanimement reconnue qu'elle est devenue un axiôme anatomique.

Ainsi l'artère hépatique et l'artère splénique sont pour l'ordinaire, chacune en particulier, égales à l'artère cœliaque, leur tige commune; ainsi il y a une disproportion énorme entre le calibre des artères intercostales et celui de l'aorte, d'où elles naissent.

Un autre fait également prouvé par l'inspection se lie au précédent, et peut en être regardé comme la conséquence, c'est que le calibre d'une artère ne diminue point en raison du nombre et de la grosseur des branches qu'elle fournit. Le plus souvent l'artère est aussi volumineuse à l'endroit où elle finit en se divisant, qu'elle l'était à son origine. L'aorte nous en offre l'exemple le plus frappant et le plus sensible: égale en grosseur dans ses portions abdominale et thoracique, elle diffère peu vers les iliaques de ce qu'elle était à sa courbure; quoique, dans ce dernier endroit, elle ait fournit quatre troncs dont la réunion la surpasse beaucoup en volume. Souvent même une artère semble avoir acquis près de sa division un diamètre supérieur à celui qu'elle avait à sa naissance: telle est la carotide primitive, qui près du larynx est ordinairement un peu plus grosse que dans l'endroit où l'aorte la produit.

Si le volume des artères ne décroît point d'une

manière progressive; s'il n'y a point de rapport exact entre la diminution de volume d'une artère et le nombre des branches qu'elle a fournies, ces deux faits nous mènent à conclure que les diverses parties du système artériel doivent être considérées en quelque sorte comme indépendantes les unes des autres; que deux branches naissant d'un tronc commun ne sont point précisément le *tronc divisé, mais deux vaisseaux succédant à un vaisseau plus ou moins considérable avec lequel il se continue;* en un mot, que l'ensemble des artères nous offre, non pas des vaisseaux conoïdes successivement diminués par leurs subdivisions, mais, comme le dit Haller, une suite de cylindres continus, successivement plus petits.

Sous ce point de vue, le système artériel diffère absolument du système nerveux cérébral; car les nerfs principaux sont composés de plusieurs filets réunis qui ne font que s'écarter les uns des autres lorsque le nerf se ramifie, en sorte que le nombre de rameaux distribués dans un organe se trouvait tout entier dans le tronc nerveux d'où cet organe les a reçus. Dans le système nerveux cérébral, on observe constamment un décroissement progressif, une diminution graduelle de volume depuis les troncs jusqu'aux rameaux. Jamais deux branches ne sont égales, chacune en particulier, au tronc d'où elles partent; toujours le tronc est d'autant moins volumineux qu'il a fourni plus de branches, de rameaux et de filets. Aussi le nombre des subdivisions d'un nerf est beaucoup moindre que celui des subdivisions d'une artère; et tandis qu'un seul tronc, l'aorte, donne tous les vaisseaux artériels qui se distribuent aux organes des deux vies, plus de quatre-vingts nerfs primitifs donnent à la seule vie extérieure les rameaux qui lui sont nécessaires.

D'après cette comparaison entre les systèmes artériel et nerveux développée par Bichat dans ses Cours d'anatomie, on conçoit qu'il est impossible de suivre dans la description des artères l'ordre méthodique de nomenclature que lui-même a suivi en décrivant les nerfs dans l'ouvrage que nous continuons. Les dénominations de *nerf, tronc, branche, rameau, ramuscule, filets, filamens* lui suffisaient et s'appliquaient facilement à un seul nerf, les divisions n'étant jamais très-multipliées et offrant toujours à peu près les mêmes images. Au contraire, les mots *artère, tronc, branche, rameau, ramuscule*, etc., ne nous suffiraient pas, et donneraient souvent des images fausses, si nous voulions les appliquer avec un ordre rigoureux. Ainsi, le mot *artère* étant employé pour l'aorte, celui de *tronc* pour la carotide primitive, il faudrait nommer *branches* les carotides interne et externe, et il ne resterait plus que ceux de *rameaux* et *ramuscules* pour les vaisseaux considérables qui se distribuent, soit à la face, soit au cerveau, ce qui formerait un véritable contre-sens avec l'inspection anatomique, et ne nous laisserait aucune expression pour désigner les vaisseaux ténus qui s'introduisent immédiatement dans les organes.

Nous avons donc suivi une autre marche, et renonçant à observer ici un ordre précis de nomenclature, nous nous sommes rapprochés de l'usage

ordinaire en donnant indifféremment le nom d'artère à tous les vaisseaux qui, partis de l'aorte ou de
ses principales divisions, ne se distribuent pas immédiatement sur les organes. Le mot *branche* a servi
à désigner les divisions principales d'une *artère* ; le
mot *rameau* les divisions d'une branche, etc. Ainsi
nous avons dit : *artère* innominée, *artère* carotide
primitive, *artère* carotide externe, *artère* temporale, *branche* faciale transverse, *rameaux* de cette
branche, etc.

· Presque toujours nous avons désigné les artères
en particulier par les dénominations anciennes que
l'usage a consacrées, et auxquelles on est tellement
accoutumé, qu'elles ne peuvent donner lieu à aucune équivoque, lors même que leur signification
naturelle ne se trouverait pas d'accord avec l'application qu'on en a faite. Quelquefois cependant nous
nous sommes permis de changer certains mots lorsque la clarté de la description nous a paru le deman-
der. Ainsi nous avons dit : artère *gastrique supérieure* au lieu de *coronaire stomachique*, artère
scapulaire postérieure au lieu de *cervicale transverse
superficielle*, etc.

Nous avons considéré chaque artère, depuis son
origine jusqu'à sa terminaison, dans son volume, sa
direction, ses rapports, pour revenir ensuite sur les
branches qu'elle donne. Cette méthode, qui était
celle de Bichat, nous paraît la plus favorable à l'é-
tude, en ce qu'elle fixe d'abord l'attention tout entière sur le vaisseau principal, avant de la porter sur
les vaisseaux secondaires qui en partent.

DE L'AORTE.

L'aorte n'est point une production et un prolongement de la substance propre du ventricule gauche : la différence de son tissu d'avec le tissu musculaire de ce ventricule l'indique assez au premier coup d'œil. Si l'on examine de plus près, par le secours de la dissection, l'endroit où ces deux organes se réunissent et la disposition de l'aorte à son origine, on voit que la membrane interne du ventricule est la seule partie commune à l'une et à l'autre ; elle seule se continue immédiatement et sans interruption du ventricule dans l'aorte, en formant à l'entrée de celle-ci les trois replis que l'on nomme *valvules semi-lunaires.*

Mais le tissu propre de l'aorte commence tout à coup au niveau de l'ouverture du ventricule et au défaut des fibres charnues. Le contour de l'aorte offre ici trois portions arrondies réunies ensemble à angles aigus, et représentant assez bien l'aspect d'un feston. Le bord de ces portions correspond en dedans aux valvules semi-lunaires ; en dehors les fibres charnues du ventricule s'implantent sur lui. L'intervalle anguleux qui sépare deux de ces portions est occupé par la seule membrane interne appliquée sur les fibres charnues du cœur, et facile à en détacher.

Née de cette manière, l'aorte se dégage du ventricule. Cachée près de son origine par l'artère pulmonaire placée au-devant d'elle, elle se dirige aussitôt obliquement à droite ; et, après un trajet de quelques lignes, se dégage de dessous cette artère. Elle remonte ensuite au-devant de la colonne vertébrale, en formant une courbure assez prononcée, dont la convexité est à droite et en devant, la concavité à gauche et en arrière. Cette courbure s'étend jusqu'au niveau de la troisième ou quatrième vertèbre dorsale.

Dans ce premier trajet, l'aorte est renfermée en grande partie dans le péricarde, et ne paraît s'en dégager tout-à-fait qu'à l'endroit où la courbure finit. Embrassée immédiatement à gauche et en arrière par l'artère pulmonaire et par sa division droite, elle répond à droite à la veine cave supérieure, et plus médiatement au poumon droit; en devant, elle est séparée du sternum par la largeur du médiastin.

A la fin de sa première courbure, l'aorte se trouve placée sur le milieu de la colonne vertébrale, et immédiatement appliquée sur la trachée-artère un peu au-dessus des bronches; elle continue à se recourber en se dirigeant à gauche jusqu'au-dessus du tronc gauche de l'artère pulmonaire. Cette seconde courbure, dans laquelle l'aorte paraît transversale, a été nommée *crosse de l'aorte* : c'est elle seule que nous désignerons dans la suite sous le nom de *courbure aortique*, la première n'offrant désormais aucune considération particulière.

Parvenue au-dessus du tronc gauche de l'artère pulmonaire, l'aorte s'enfonce entre la plèvre et la partie latérale de la colonne vertébrale, change tout-à-fait de direction et devient verticale. C'est dans ce sens qu'elle parcourt de haut en bas toute la

longueur du thorax, renfermée dans l'écartement
postérieur des deux plèvres jusqu'au diaphragme.
Placée sur le corps des vertèbres, elle n'occupe cependant point la ligne médiane et se trouve déviée
sensiblement à gauche, l'œsophage, qui la côtoie,
se trouvant un peu dévié à droite, en sorte que la
ligne médiane répond à la rainure qui sépare ces
deux conduits.

L'aorte appliquée en arrière sur la colonne vertébrale, côtoyée à droite par l'œsophage, par le canal thoracique et par la veine azygos, répond en
devant d'abord à la division des bronches, puis à la
réunion postérieure des plèvres et médiatement à la
partie postérieure du péricarde; à gauche elle est
immédiatement enveloppée par la plèvre de ce côté.

Parvenue au diaphragme, l'aorte, séparée de l'œ-
sophage, qui la quitte pour passer au-devant d'elle
par l'ouverture qui lui est propre, s'engage avec le
canal thoracique entre les deux appendices diaphragmatiques qui la recouvrent quelque temps, et s'introduit dans l'abdomen par l'écartement qu'elles
laissent ensuite entre elles. Dans ce petit trajet,
l'aorte se rapproche un peu de la ligne médiane,
sans cependant s'y placer tout-à-fait. Engagée dans
l'abdomen, elle descend verticalement sur le corps
des vertèbres lombaires jusqu'à la quatrième ou
cinquième, où elle finit en se divisant. Dans cette
dernière partie de son trajet, elle est appliquée en
arrière sur les vertèbres, et répond à droite à la veine
cave inférieure; à gauche et en devant le péritoine
la recouvre; l'estomac et l'intestin grêle reposent
sur elle.

Pour examiner avec ordre les nombreuses artères que fournit l'aorte, il faut les distinguer en cinq classes :

1°. Celles que donne l'aorte à son origine.

2°. Celles qui naissent de sa courbure.

3°. Celles qui naissent de sa portion thoracique.

4°. Celles que donne sa portion abdominale.

5°. Celles qui la terminent inférieurement.

I. DES ARTÈRES QUE DONNE L'AORTE A SON ORIGINE.

Ces artères, peu considérables, destinées uniquement au cœur, et nommées par cette raison *cardiaques*, sont au nombre de deux : on peut les distinguer en antérieure et postérieure, moins d'après leurs points d'origine que d'après leur distribution.

Toutes deux naissent de l'aorte immédiatement au-dessus du bord libre des valvules semi-lunaires; et leur ouverture, comme nous l'avons vu, correspond au fond de deux des petits sinus de cette artère.

Elles diffèrent beaucoup en volume et en longueur; l'antérieure est la plus petite.

1°. *Artère cardiaque antérieure.*

Elle naît de l'aorte au côté gauche de l'artère pulmonaire, un demi-pouce à peu près au-dessus du ventricule gauche, se dirige aussitôt obliquement en bas en formant une légère courbe jusqu'au commencement du sillon de la face convexe du cœur. Dans ce petit trajet, elle est recouverte et cachée en entier par l'appendice de l'oreillette gauche; puis elle s'engage dans le sillon dont nous venons de parler, le parcourt dans toute son étendue en se subdivisant, et se termine vers le sommet du cœur, en s'anastomosant avec la cardiaque postérieure.

Près de son origine, la cardiaque antérieure ne donne aucune branche : parvenue au niveau de la base du ventricule, elle en fournit deux, une droite et l'autre gauche : la droite ; assez petite, remonte sur l'aorte et sur la pulmonaire, auxquelles elle se distribue près de leur origine. La gauche, plus considérable, se porte entre l'oreillette gauche et la base du ventricule correspondant, qu'elle contourne pour se répandre enfin par plusieurs rameaux sur le bord vertical et obtus du cœur, et s'anastomoser avec une des branches de la cardiaque postérieure. Les rameaux de cette branche se distribuent en haut à l'oreillette, en bas au ventricule gauche. Souvent la cardiaque donne une troisième branche qui se plonge verticalement dans la cloison des ventricules et s'y distribue en entier.

Dès que la cardiaque antérieure est parvenue dans le sillon antérieur des ventricules, elle fournit un grand nombre de branches que l'on peut distinguer en latérales et postérieures.

Les latérales se jettent plus ou moins obliquement sur la surface extérieure de l'un et de l'autre ventricules, en se subdivisant pour se plonger entre les fibres musculeuses par une multitude de rameaux ;

les plus volumineuses sont celles qui vont au ventricule gauche. Souvent, parmi celles-ci, on en trouve une qui, par sa grosseur et sa longueur, égale presque l'artère elle-même : ramifiée sur le ventricule, elle s'anastomose près du bord obtus et du sommet du cœur avec une branche considérable de la cardiaque postérieure.

Les postérieures, en nombre incertain et peu volumineuses, pénètrent horizontalement en arrière la cloison des ventricules, s'y ramifient et s'y perdent.

2°. *Artère cardiaque postérieure.*

Celle-ci, beaucoup plus considérable que la précédente, naît de l'aorte immédiatement après sa sortie du cœur, au côté droit de l'artère pulmonaire et au niveau de la base du ventricule droit. Cachée, à son origine, dans l'enfoncement graisseux qui se trouve entre le ventricule, l'oreillette droite, l'aorte et l'artère pulmonaire, elle se porte aussitôt transversalement à droite en formant plusieurs flexuosités, et contourne la base du ventricule droit, placée entre lui et l'oreillette. Parvenue sur le bord mince du cœur, elle se recourbe pour gagner la partie postérieure en suivant la même direction et les mêmes rapports jusqu'au sillon vertical de la face plane. Là, elle se divise en deux branches très-considérables, dont la plus grosse descend dans ce sillon jusqu'à la pointe du cœur, où elle finit ; tandis que l'autre continue à se porter transversalement entre l'oreillette et le ventricule gauches jusqu'auprès du bord obtus du cœur, sur lequel elle descend enfin pour se terminer aussi près du sommet, en se rapprochant de la face convexe. L'une et l'autre s'anastomosent, en finissant, avec la cardiaque antérieure.

Depuis son origine jusqu'au sillon postérieur du cœur, la cardiaque donne des branches supérieures et inférieures. Les premières, fort petites, remontent sur l'aorte et sur l'oreillette droite, auxquelles elles se distribuent. Les inférieures, plus volumineuses, descendent et se ramifient sur la partie antérieure du ventricule droit. La plus considérable se trouve auprès du bord mince du cœur, et se divise en deux rameaux qui s'étendent presque jusqu'au sommet de cet organe.

La branche logée dans le sillon postérieur donne des rameaux latéraux et antérieurs. Les latéraux, en nombre incertain, se répandent sur toute la face plane, et s'étendent jusqu'aux deux bords. Les antérieurs, au nombre de deux ou trois assez gros, se plongent horizontalement dans la cloison des ventricules, où ils se réunissent avec ceux de la cardiaque antérieure.

La branche transversale de la cardiaque postérieure donne de petits rameaux supérieurs qui se répandent sur l'oreillette gauche, et des rameaux inférieurs beaucoup plus volumineux qui descendent plus ou moins obliquement sur la partie postérieure du ventricule gauche, et ne tardent pas à s'enfoncer dans l'épaisseur de ses parois.

Enfin, en descendant sur le bord obtus du cœur, la même branche donne des rameaux latéraux qui se jettent sur les deux faces du cœur, et se réunissent soit à ceux de la cardiaque antérieure, soit à ceux fournis par la branche descendante de la cardiaque postérieure.

Disposition générale des Artères cardiaques.

On voit, 1° que les vaisseaux artériels les plus volumineux et les plus multipliés appartiennent à la face plane du cœur, et spécialement au ventricule gauche ; 2° que les troncs artériels principaux répondent, soit à la cloison commune des ventricules, soit à la base du cœur, et que les branches ou rameaux secondaires sont les seuls qui se répandent immédiatement sur la paroi propre de chaque cavité ; 3° que les branches les plus considérables vont au ventricule ; tandis que les oreillettes ne reçoivent que des branches fort petites et des rameaux ténus ; 4° enfin que le cœur, enveloppé à l'extérieur par les divisions artérielles les plus apparentes, ne reçoit presque partout, dans l'épaisseur de ses fibres, que des ramifications très-fines.

II. DES ARTÈRES QUE L'AORTE FOURNIT PAR SA COURBURE.

La courbure de l'aorte donne naissance par sa convexité à trois artères considérables. L'une, droite, est l'innominée, divisée bientôt en carotide et sous-clavière droites ; les deux autres sont les carotide et sous-clavière gauches.

L'innominée est la plus antérieure et se présente la première. Née de l'aorte au-devant de la trachée-artère, elle se dirige obliquement en haut et à droite, remonte quelque temps sur le côté de la trachée, et se divise après un trajet d'environ un pouce. Recouverte par la veine sous-clavière gauche, par le sternum et les muscles sterno-hyoïdiens, elle répond en arrière soit à la trachée, soit au muscle long du cou, qui la sépare de la colonne vertébrale.

La carotide gauche est à peu près au même niveau que l'innominée, un peu plus reculée cependant. Née à angles droits de l'aorte, elle se trouve dès son origine sur le côté de la trachée, le long de laquelle elle remonte verticalement.

Enfin la sous-clavière gauche est la plus reculée des trois, et naît de l'aorte immédiatement avant que celle-ci ne s'engage entre les deux plèvres.

Ainsi, 1° l'origine de ces trois artères se fait sur un plan un peu oblique de devant en arrière et de droite à gauche; 2° l'innominée et la carotide gauche sont les plus antérieures, et comprennent entre elles la trachée, sur laquelle l'innominée appuie en partie; 3° les carotide et sous-clavière droites sont plus courtes que les carotide et sous-clavière gauches, et cette différence se mesure par la longueur de l'innominée.

La disposition de ces artères est très-peu sujette à varier. Quelquefois on a vu la vertébrale gauche naître immédiatement de l'aorte et former un quatrième tronc primitif. Plus souvent on trouve une petite artère née de l'aorte entre l'innominée et la carotide gauche, et remontant verticalement sur la trachée pour aller se rendre à la glande thyroïde. Enfin, dans quelques cas rares, on a vu la sous-clavière droite naître isolément de l'aorte vers la fin de sa courbure, et se porter transversalement entre l'œsophage et la colonne vertébrale pour gagner la première côte.

ARTICLE PREMIER.

ARTÈRES CAROTIDES PRIMITIVES.

Nous avons indiqué leurs différences d'origine et de longueur : ce sont les seules qui méritent d'être remarquées. Leur volume est absolument le même.

Toutes deux, après leur origine, remontent un peu obliquement en dehors sur les parties latérales du cou, en côtoyant la trachée et en s'écartant toujours plus l'une de l'autre, pour se terminer au niveau de la partie supérieure du larynx en se divisant en carotides externe et interne.

En devant, la carotide gauche, plus longue que la droite, est recouverte à son origine par la veine sous-clavière gauche, le thymus et la clavicule.

L'une et l'autre correspondent ensuite dans toute leur étendue à l'intervalle des muscles sterno-mastoïdien, sterno-hyoïdien et thyro-hyoïdien, et à l'omoplat-hyoïdien qui les sépare du peaucier, auquel elles sont presque immédiatement subjacentes en haut.

En arrière, chaque carotide répond à la colonne vertébrale, dont elle est séparée par les muscles grand droit antérieur de la tête et long du cou; en bas par l'artère thyroïdienne inférieure.

En dedans, les carotides répondent à la trachée-artère, au larynx et à la glande thyroïde, qui souvent, surtout chez la femme, se prolonge un peu au-devant d'elles. La carotide gauche correspond de plus en partie à l'œsophage légèrement dévié de ce côté.

En dehors, chaque carotide est côtoyée par la veine jugulaire interne, qui souvent la recouvre presque en entier, par le nerf vague et par le rameau inférieur du ganglion cervical supérieur placés derrière cette veine. Beaucoup de glandes lymphatiques répandues sur le trajet du sterno-mastoïdien, de la veine jugulaire et des nerfs, environnent aussi cette artère.

Les carotides externe et interne, divisions de la carotide primitive, naissent d'elle près du bord supérieur du cartilage thyroïde. L'externe appartient presque entièrement à la face et à l'extérieur du crâne; l'interne appartient au cerveau et à l'œil. Leur volume est ordinairement en rapport avec celui de ces parties. Dans l'enfance, où le crâne prédomine sur la face, la carotide interne est la plus considérable. Chez l'adulte, où le crâne et la face ont une étendue proportionnellement égale, les deux carotides ont aussi à peu près le même calibre.

Rapprochées à leur origine, elles remontent parallèlement l'une à l'autre jusque sous le muscle digastrique, recouvertes dans ce court trajet soit par le sterno-mastoïdien, soit par la partie inférieure de la glande parotide et par plusieurs glandes lymphatiques. La carotide interne est ici plus saillante et plus superficielle que l'externe.

Au-dessous du digastrique ces deux artères changent de direction. L'interne s'enfonce un peu en arrière et en dedans pour se comporter comme nous le dirons dans la suite.

Quant à l'externe, elle se recourbe au-dessous du digastrique, en se rapprochant de l'angle de la mâchoire et devenant plus superficielle; puis elle remonte verticalement entre la branche de la mâchoire et le pavillon de l'oreille, cachée entièrement par la glande parotide. Parvenue auprès du col du condyle, elle se divise en deux artères nommées *temporale* et *maxillaire interne.*

§ Ier. *Artère carotide externe.*

Cette artère, disposée comme nous venons de le dire, fournit un grand nombre de branches. Les plus petites, dont le nombre est indéterminé, se répandent à toutes les parties voisines, spécialement aux muscles sterno-mastoïdien, digastrique, peaucier, à la glande parotide et à la peau.

Les principales, et les seules qui soient constantes dans leur disposition générale, peuvent se distinguer en antérieures, postérieures et internes.

Les antérieures sont les artères *thyroïdienne supérieure, faciale* et *linguale.*

Les postérieures sont les artères *occipitale* et *auriculaire;* l'interne est la *pharyngienne inférieure.*

A. *Branches antérieures.*

1°. *Artère thyroïdienne supérieure.*

Elle naît de la carotide externe un peu au-dessus de son origine, quelquefois au niveau même de cette origine, se porte en dedans et en avant sur le côté du larynx, et se recourbe presque aussitôt pour se diriger perpendiculairement en bas vers le sommet de la portion latérale de la glande thyroïde. Recouverte dans ce trajet par les muscles peaucier, omo-plat-hyoïdien, et sterno-thyroïdien, elle donne de sa convexité un rameau laryngé et un rameau crico-thyroïdien.

Le rameau laryngé naît au niveau de l'espace hyo-thyroïdien et se porte sur la membrane qui remplit cet espace. Il donne quelques ramuscules qui suivent transversalement cette membrane, s'anastomosent avec ceux du laryngé opposé et se distribuent aux muscles implantés à l'os hyoïde. Puis il traverse la membrane pour se porter au larynx, descend dans l'espace qui sépare le cartilage thyroïde du larynx proprement dit, et se divise en deux rameaux secondaires. L'un se jette perpendiculairement dans le muscle crico-aryténoïdien latéral, auquel il se distribue ainsi qu'au crico-thyroïdien; l'autre contourne la base du cartilage aryténoïde pour aller gagner le muscle crico-aryténoïdien postérieur dans lequel il se perd. L'un et l'autre se réunissent à ceux du laryngé opposé. Les ramuscules qu'ils fournissent se répandent en tout sens sur la membrane muqueuse, qu'ils suivent soit dans le larynx, soit sur l'épiglotte.

Le rameau crico-thyroïdien, moins gros que le précédent, naît tantôt de la thyroïdienne, tantôt d'une de ses divisions. Il descend obliquement en dedans sur le cartilage thyroïde, en donnant des ramuscules au muscle thyro-hyoïdien; et parvenu sur la membrane crico-thyroïdenne, il s'anastomose transversalement avec le rameau semblable du côté opposé.

Parvenue au sommet de la glande, l'artère se divise ordinairement en trois branches principales. L'une s'enfonce entre la glande et les parois du larynx, descend en serpentant, et finit par un grand nombre de rameaux répandus dans la' substance glanduleuse. L'autre, plus volumineuse, côtoie le bord externe de la glande jusqu'à sa partie inférieure. Ce sont surtout ces deux dernières qui s'anastomosent avec la thyroïdienne inférieure fournie par la sous-clavière. La troisième suit le bord interne de la glande, et parvenue au-devant du cartilage cricoïde, s'anastomose par arcade renversée avec la branche semblable de la thyroïdienne supérieure opposée.

Les rameaux de ces trois branches se prolongent dans la substance glanduleuse, s'y subdivisent et s'y perdent en se réunissant à ceux des thyroïdiennes inférieures fournies par la sous-clavière.

2°. *Artère faciale.*

Je place sa description, contre l'usage ordinaire, avant celle de la linguale, parce qu'elle est plus su-

perficielle et que toujours on l'étudie la première,
vu la nécessité de scier la mâchoire inférieure pour
voir exactement la linguale.

L'artère faciale naît de la carotide externe au-
dessous du muscle digastrique, isolée pour l'ordinaire, réunie quelquefois dans son origine avec la
linguale. Dirigée presque transversalement en avant
et en dehors, elle gagne la base de la mâchoire près
de son angle, recouverte dans ce trajet par le nerf
hypoglosse, par les muscles digastrique et stylo-
hyoïdien, et par la glande sous-maxillaire. Puis elle
se recourbe sur le bord de l'os maxillaire, entre les
muscles masseter et triangulaire, change de direction, remonte très-obliquement vers la commissure
des lèvres, en formant un grand nombre de flexuosités, et après s'être rapprochée plus ou moins du
bord libre de la lèvre supérieure, en s'engageant
sous la réunion des muscles canin et triangulaire,
quelquefois en passant sur eux, continue à remonter jusque sur les côtés du nez, où elle se termine,
soit en s'anastomosant avec le rameau nasal de l'artère ophthalmique, soit en se réunissant plus profondément avec la sous-orbitaire, soit en répandant
ses rameaux sur le nez. Dans cette seconde partie
de son trajet, l'artère faciale, presque partout sous-
cutanée, mais éloignée de la peau par plus ou moins
de graisse, correspond d'abord à l'os maxillaire inférieur, sur lequel elle peut être facilement sentie et
comprimée par le doigt, puis au muscle buccinateur, dont un amas graisseux considérable l'éloigne,
puis au labial, puis enfin aux deux élévateurs de la
lèvre supérieure.

Les branches de l'artère faciale peuvent se distinguer en celles qui naissent de sa portion sous-maxillaire et celles qui viennent de sa portion faciale proprement dite.

a. *Branches de la portion sous-maxillaire*. Ce sont la palatine inférieure et la sous-mentale.

La palatine inférieure est la plus petite. Née de la faciale peu après son origine, quelquefois de la carotide elle-même, elle remonte aussitôt entre le stylo-pharyngien et le stylo-glosse, sur la partie latérale du pharynx correspondant à l'intervalle des piliers du voile du palais. Elle se divise aussitôt en un grand nombre de rameaux, dont le plus grand nombre se distribue, soit au pharynx, soit surtout à la glande amygdale. Les autres remontent dans l'épaisseur du voile du palais, se répandent dans ses muscles et à sa membrane, en s'anastomosant avec ceux de la palatine supérieure fournie par la maxillaire interne.

La sous-mentale naît de la faciale près du bord maxillaire. Son volume varie. Elle côtoie l'os maxillaire au niveau de l'attache du mylo-hyoïdien, recouverte en bas par le peaucier et par la portion antérieure du digastrique. Ses rameaux nombreux se distribuent à ces muscles, et principalement au mylo-hyoïdien qu'ils traversent pour aller s'anastomoser avec ceux de la sublinguale, qui n'est quelquefois elle-même qu'une division de la sous-mentale. Celle-ci se divise enfin en deux rameaux, dont l'un passe au-dessus de l'attache antérieure du digastrique et s'unit à la sous-mentale opposée, tandis que l'autre remonte sur le menton à côté du même muscle, pour s'anastomoser avec des rameaux de la branche dentaire inférieure sortis par le trou mentonnier.

Outre ces deux branches, la labiale en fournit un grand nombre à la glande sous-maxillaire. Toutes sont petites et fort irrégulières dans leur distribution.

b. *Branches de la portion faciale.* Elles se distinguent naturellement en externes et internes.

Les externes sont très-nombreuses, mais très-petites et peu constantes. Les unes naissent au niveau de l'os maxillaire, et se jettent dans le muscle masseter, ou remontent le long de son bord antérieur, pour aller se plonger dans le buccinateur. Les autres, nées vers le milieu de la joue, se plongent immédiatement dans le buccinateur, ou s'anastomosent avec la branche faciale transverse de l'artère temporale, en donnant aux grand et petit zygomatiques. Le plus grand nombre de ces branches est destiné à la peau et va s'y perdre.

Les branches internes sont plus volumineuses et plus constantes. Ce sont les deux labiales et les dorsales du nez.

La labiale inférieure naît de la faciale à une distance assez grande de la commissure, passe sous le muscle triangulaire, et s'avance en serpentant vers le bord libre de la lèvre inférieure, sur lequel elle s'anastomose bientôt avec la labiale opposée. Ses rameaux nombreux se répandent, les uns sur la membrane de la bouche, les autres sur les muscles triangulaire, quarré et releveur du menton, en formant un réseau qui reçoit les rameaux ana-

stomotiques des sous-mentales et dentaires inférieures.

La labiale supérieure naît au-dessus de la commissure, au niveau du bord libre de la lèvre supérieur. Elle se porte transversalement sur ce bord
libre jusque vers son milieu. Là elle communique
par un rameau avec la labiale opposée, et se recourbe aussitôt pour remonter verticalement vers
la cloison du nez, sur laquelle elle se termine.

Les rameaux des deux labiales supérieures forment un réseau très-compliqué distribué aux muscles labial et abaisseur du nez, ainsi qu'à la membrane interne de la bouche. On en voit plusieurs
remonter au-dessous de cette membrane pour se
porter aux gencives, sur lesquelles ils s'anastomosent avec les rameaux de la branche alvéolaire fournie par la maxillaire interne.

Les dorsales du nez varient beaucoup pour le
nombre et pour la disposition. Lorsque le tronc
même de l'artère faciale s'anastomose avec la branche nasale de l'ophthalmique, les dorsales naissent
assez également dans toute la longueur de cette réunion vasculaire, et se portent transversalement sur
l'aile du nez pour se réunir à celle du côté opposé.
Lorsque, au contraire, la faciale communique seulement par un rameau avec l'ophthalmique et se
termine par les dorsales, celles-ci sont ramassées et
agglomérées sur le fibro-cartilage des ouvertures nasales, auquel elles donnent un grand nombre de rameaux, tandis que le reste du nez en reçoit beaucoup
moins.

Dans tous les cas, ces branches se distribuent non-

seulement aux muscles propres du nez, à ses cartilages et à ses tégumens, mais encore à sa membrane
interne, à laquelle elles se rendent, soit en traversant les parties extérieures, soit en se réfléchissant
sur le rebord de l'ouverture.

3₀. *Artère linguale.*

Elle naît de la carotide entre les deux précédentes et un peu plus profondément, cachée dans cette
origine par le digastrique. Dirigée presque horizontalement en avant et en dedans, elle s'engage bientôt entre l'hyoglosse près de son insertion à l'os
hyoïde et le constricteur moyen du pharynx. Près
du bord antérieur de l'hyoglosse elle se recourbe en
haut, et remonte entre le génioglosse et la glande
sublinguale jusqu'à la partie inférieure de la glande
près de sa base. Là elle change encore de direction,
devient horizontale, prend le nom de *ranine*, et s'a-
vance entre le génioglosse et le lingual jusqu'à la
pointe de la langue, où elle finit en s'anastomosant
par arcade sur le bord des génioglosses avec la ranine opposé. Le nerf lingual l'accompagne dans
cette dernière partie de son trajet.

Ainsi l'artère linguale offre trois directions différentes : horizontale en dedans sous l'hyoglosse,
verticale sur le génioglosse, horizontale en avant
sous la langue. C'est dans ces trois portions qu'il
faut la considérer pour se former une idée exacte
des branches qu'elle donne.

Sous l'hyoglosse la linguale donne plusieurs rameaux, soit à ce muscle, soit au constricteur moyen

du pharynx. Quelques-uns traversent l'hyoglosse pour aller se répandre au digastrique, au thyro-hyoïdien, etc. Mais les principales branches sont les *dorsales de la langue.* On n'en compte ordinairement qu'une, quoique presque toujours il s'en trouve plusieurs. Elles remontent sur le génioglosse, gagnent la base de la langue, dans laquelle elles pénètrent, et s'y distribuent en répandant leurs rameaux sur le stylo-glosse et jusque sur l'épiglotte.

Sur le génioglosse la linguale, outre les rameaux nombreux qu'elle fournit à ce muscle, donne une branche considérable nommée *sublinguale.* Dirigée horizontalement en avant au-dessus du mylo-hyoïdien et de la glande sublinguale, cette artère fournit un grand nombre de rameaux, soit à ces parties, soit à la membrane interne de la bouche. Elle communique avec la sous-mentale par des rameaux qui traversent le mylo-hyoïdien, et finit en s'anastomosant au-devant des deux génioglosses avec la sublinguale opposée.

Quelquefois la sublinguale vient de la portion sous-maxillaire de l'artère faciale. Elle passe alors entre l'hyoglosse et le bord postérieur libre du mylo-hyoïdien, pour se comporter ensuite comme nous venons de le dire. Souvent, dans ce dernier cas, c'est elle qui, avant de s'engager ainsi, fournit la sous-mentale.

Sous la langue l'artère, devenue *ranine,* donne latéralement dans toute son étendue un grand nombre de rameaux volumineux dont les uns se perdent en dehors dans le muscle lingual; les autres en dedans se plongent dans les génioglosses et s'anastomosent avec les semblables de la ranine opposée.

L'anastomose des deux ranines répond au repli formé par la membrane muqueuse de la bouche, et connu sous le nom de *frein de la langue* ou *filet*. Elle pourrait donc être intéressée dans la section de ce repli, pratiquée quelquefois chez les enfans nouveau-nés; et il en résulterait une hémorrhagie peu importante par elle-même si on a égard au calibre du vaisseau, mais fort dangereuse à cause des mouvemens de succion que la présence du sang détermine alors et qui perpétuent l'écoulement. Mais comme cette arcade artérielle est fort rapprochée des muscles, on évite facilement sa lésion en éloignant un peu l'instrument de la surface inférieure de la langue, comme tous les auteurs le recommandent aujourd'hui.

B. *Branches postérieures.*

1°. *Artère occipitale.*

Elle naît de la carotide externe au niveau et au côté opposé de la linguale, remonte aussitôt obliquement en arrière en côtoyant le digastrique, au-dessous du sterno-mastoïdien, passe ensuite transversalement entre l'apophyse transverse de l'atlas et l'apophyse mastoïde, puis se porte dans la même direction sur l'occipital, recouverte en dehors par le muscle splénius. Sortie de dessous ce muscle, elle devient sous-cutanée dans tout le reste de son trajet sur l'occipital et jusqu'à sa terminaison.

Cette artère égale à peu près la linguale en volume; souvent cependant elle lui est un peu inférieure.

Considérée depuis son origine jusqu'à sa sortie de dessous le splénius, l'occipitale fournit des branches supérieures et inférieures.

Les supérieures se distribuent au muscle digastrique et au sterno-mastoïdien près de son attache à l'apophyse. Quelquefois parmi ces branches on trouve l'artère auriculaire postérieure ordinairement fournie par la carotide elle-même. Mais la plus remarquable et la plus constante est la *mastoïdienne postérieure* née de l'occipitale au-dessous du splénius. Elle remonte flexueuse sur l'occipital, s'introduit dans le crâne par le trou mastoïdien postérieur et va se distribuer à la dure-mère.

Les branches inférieures descendent sur les sterno-mastoïdien et splénius, s'y distribuent et s'y perdent ainsi qu'aux inter-transversaires : aucune ne mérite une description particulière.

Devenue sous-cutanée, l'occipitale donne plusieurs branches inférieures, qui descendent dans l'épaisseur des muscles postérieurs du cou et s'y perdent. Quelquefois on en trouve une volumineuse qui descend dans l'épaisseur des muscles du dos jusqu'à la partie inférieure de l'épine. L'occipitale se recourbe ensuite, remonte sur l'os en suivant à peu près la direction de la suture lambdoïde, et se divise en un grand nombre de branches et de rameaux, qui, répandus entre la peau et l'aponévrose, vont s'anastomoser soit avec l'occipitale opposée, soit avec les rameaux postérieurs de la temporale. Tous finissent par se perdre à la peau et au muscle occipital.

2°. *Artère auriculaire.*

C'est la plus petite des branches fournies par la carotide externe. Elle en naît dans l'épaisseur de la glande parotide au-dessus du muscle digastrique, remonte aussitôt, couverte par la même glande, jusqu'à la partie inférieure du pavillon de l'oreille, et là se divise en deux branches, dont l'une remonte entre la peau et le cartilage, pour se distribuer à toute la surface convexe de la conque; tandis que l'autre se porte au-dessus de l'apophyse mastoïde sur les parties latérales de la tête, et se distribue soit aux muscles auriculaire postérieur et occipital, soit à la peau.

Dans son trajet, l'artère auriculaire fournit plusieurs rameaux à la glande parotide, au stylo-hyoïdien et au digastrique.

Mais la branche la plus remarquable qu'elle donne, c'est la *stylo-mastoïdienne.* Celle-ci, peu après son origine, donne au conduit auditif quelques rameaux dont un pénètre jusqu'à la membrane du tympan, à laquelle il se distribue; puis elle s'engage par le trou dont elle porte le nom dans l'aqueduc de Fallope, le parcourt, et donne des rameaux qui pénètrent dans la caisse du tympan pour se distribuer à ses diverses parties. Cette branche s'anastomose enfin avec un rameau de la méningée introduit dans le même aqueduc par l'hiatus de la face supérieure du rocher.

C. *Branche interne.*

Artère pharyngienne inférieure.

Cette artère, la plus petite de toutes celles que fournit la carotide externe, est aussi la plus profondément cachée, et on ne la découvre qu'en faisant la coupe usitée pour étudier le pharynx (1).

Elle naît entre l'origine des artères faciale et linguale, remonte verticalement sur la partie latérale du pharynx, et se trouve dans la direction primitive de la carotide externe qui la produit. En dehors et en arrière, elle avoisine la carotide interne; en devant, elle correspond d'abord au muscle stylo-pharyngien, puis au constricteur supérieur.

Dès son origine, la pharyngienne donne des rameaux internes qui descendent obliquement sur la partie postérieure du pharynx et se distribuent aux constricteurs.

Après un court trajet, elle se divise en deux branches à peu près égales, l'une pharyngienne, l'autre méningée.

Branche pharyngienne. Elle se porte transversalement sur le constricteur supérieur, se divise aussitôt en deux ou trois branches secondaires, dont l'une remonte dans l'épaisseur du muscle, auquel elle donne en tous sens de nombreux rameaux; les autres se portent obliquement en bas, et se distribuent principalement aux constricteurs moyen et inférieur.

---

(1) *Voyez* tome III, pag. 418.

Les rameaux de celles-ci s'anastomosent dans ces muscles avec les rameaux pharyngiens de la thyroïdienne supérieure et de la linguale.

Branche méningée. Elle est un peu plus volumineuse, remonte dans le sens de l'artère, entre la carotide interne, la veine jugulaire interne et le nerf vague, s'introduit dans le crâne par le trou déchiré postérieur, et se distribue à la portion de dure-mère qui tapisse les fosses occipitales inférieures.

Dans son trajet avant d'entrer dans le crâne, cette branche fournit d'assez nombreux rameaux au nerf vague, au ganglion cervical supérieur, au conduit d'Eustache, en arrière aux muscles grand et petit droits antérieurs de la tête et long du cou. Elle donne aussi quelques rameaux supérieurs qui pénètrent isolément dans le crâne pour se rendre à la dure-mère : un d'eux, plus remarquable, s'introduit en traversant la substance cartilagineuse du trou déchiré antérieur. Quelquefois le trou condyloïdien antérieur de l'occipital en transmet un second.

D. *Branches qui terminent la carotide externe.*

1°. *Artère temporale.*

Elle commence auprès du col du condyle, endroit où se fait la division de la carotide. Inférieure en volume à la maxillaire interne, elle remonte presque verticalement entre la branche de la mâchoire, le conduit auditif, et la glande parotide qui la recouvre en dehors, jusqu'à l'arcade zygomatique ; continue le même trajet au-dessus de cette arcade sur l'apo-

névrose temporale , et, parvenue vers le milieu de
la région temporale, se divise en deux branches,
l'une antérieure ; l'autre postérieure. Depuis l'arcade
jusqu'à sa terminaison elle est sous-cutanée.

Les branches que fournit la temporale sont antérieures, postérieures et internes.

Parmi les antérieures, qui vont toutes , soit au
masseter, soit à l'articulation de la mâchoire , on
doit distinguer *la faciale transverse*. Née à l'origine
même de la temporale , elle passe sur le col du condyle ; puis sur le masseter dont elle croise la direction près de son attache supérieure en accompagnant le conduit parotidien , et se termine enfin vers
le bord antérieur du muscle par plusieurs rameaux
qui s'anastomosent soit avec l'artère faciale, soit avec
la branche sous – orbitaire. Avant d'arriver sur le
masseter la faciale transverse donne un rameau considérable qui s'engage dans l'épaisseur de ce muscle,
s'y distribue et y communique avec la branche masseterine de la maxillaire interne. Ses autres rameaux
n'ont rien de constant; ils se répandent soit sur la
région temporale, soit sur le masseter et sur la peau.

Les branches postérieures, en nombre indéterminé , se portent sur le conduit auditif et sur le pavillon de l'oreille, auxquels elles se distribuent sous
le nom d'*auriculaires antérieures*.

Enfin la seule branche interne remarquable est
celle qu'on nomme *temporale moyenne*. Née de l'artère tantôt au-dessous, tantôt et plus souvent au-
dessus de l'arcade zygomatique , elle traverse presque aussitôt l'aponévrose temporale, et s'enfonce
dans le muscle du même nom , où elle se ramifie

en communiquant avec les temporales profondes de la maxillaire interne.

Des deux divisions principales par lesquelles se termine la temporale, l'antérieure se dirige obliquement jusqu'auprès de la région frontale, et là se subdivise en une multitude de rameaux dont les uns, continuant le même trajet, vont s'anastomoser avec les rameaux de la frontale et de la sourcilière fournies par l'ophthalmique; les autres se recourbent pour se porter sur le sommet de la tête et se réunir à ceux de la temporale opposée. Tous se distribuent soit aux muscles frontal, sourcilier, palpébral, soit à la peau.

La branche postérieure, dirigée obliquement sur le pariétal et sur l'occipital, se subdivise en un grand nombre de rameaux répandus uniformément en tout sens, et anastomosés soit avec la temporale opposée, soit avec l'occipitale.

2°. *Artère maxillaire interne.*

Elle est plus volumineuse que la précédente, parcourt un trajet plus compliqué, et donne un grand nombre de branches importantes.

Née de la carotide au niveau du col du condyle, elle s'enfonce transversalement derrière ce col, placée dans l'intervalle graisseux qui sépare les muscles ptérygoïdiens, et dirigée en avant. Au-delà du col, elle se recourbe pour se porter directement en dedans, et s'enfonce entre les deux ptérygoïdiens en passant entre le nerf dentaire inférieur et le lingual. Renfermée entre les ptérygoïdiens, elle change

un peu de direction, se porte obliquement en avant
et en dedans, et se rapproche ainsi de la tubérosité
maxillaire. Près de l'attache fixe des deux muscles,
elle se recourbe, devient verticale, et traverse l'épaisseur du ptérygoïdien externe, au-dessus duquel elle
continue à remonter en se rapprochant insensiblement de l'arrière-fond de la fosse zygomatique. Près
de la paroi inférieure de l'orbite, elle se recourbe,
redevient transversale, s'enfonce directement dans
cet arrière-fond, où, environnée d'une graisse abondante, elle se termine en se divisant.

Ainsi la maxillaire interne, horizontale depuis son
origine jusqu'auprès de la tubérosité maxillaire, et
recourbée deux fois dans ce trajet, devient ensuite
verticale pendant quelque temps, pour reprendre
enfin sa direction horizontale à l'endroit où elle finit.

Les branches de la maxillaire interne peuvent se
distinguer en quatre classes : 1° celles qu'elle donne
près de son origine et avant de s'engager entre les
ptérygoïdiens; 2° celles qui en naissent pendant
qu'elle traverse ces deux muscles; 3° celles qui en
partent depuis qu'elle est sortie du ptérygoïdien externe jusqu'à son entrée dans l'arrière-fond zygomatique; 4° celles qui la terminent lorsqu'elle est
parvenue dans cet arrière-fond.

a. *Branches que donne la maxillaire interne derrière le col du*
condyle.

Il y en a deux : la méningée et la dentaire inférieure.

Branche méningée. C'est la première des deux,

et la plus volumineuse de toutes. Cachée par le muscle ptérygoïdien externe, et environnée par deux
-rameaux nerveux du maxillaire inférieur qui vont
communiquer avec le nerf facial, elle remonte presque verticalement jusqu'au trou sphéno-épineux, par
lequel elle s'introduit dans le crâne. Dans ce petit
trajet, elle donne plusieurs rameaux, dont les uns
vont aux ptérygoïdiens et au constricteur supérieur
du pharynx, les autres se répandent sur le temporal
et sur le sphénoïde. Ces derniers donnent souvent un
grand nombre de ramuscules qui traversent le sphénoïde par de petits trous particuliers et vont se rendre à la dure-mère. Un autre rameau, plus considérable, remonte en avant et en dedans sous la paroi
supérieure de la fosse zygomatique, entre elle et les
nerfs temporaux profonds, se recourbe bientôt en
bas, descend verticalement entre le péristaphylin
externe et le ptérygoïdien interne, et se perd dans
ces deux muscles par un grand nombre de ramuscules. Ce rameau naît quelquefois de la maxillaire
interne elle-même.

Chez certains sujets, on a vu la méningée ne
donner aucun rameau avant son entrée dans le crâne.

Parvenue dans le crâne et placée au-dessous de là
dure-mère, la méningée donne quelques rameaux à
la portion de cette membrane qui tapisse la fosse
temporale interne, et aux nerfs trijumeaux. On a vu
un ou deux d'entre eux se porter antérieurement
jusqu'auprès de la petite aile du sphénoïde, traverser
par un ou deux conduits l'os malaire, auquel ils lais-
saient quelques ramuscules, et se jeter dans la
glande lacrymale. En arrière, elle en donne deux

plus constans, dont l'un, supérieur, pénètre par l'hiatus de la face supérieure du rocher dans l'aque-duc de Fallope, et s'anastomose avec la stylo-mastoï-dienne; l'autre, inférieur, s'introduit dans le conduit du muscle interne du marteau et se distribue à ce muscle. Quelques autres s'introduisent dans le tympan par de petites ouvertures particulières et s'y distribuent à la membrane muqueuse.

Ensuite la méningée se divise en deux branches inégales. L'antérieure, plus volumineuse, se dirige obliquement en avant et en haut, gagne l'angle infé-rieur du pariétal, et se place dans la gouttière ou dans le canal qui s'y observe. Quelques rameaux partis d'elle vont à l'orbite par la fente sphénoïdale, et s'anastomosent avec la branche lacrymale de l'ophthalmique. Mais bientôt elle se subdivise en une foule de rameaux plus ou moins volumineux, qui se répandent de toutes parts sur la dure-mère, dans la partie antérieure du crâne, jusqu'au sinus longitu-dinal supérieur. La branche postérieure, plus petite, remonte sur la portion écailleuse du temporal et sur le pariétal, et se subdivise en rameaux répandus de même dans la partie moyenne et postérieure du crâne.

Tous ces rameaux, saillans à l'extérieur de la dure-mère, sont logés dans les sillons qu'on remarque sur les os, en sorte que l'inspection seule de ces sillons indique exactement la distribution artérielle.

Branche dentaire inférieure. Elle naît en bas de la maxillaire interne, tantôt vis-à-vis la méningée, tantôt entre les ptérygoïdiens et vis-à-vis la tempo-rale profonde postérieure. Elle descend obliquement

sur la surface interne de la branche de la mâchoire;
recouverte en dedans par le ptérygoïdien interne,
en arrière par le ligament latéral interne de l'articulation, en avant par le nerf dentaire inférieur, qui
l'accompagne jusqu'à l'ouverture du conduit dentaire où elle s'engage avec lui, quelquefois cependant par une ouverture particulière. Dans ce trajet,
la dentaire donne d'abord de nombreux ramuscules
au ptérygoïdien interne, aux nerfs dentaire et lingual. Immédiatement avant d'entrer dans le conduit,
elle donne un rameau plus volumineux, qui descend
dans un petit sillon de l'os maxillaire, le long de
l'attache du mylo-hyoïdien, entre ce muscle et la
membrane buccale, en se distribuant à l'une et à
l'autre.

Parvenue dans le conduit dentaire, la branche le
parcourt dans toute son étendue, en formant plusieurs flexuosités. Transversale dans ce trajet, elle
donne supérieurement des rameaux qui pénètrent
dans les alvéoles, et s'introduisent dans la cavité intérieure de chaque dent par le trou de la racine. Au-
dessous de la première petite molaire, elle se divise
en deux branches inégales. L'une, très-petite, sort
par le trou mentonnier, et se distribue aux muscles
triangulaire et quarré, en s'anastomosant avec l'artère faciale. L'autre, plus volumineuse, continue son
trajet dans l'os maxillaire jusqu'à la symphyse, au-
dessous des dents canines et incisives, auxquelles
elle donne des ramuscules ainsi qu'au tissu spongieux de l'os.

Outre ces deux premières branches, la maxillaire
interne fournit souvent au même endroit : 1° une

auriculaire profonde, qui remonte sur l'os temporal derrière le conduit auditif, en se distribuant aux deux membranes de ce conduit et aux glandes cérumineuses; 2.° une tympanique, qui se porte vers la fente glénoïdale, et se distribue au muscle antérieur du marteau, en s'introduisant avec lui jusque dans le tympan.

b. *Branches que donne la maxillaire interne engagée entre les ptérygoïdiens.*

Ces branches sont : la temporale profonde postérieure, la masseterine et les ptérygoïdiennes.

Branche temporale profonde postérieure. Elle naît peu après la dentaire; souvent même un tronc commun les fournit toutes deux. Cachée à son origine par le ptérygoïdien externe, elle remonte bientôt entre lui et la portion du masseter qui couvre l'échancrure sigmoïde de la mâchoire; gagne obliquement la surface interne du muscle temporal, et, devenue verticale, remonte entre la fosse temporale et le muscle, auquel elle se distribue par de nombreux rameaux anastomosés, soit en avant, avec ceux de la temporale profonde antérieure, soit entre les fibres musculaires, avec la temporale superficielle.

Branche masseterine. Très-souvent elle naît de la précédente, et toujours lui est inférieure en volume. Dirigée en dehors, elle traverse l'échancrure sigmoïde, en donnant plusieurs rameaux à la portion supérieure du masseter; descend ensuite obliquement en avant entre la branche maxillaire et le muscle, dans lequel elle se prolonge enfin, et se perd

entièrement par un grand nombre de rameaux anastomosés avec ceux de la branche faciale transverse.

Branche ptérygoïdienne. Leur nombre est incertain, leur volume très-petit. Presque toutes naissent
de la maxillaire elle-même, quelques-unes sont fournies par les branches méningée et temporale profonde postérieure. Elles se distribuent principalement au ptérygoïdien externe, dans lequel elles se
perdent d'une manière fort irrégulière. On en voit
quelques-unes remonter entre la paroi supérieure de
la fosse zygomatique, et fournir des rameaux ténus
qui accompagnent les nerfs temporaux profonds.

c. *Branches que donne la maxillaire interne depuis sa sortie des
ptérygoïdiens jusqu'à son entrée dans l'arrière-fond de la fosse
zygomatique.*

Ces branches sont: la buccale, la temporale profonde antérieure, l'alvéolaire et la sous-orbitaire.

Branche buccale. Elle naît quelquefois de la
maxillaire elle-même encore placée entre les ptérygoïdiens, mais plus souvent de la temporale antérieure, de l'alvéolaire ou de la sous-orbitaire. Son
volume est peu considérable. Dirigée obliquement
en bas et en avant, et accompagnée par le nerf buc-
cal, elle gagne la partie externe du buccinateur,
devient transversale, et suit le muscle jusqu'auprès
de la commissure, en se distribuant, soit à lui, soit
à la membrane interne de la bouche, et aux glandes
muqueuses. Cette branche manque quelquefois absolument, et se trouve remplacée par plusieurs rameaux de l'alvéolaire.

Branche temporale profonde antérieure. Elle naît de la maxillaire immédiatement après qu'elle est sortie du ptérygoïdien externe. Son volume est assez considérable. Dirigée verticalement en haut, sur la partie interne et antérieure du muscle temporal, elle remonte entre lui et la réunion des os malaire et sphénoïde, en se distribuant aux fibres musculaires. Un de ses rameaux s'anastomose avec celui que la lacrymale envoie au travers de l'os malaire dans la fosse temporale. Presque toujours cette temporale fournit plusieurs autres rameaux qui traversent l'os malaire et vont se distribuer au tissu cellulaire de l'orbite, au périoste, souvent même à la glande lacrymale.

Quelquefois une troisième temporale profonde naît entre les deux précédentes pendant que la maxillaire interne traverse les ptérygoïdiens.

Branche alvéolaire. Elle naît de la maxillaire interne vers le milieu de son trajet vertical sur la tubérosité maxillaire; quelquefois c'est la temporale antérieure ou la sous-orbitaire qui la fournit. Elle est plus volumineuse que la précédente. Dirigée horizontalement en avant, elle contourne l'os maxillaire en formant plusieurs flexuosités, et parvient ainsi jusqu'à la fosse canine, où elle se perd dans les muscles labiaux.

Près de son origine, elle donne un grand nombre de rameaux d'une excessive ténuité, qui, par de petits conduits particuliers de l'os maxillaire, vont se distribuer les uns aux dents incisives, les autres à la membrane du sinus maxillaire.

Parvenue à la ligne obtuse et concave qui sépare

la fosse zygomatique de la canine, l'alvéolaire fournit un rameau plus considérable nommé *dentaire supérieur*, lequel, introduit dans un canal particulier de l'os, se distribue aux dents molaires et incisives.

Les autres rameaux se distribuent aux gencives, au périoste, au tissu cellulaire graisseux des joues et au muscle buccinateur.

Quelquefois l'alvéolaire, au lieu de finir dans la fosse canine, remonte sous l'éminence malaire, et va s'anastomoser avec la sous-orbitaire au moment où elle sort de son canal.

Branche sous-orbitaire. Elle naît de la maxillaire au niveau de la paroi inférieure de l'orbite, immédiatement avant que l'artère ne se jette dans l'arrière-fond zygomatique. Son volume égale à peu près celui de la temporale antérieure. Dès son origine elle fournit quelques rameaux au périoste et à la graisse orbitaire, puis elle s'engage dans la gouttière sous-orbitaire, et ensuite dans le canal entier, qu'elle parcourt sans former de flexuosité sensible, placée au-dessous du nerf de même nom qu'elle. Dans son trajet, elle donne d'abord quelques rameaux qui pénètrent dans l'orbite, et vont aux muscles abaisseur, petit rotateur, palpébral, et au sac lacrymal. Plus antérieurement, elle fournit des rameaux qui, par de petits conduits particuliers de l'os maxillaire, vont se distribuer à la membrane du sinus dans sa partie supérieure, et y forment un réseau plus ou moins sensible; enfin elle sort du canal par le trou orbitaire inférieur, cachée par le muscle élévateur propre de la lèvre. Là, elle se divise en un grand nombre de rameaux, dont les uns vont aux muscles

labiaux, les autres communiquent avec la branche
nasale de l'ophthalmique, avec la faciale et l'alvéolaire.

*d. Branches que donne la maxillaire interne dans l'arrière-fond de
la fosse zygomatique.*

Ces branches sont la ptérygoïdienne, la ptérygo-
palatine et la palatine supérieure.

Branche ptérygoïdienne. Elle est fort petite ; quelquefois. c'est la palatine supérieure qui la fournit.
Engagée, aussitôt après son origine, dans le conduit
ptérygoïdien avec le rameau nerveux du même nom,
elle le parcourt en entier, en donnant des rameaux
au tissu spongieux. du sphénoïde, et en sort en arrière pour se distribuer à la membrane muqueuse
du pharynx et du conduit d'Eustache.

Branche ptérygo - palatine. On la nomme aussi
pharyngienne supérieure. Elle est encore plus petite
que la précédente, au-dessous de laquelle elle naît.
Dirigée un peu obliquement en haut et en arrière,
elle traverse le conduit ptérygo-palatin en donnant
quelques ramuscules à l'os sphénoïde, sort en arrière, et se termine au pharynx comme la ptérygoïdienne.

Branche palatine supérieure. Elle est très-volumineuse. Née de la maxillaire interne, elle descend
verticalement entre l'os maxillaire et l'apophyse pté-
rygoïde, et s'engage dans le conduit palatin postérieur. Avant d'y entrer, elle fournit trois ou quatre
rameaux assez considérables qui s'introduisent dans
les conduits accessoires, les traversent et en sortent
inférieurement pour se distribuer au voile du palais.

La branche elle-même, après avoir parcouru le conduit palatin, en sort à la partie postérieure et externe de la voûte palatine, profondément cachée par le tissu dense qui se trouve entre l'os et la membrane muqueuse. Là, elle se recourbe et se porte horizontalement en devant dans le sillon que l'os présente. Dans ce trajet, elle est très-flexueuse, donne un grand nombre de rameaux à la membrane, au tissu qui lui adhère et aux glandes muqueuses. C'est par ces rameaux qu'elle se termine; quelquefois un d'eux s'engage dans le conduit palatin antérieur, qui le transmet dans les fosses nasales.

Après avoir fourni ces dernières branches, la maxillaire interne remonte un peu dans l'arrière-fond, se recourbe sur elle-même, prend le nom de *sphéno-palatine*, et pénètre transversalement par le trou sphéno-palatin dans la partie postérieure, supérieure et externe des fosses nasales. Placée alors au niveau du cornet ethmoïdal et couverte par la membrane muqueuse, elle se divise en deux ou trois branches principales. L'une se porte sur la cloison et s'y ramifie; l'autre ou les autres se subdivisent autour du cornet ethmoïdal, auquel elles se distribuent principalement, ainsi qu'aux méats supérieur et moyen, aux cellules ethmoïdales postérieures et au sinus maxillaire. Les ramifications extrêmement multipliées et ténues de toutes ces branches donnent à la membrane pituitaire la rougeur très-marquée qu'on lui trouve surtout dans cette région.

Souvent la sphéno-palatine se divise, avant d'entrer par le trou qui lui est propre, en deux ou trois branches qui pénètrent ensemble dans les fosses nasales, et se distribuent ensuite comme nous venons de le dire.

Remarques sur la Distribution de la Carotide externe.

Des deux divisions de l'artère carotide primitive, la carotide externe est celle qui fournit le plus de branches et qui se distribue à un plus grand nombre d'organes divers. Un coup d'œil général jeté sur la disposition des branches permet de les diviser en quatre classes, d'après les régions auxquelles elles sont destinées.

Les premières appartiennent aux organes respiratoires et vocaux. Un seul tronc les fournit : c'est la thyroïdienne supérieure. Les plus volumineuses se répandent dans la glande thyroïde et dans les muscles extérieurs qui meuvent soit l'os hyoïde, soit le larynx en totalité. Les plus petites, introduites dans le larynx lui-même, se distribuent principalement aux muscles de la glotte et finissent à la membrane muqueuse des voies aériennes.

Une seconde classe de branches appartient essentiellement aux premiers organes de la digestion, et ces branches sont proportionnées, pour le nombre comme pour le volume, au nombre et à l'épaisseur de ces organes. En devant l'artère linguale fournit des rameaux considérables à l'angle et à tous ses muscles, tandis qu'en arrière la pharyngienne et la palatine inférieure répandent de petits rameaux dans la couche musculeuse mince du pharynx.

La troisième classe de branches est beaucoup plus

étendue et plus nombreuse. Elle appartient à la face
et se divise assez naturellement en deux ordres, dont
l'un comprend les branches distribuées à l'extérieur
de la face et fournies principalement par l'artère faciale ; l'autre renferme les branches répandues profondément aux cavités inférieures de la face et fournies par la maxillaire interne.

L'artère faciale, source principale des branches
superficielles, parcourt un trajet oblique depuis
l'intervalle des muscles masseter et triangulaire,
endroit de sa réflexion sur la mâchoire, jusque sur
les côtés du nez, où elle finit. Ses rameaux les plus
considérables se dirigent en dedans et se distribuent
avec une sorte de profusion aux muscles des lèvres
et du nez. Il semble même qu'il y ait ici une disproportion évidente entre la ténuité des muscles et la
grosseur des vaisseaux artériels. Mais lorsqu'on songe
que ces muscles sont destinés spécialement à servir
à l'expression faciale, que, pour remplir ce but, ils
doivent jouir d'un mouvement très-prompt et très-va-
rié; lorsqu'on sait que le mouvement des organes est
pour l'ordinaire en raison directe du degré d'excitation que l'impulsion sanguine leur communique, et
que cette impulsion est d'autant plus forte que les
vaisseaux sont plus considérables et plus multipliés,
on n'est plus étonné de cette disproportion apparente, et on trouve au contraire ici comme partout
ailleurs un rapport frappant entre l'organisation et
la fonction.

Quant aux branches profondes de la face fournies
par l'artère maxillaire interne, on voit qu'elles se
distribuent surtout, 1º à l'appareil de la mastication:

Ainsi, c'est de la maxillaire interne que naissent constamment et les temporales profondes, et les ptérygoïdiennes, et la massetérine, distribuées aux agens musculaires des grands mouvemens de la mâchoire inférieure. C'est d'elle que viennent l'alvéolaire, la sous-orbitaire, la dentaire inférieure, la palatine supérieure, sources constantes des vaisseaux que reçoivent les dents, les gencives et les os maxillaires eux-mêmes. 2°. A l'organe de l'odorat : La sphéno-palatine, terminaison de la maxillaire interne, est la source des branches les plus nombreuses que reçoit chaque fosse nasale. J'observe cependant que ces derniers vaisseaux, distribués surtout au milieu de la paroi externe des narines, n'occupent point la partie la plus importante de l'organe de l'odorat, qui est, comme on le sait, la paroi supérieure.

Ces vaisseaux artériels fournis par la carotide externe, soit à l'extérieur, soit à l'intérieur de la face, se terminent au-dessous de l'orbite, et il n'en part que quelques rameaux anastomotiques pour l'intérieur de cette cavité. Ainsi, la sous-orbitaire, l'alvéolaire et la faciale se réunissent au-dessous de l'ouverture orbitaire antérieure. Un autre tronc artériel fournit les vaisseaux principaux de l'œil et du front.

Enfin, la quatrième classe des branches de la carotide externe appartient aux parois du crâne et à l'organe de l'ouïe. Trois vaisseaux considérables en sont la source. Deux se répandent à l'extérieur du crâne : ce sont les artères temporale superficielle et occipitale. Le dernier occupe l'intérieur de cette cavité : c'est la méningée. La temporale distribue ses rameaux les plus volumineux à la partie antérieure et supérieure du crâne; les rameaux de l'occipitale en occupent la partie postérieure et inférieure. Celle-ci donne en outre des vaisseaux assez nombreux aux muscles postérieurs du cou.

La méningée ne naît point immédiatement de la carotide, mais elle est la plus grosse de toutes les branches que fournit la maxillaire interne; et peut être comparée, par son volume comme par son mode de distribution, à la temporale superficielle. Ses rameaux se terminent à la dure-mère comme ceux de la temporale se terminent à la peau.

Quant aux vaisseaux de l'organe auditif, ils sont très-petits et peu multipliés. Un seul vient immédiatement de la carotide externe : c'est l'artère auriculaire postérieure, distribuée surtout au pavillon et au conduit auditif. Les autres sont fournis par la temporale comme les rameaux auriculaires antérieurs, ou par la méningée comme la branche tympanique introduite par la fente glénoïdale, et la petite branche qui, dans l'intérieur du crâne, part de la même méningée pour aller au muscle interne du marteau, etc.

Telle est la disposition générale des branches de la carotide externe. Elles communiquent souvent avec la carotide interne en s'unissant aux rameaux de l'ophthalmique. Mais on peut remarquer qu'elles sont entièrement isolées des artères que la carotide interne fournit au cerveau, la dure-mère formant entre les unes et les autres une barrière qui n'est jamais franchie.

§ II. *Artère carotide interne.*

Ecartée de l'externe au niveau du muscle digastrique, elle s'enfonce dans l'espace qui sépare la branche de l'os maxillaire d'avec le pharynx, se dirige en haut et un peu en dedans au-devant de la colonne vertébrale, jusqu'à l'orifice inférieur du canal carotidien, par lequel elle s'introduit dans le crâne. Accompagnée en dehors par la veine jugulaire interne, voisine en dedans du nerf vague, du ganglion cervical supérieur et de son rameau inférieur, elle est unie à toutes ces parties par un tissu cellulaire lâche et filamenteux. Sa direction est rarement droite : recourbée d'abord en arrière de manière à présenter sa convexité à la colonne vertébrale, sa concavité à l'échancrure parotidienne, elle forme près du crâne une seconde courbe dont la convexité est en bas, la concavité en haut, et se rapproche ainsi du canal dans lequel elle doit s'engager. Ces flexuosités, quelquefois assez légères, sont ailleurs tellement prononcées que l'artère devient deux fois transversale avant de reprendre sa direction primitive. Au reste, il n'est peut-être pas deux sujets sur lesquels ces courbures présentent exactement la même disposition.

Engagée ensuite dans le conduit carotidien, l'artère le parcourt en entier en s'accommodant aux différentes directions qu'il présente. Ainsi, d'abord verticale, puis un peu oblique en avant et en haut, elle redevient à peu près verticale au moment où elle sort du conduit. Dans son intérieur, l'artère carotide n'a de rapport qu'avec la portion de dure-mère qui le tapisse, et avec les deux rameaux supérieurs du premier ganglion cervical.

Sorti du canal carotidien, l'artère carotide interne s'engage aussitôt dans l'écartement de la dure-mère qui renferme le sinus caverneux, suit ce sinus horizontalement en avant sur la gouttière de l'os sphénoïde jusqu'au-dessous de l'apophyse clinoïde antérieure. Dans ce trajet, elle est séparée du sang du sinus par la membrane veineuse, et ne baigne point dans ce sang comme on le dit ordinairement. Le nerf moteur externe la côtoie et lui est immédiatement appliqué en dehors.

Parvenue sous l'apophyse clinoïde antérieure, l'artère se recourbe fortement en haut, remonte verticalement, ou plutôt en formant sur elle-même une légère courbe dont la convexité est antérieure, dans un petit canal membraneux particulier que lui forme la dure-mère en dedans de l'apophyse, sort enfin de ce canal, et pénètre dans le crâne placée en dehors et un peu en arrière du nerf optique.

En entrant dans le crâne elle s'enveloppe d'une gaîne que lui présente l'arachnoïde réfléchie autour d'elle sur la dure-mère, remonte ensuite un peu obliquement en arrière et en dehors, jusqu'au niveau de la saillie postérieure du lobe cérébral antérieur et au commencement de la scissure de Sylvius; là elle finit en se divisant.

On voit que l'artère carotide ne parvient au crâne que par un trajet long et compliqué, et après avoir changé très-souvent de direction. Ces courbures multipliées ont donné lieu à quelques assertions physiologiques dont nous parlerons en jetant un coup-d'œil général sur les artères du cerveau.

Pour examiner avec ordre les branches que fournit la carotide interne, il faut considérer cette artère dans les diverses parties de son trajet.

I. Depuis son origine jusqu'à son entrée dans le conduit du rocher, la carotide ne donne absolument aucune branche. Dans quelques cas rares elle a fourni la pharyngienne inférieure ou l'occipitale : Haller cite deux exemples semblables.

II. Renfermée dans le conduit carotidien, la carotide donne souvent une petite branche qui pénètre par une ouverture particulière dans la caisse du tympan, se distribue soit à la membrane du tympan, soit au promontoire, dans lequel elle s'anastomose avec un rameau de la méningée moyenne. Quelquefois elle en donne une autre qui, introduite dans le conduit ptérygoïdien par son orifice postérieur, va se réunir à la branche ptérygoïdienne de la maxillaire interne.

III. Dans l'écartement membraneux du sinus caverneux, la carotide donne de petites branches ou plutôt des rameaux fort ténus à la dure-mère, à la glande pituitaire. Il en part quelques-uns qui accompagnent dans leur trajet les nerfs moteur externe, moteur commun, trijumeau.

IV. En remontant en dedans de l'apophyse clinoïde antérieure, la carotide fournit par sa convexité une branche beaucoup plus considérable : c'est l'*artère ophthalmique*, qui mérite une description particulière.

V. Dans le crâne, la carotide fournit deux branches postérieures nommées *communiquante et cho-roïdienne*; elle se termine ensuite par les artères *cérébrales antérieure* et *moyenne* : nous décrirons ces artères après l'ophthalmique.

A. *Artère Ophthalmique.*

Elle est moins remarquable par son volume que par la multitude des branches qu'elle fournit soit à l'œil, soit aux organes accessoires de la vision, auxquels elle appartient presque entièrement.

Née en devant de la courbure que forme la carotide derrière l'apophyse clinoïde antérieure, l'ophthalmique s'engage aussitôt dans un petit canal membraneux particulier que lui offre la dure-mère, se place en dehors et un peu au-dessous du nerf optique, passe avec lui par le trou optique, et s'introduit dans l'orbite entre ce nerf et le muscle abducteur. Presque aussitôt elle remonte sur le nerf optique, le croise obliquement en avant et en dedans, placée entre lui et le muscle élévateur de l'œil; puis, devenue interne et un peu supérieure au nerf, elle reprend une direction horizontale jusqu'à l'angle interne de l'orbite, où elle finit par une division en deux branches. Dans cette derrière partie de son trajet, l'ophthalmique correspond en haut et en dedans au muscle grand rotateur de l'œil, en dehors et en bas au nerf optique, en bas au muscle adducteur.

Ainsi, cette artère côtoie d'abord en dehors le nerf optique, remonte ensuite au-dessus de lui pour le côtoyer enfin en dedans jusqu'à l'endroit où elle se termine. Je répète en abrégé ce rapport essentiel, parce qu'il est le seul qui puisse nous aider à décrire avec quelque méthode les branches nombreuses de l'ophthalmique plongée partout au milieu de parties molles.

On peut, en effet, comprendre toutes ces branches sous trois classes : 1° celles que donne l'ophthalmique placée en dehors du nerf optique; 2° celles qu'elle donne au-dessus de ce nerf; 3° celles qu'elle donne en dedans du même nerf. Cette classification, au reste, n'ayant pour but que de favoriser l'étude, on ne doit point s'y attacher rigoureusement, car on la trouverait souvent en défaut, tant les branches offrent de variétés dans leurs origines.

10. *Branches que donne l'Ophthalmique placée en dehors du nerf optique.*

On en trouve constamment deux : la lacrymale et la centrale de la rétine.

Branche lacrymale. C'est une des plus considérables. Née de l'ophthalmique peu après son entrée dans l'orbite, elle suit la paroi externe de cette cavité jusqu'à la glande lacrymale, où elle s'enfonce. Placée dans ce trajet sur le muscle abducteur de l'œil, elle lui envoie dès son origine un grand nombre de rameaux qui le pénètrent du côté correspondant au nerf optique. Quelques-uns de ces rameaux, dirigés en bas, vont se porter au muscle abaisseur, où ils s'anastomosent avec la branche musculaire inférieure. D'autres rameaux ténus remontent en dedans et se jettent dans les deux élévateurs. Quel-

quefois la lacrymale fournit ici l'ethmoïdale postérieure. Avant d'arriver à la glande elle donne encore
quelques rameaux qui descendent perpendiculairement dans le muscle adducteur. Un autre rameau
plus considérable se porte en rétrogradant en bas et
en dehors sur la paroi orbitaire, et se divise en deux
rameaux secondaires dont l'un se perd sur le périoste,
l'autre traverse l'os malaire, et va dans la fosse temporale s'anastomoser avec un rameau de la temporale
profonde antérieure. Parvenue à la glande, la branche
lacrymale tantôt la côtoie supérieurement, tantôt en
embrasse toute la circonférence par plusieurs rameaux. Elle envoie à cette glande de nombreux
ramuscules qui s'y perdent. En même temps elle
fournit deux rameaux palpébraux externes distingués en inférieur et supérieur. L'inférieur passe sous
la glande, et se jette dans le muscle palpébral, où il
s'anastomose soit avec des rameaux de la temporale
superficielle, soit avec la branche palpébrale inférieure de l'ophthalmique, avec laquelle il forme une
arcade sur le bord inférieur du cartilage tarse correspondant. Le rameau supérieur, moins constant,
passe sur la glande et descend obliquement dans le
muscle palpébral, où il forme sur le cartilage tarse,
supérieur près de son bord libre, une arcade avec
la palpébrale supérieure de l'ophthalmique.

Au-delà de la glande, les rameaux de la lacrymale
deviennent plus flexueux, se divisent et se perdent
dans l'épaisseur des paupières en ramuscules multipliés et plus ou moins ténus.

Quelquefois la lacrymale naît de la branche méningée. Elle donne alors un rameau assez considé-

rable à la dure-mère, puis pénètre dans l'orbite par la fente sphénoïdale, et se comporte ensuite comme nous venons de le dire. Au reste, cette branche a offert beaucoup d'autres variétés dont le détail serait aussi long qu'inutile.

Branche centrale de la rétine. Celle-ci, une des plus petites, naît de l'ophthalmique peu après son entrée dans l'orbite ; quelquefois c'est une des ciliaires ou des musculaires qui la produit. Elle pénètre le nerf optique, et placée dans son centre l'accompagne jusque dans l'œil, où elle pénètre tantôt simple, tantôt divisée en deux ou trois rameaux. Parvenue à la rétine, elle se divise en une foule de rameaux qui se répandent en tous sens sur cette membrane et y forment un réseau dont Ruysch avait fait une membrane particulière. Ces rameaux occupent la surface interne de la rétine, qui les sépare de la choroïde, tandis qu'ils touchent immédiatement le corps vitré. On les suit assez facilement jusqu'au corps ciliaire; mais il est difficile de s'assurer s'ils se prolongent jusqu'à cette portion de la rétine qui, réfléchie derrière les procès ciliaires, va recouvrir la surface antérieure du cristallin. Eustache, Zinn, Hebenstreit prétendent les avoir suivis jusque là : Haller n'a pu y parvenir.

Albinus, dit-on, a fait voir un rameau qui, parti de la centrale, traversait le corps vitré à son centre, fournissait des ramuscules à la membrane hyaloïde, et venait se terminer à la partie postérieure de la capsule cristalline. D'autres auteurs, Ruysch en particulier, disent avoir vu des ramuscules artériels distribués au cristallin, mais disposés différemment. Il

est extrêmement difficile de reconnaître la vérité de
ces assertions, vu l'excessive ténuité de ces vaisseaux,
qui exigerait des injections très-délicates et une dissection fort laborieuse.

On trouve quelquefois, outre la branche centrale que nous venons de décrire, plusieurs rameaux pénétrant également le nerf et se distribuant
à sa gaîne névrilématique.

2°. *Branches que donne l'Ophthalmique en passant au-dessus
du nerf optique.*

Ces branches sont : la sus-orbitaire, les ciliaires et
les deux musculaires supérieure et inférieure.

Branche sus-orbitaire. Son volume est médiocre.
Souvent elle est plus considérable à l'endroit où elle
sort de l'orbite qu'elle ne l'était à son origine. Née
de l'ophthalmique, rarement de la lacrymale, elle
remonte en dedans des deux élévateurs, se place
entre celui de la paupière et le périoste de l'orbite,
à côté et en dedans de la branche frontale du nerf
ophthalmique, et se porte parallèlement à cette
branche jusqu'à l'ouverture orbitaire antérieure. Les
rameaux ténus qu'elle donne dans ce trajet se distribuent au périoste et aux élévateurs. Près de l'ouverture orbitaire, elle se divise en deux rameaux
inégaux. Le plus considérable tantôt sort par le
trou orbitaire supérieur, tantôt se réfléchit sur un
autre point de l'arcade. Il donne des ramuscules qui
se plongent par plusieurs petits trous dans la substance diploïque du coronal, remonte ensuite sur le
front et se divise aussitôt en un nombre indéterminé

de rameaux assez considérables qui se répandent en divergeant dans les muscles palpébral, frontal et sourcilier, en s'anastomosant avec les rameaux de la branche frontale et de l'artère temporale superficielle. L'autre rameau sort de l'orbite un peu plus en dehors, et remonte au-dessous des muscles palpébral et sourcilier, dans lesquels il se perd en s'anastomosant, soit avec la temporale, soit avec les rameaux par lesquels la lacrymale se termine.

Branches ciliaires. Leur nombre varie de deux à six. Presque toutes viennent de l'ophthalmique ; quelques-unes sont fournies par les branches musculaire inférieure, sus-orbitaire, ethmoïdale postérieure, lacrymale. Rapprochées du nerf optique, les unes l'environnent immédiatement, les autres en sont éloignées de quelques lignes. Toutes sont extrêmement flexueuses, et surpassent par conséquent de beaucoup le nerf optique en longueur.

Parvenues à la sclérotique, quelques-unes des ciliaires fournissent des rameaux qui, anastomosés entre eux, forment autour du nerf, à l'endroit de son insertion un petit cercle artériel augmenté quelquefois par des ramuscules que les autres branches de l'ophthalmique envoient au même nerf.

Ensuite chaque ciliaire se divise en plusieurs branches secondaires, de manière que le nombre total de ces divisions est de quinze, vingt ou trente. Ces branches pénètrent isolément la sclérotique, et c'est dans cet endroit qu'on les distingue en ciliaires postérieures et ciliaires longues. Souvent cependant les ciliaires longues sont des branches primitives, distinctes des autres dès leur origine, soit par leur

volume plus considérable, soit par leur éloignement
du nerf optique qu'elles côtoient latéralement.

. Les *ciliaires longues*, au nombre de deux pour
l'ordinaire, un peu plus volumineuses que les autres, traversent la sclérotique à une ligne au plus de
distance du nerf optique, en laissant à cette membrane quelques ramuscules. Ensuite elles se portent
horizontalement en avant entre la sclérotique et la
choroïde, à laquelle elles ne donnent que de fort
petits rameaux. Parvenues au corps ciliaire, elles se
divisent chacune en deux rameaux qui s'écartent à
angle très-obtus, se réunissent à quelques-uns des
rameaux ciliaires antérieurs, et concourent avec eux
à former au-delà du corps ciliaire, sur la grande
circonférence de l'iris, un cercle artériel remarquable. De ce cercle naissent des rameaux plus petits
qui, entre-croisés et réunis, forment un peu plus
en dedans un second cercle artériel. Celui-ci donne
naissance par sa concavité à des ramuscules très-ténus qui se portent sous forme de rayons, quoique
légèrement flexueux, sur la partie antérieure de
l'iris, et convergent jusqu'à la pupille. Là, pour l'ordinaire, ils s'anastomosent entre eux, et forment
ainsi un dernier cercle dont l'ouverture pupillaire
représente le diamètre. Chez le fœtus, on a vu quelques-uns de ces ramuscules se porter jusque sur la
membrane qui ferme alors la pupille. -

. Il y a donc trois cercles artériels formés par les
ciliaires longues. Deux, rapprochés l'un de l'autre,
occupent la grande circonférence de l'iris près du
corps ciliaire; le dernier, beaucoup plus petit, occupe la petite circonférence, et communique avec

les précédens par des ramuscules radiés placés au-devant de l'iris. Ce dernier cercle a été pris par quelques anatomistes pour un muscle orbiculaire destiné à resserrer la pupille.

Les *ciliaires postérieures*, plus nombreuses, traversent la sclérotique tout près de l'entrée du nerf optique, laissent à cette membrane quelques ramuscules, et se portent entre elle et la choroïde, en se divisant en un grand nombre de rameaux qui s'écartent à angles fort aigus et se portent ensuite presque parallèlement en devant. Placées d'abord sur la face convexe de la choroïde, elles se rapprochent insensiblement de sa face concave à mesure qu'elles avancent, et y forment un réseau très-fin composé d'aréoles quadrangulaires, dense en arrière, plus rare en devant. Quelques-uns de ces rameaux s'anastomosent avec les ciliaires antérieures, d'autres traversent le corps ciliaire et se jettent dans le grand cercle artériel de l'iris; mais presque tous gagnent les procès ciliaires, et s'y distribuent en si grand nombre que, selon Zinn, chacun de ces replis reçoit trente ramuscules artériels. Ces ramuscules se réunissent progressivement en rameaux plus volumineux, qui, vers l'extrémité des procès ciliaires, se recourbent tout à coup et s'anastomosent ensemble.

A ces deux ordres il faut ajouter les rameaux *ciliaires antérieurs* dont je place ici la description pour réunir sous un même point de vue tout le système artériel de l'intérieur de l'œil. Ceux-ci naissent des branches musculaires que fournissent soit l'ophthalmique elle-même, soit ses principales di-

visions, comme la sus-orbitaire, la lacrymale, etc.
Chacune de ces branches musculaires, parvenue
près de la sclérotique, donne trois ou quatre rameaux ténus qui traversent cette membrane à une
ligne environ de son union à la cornée. Leur nombre
total, incertain, a paru varier ordinairement de six
à douze. Ils traversent le corps ciliaire, et la plupart
se jettent dans le grand cercle artériel de l'iris. D'autres s'écartent légèrement entre eux et s'anastomosent avec les rameaux des branches ciliaires longues;
d'autres enfin traversent les deux grands cercles artériels et vont directement à l'iris.

Branche musculaire supérieure. Elle n'existe pas
toujours. Née de l'ophthalmique au-dessus du nerf
optique, elle se porte aussitôt à la partie inférieure
de l'élévateur de l'œil, se divise en plusieurs rameaux qui pénètrent ce muscle ainsi que l'élévateur
de la paupière, et s'étendent jusqu'au grand rotateur
de l'œil.

Lorsque cette branche manque, ce qui arrive
très-souvent, elle est suppléée par des rameaux de
la lacrymale, de la sus-orbitaire et des ciliaires.

Branche musculaire inférieure. Elle est plus constante et plus volumineuse. Née de l'ophthalmique,
tantôt près de son entrée dans l'orbite, tantôt entre
les ciliaires, elle se comporte ensuite de diverses
manières. Chez les uns, elle gagne le muscle adducteur, qu'elle accompagne jusqu'à l'ouverture orbitaire antérieure pour se terminer en s'anastomosant
par arcade avec la branche sous-orbitaire de la maxillaire interne : elle donne alors de nombreux rameaux à l'abaisseur, et quelquefois un rameau con-

sidérable à l'abducteur. Ailleurs, elle accompagne le muscle abaisseur, et finit par deux ou trois rameaux, dont l'un se distribue au petit rotateur, l'autre au sac lacrymal, et le dernier s'unit à la sous-orbitaire. Ailleurs, elle se divise dès son origine en deux rameaux, dont l'un se jette dans le muscle abducteur, l'autre suit l'adducteur en donnant des ramuscules à l'abaisseur, et finit sur le sac lacrymal qu'elle suit jusque dans les fosses nasales. Toujours elle fournit des rameaux à l'abaisseur, au petit rotateur, au sac lacrymal, et communique avec la sous-orbitaire; quelquefois elle produit une ciliaire.

3°. *Branches que donne l'Ophthalmique placée en dedans du nerf optique.*

Ce sont les deux ethmoïdales et les deux palpébrales.

Branche ethmoïdale postérieure. C'est la moins considérable et la moins constante, le trou orbitaire interne postérieur lui-même n'existant pas toujours. Presque partout c'est l'ophthalmique qui la fournit soit après les ciliaires, soit à peu de distance de l'ethmoïdale antérieure. Dirigée vers la paroi interne de l'orbite, entre le grand rotateur et l'adducteur de l'œil, elle s'engage bientôt par le trou orbitaire interne postérieur dans un petit conduit osseux de l'ethmoïde qui la transmet dans le crâne. En parcourant ce conduit, elle donne aux cellules ethmoïdales postérieures des rameaux nombreux et ténus distribués à la membrane muqueuse qui les revêt. Parvenue dans le crâne, l'ethmoïdale postérieure se distribue par plusieurs rameaux à la dure-mère qui tapisse la fosse moyenne antérieure de la base du crâne, en s'anastomosant avec des rameaux de l'ethmoïdale antérieure avec lesquels elle s'introduit dans les fosses nasales par les trous de la lame criblée.

Branche ethmoïdale antérieure. Elle naît constamment de l'ophthalmique vis-à-vis le trou orbitaire interne antérieur, dans lequel elle s'introduit avec le filet ethmoïdal de la branche nasale du nerf ophthalmique. Elle parcourt le conduit osseux que ce trou commence, en donnant des rameaux aux cellules ethmoïdales antérieures et au sinus frontal, et parvient enfin dans le crâne, où elle se trouve sur les gouttières ethmoïdales. Là, elle se divise en un grand nombre de rameaux, dont quelques-uns se répandent sur la dure-mère et principalement sur la faux; la plupart rentrent dans les fosses nasales par les trous de la lame criblée, et se distribuent à la membrane pituitaire.

Branche palpébrale inférieure. Elle naît de l'ophthalmique, au-dessous ou même au-delà de l'anneau cartilagineux du grand rotateur de l'œil; quelquefois elle vient de la branche nasale. Dirigée perpendiculairement en bas derrière le tendon direct du palpébral, elle côtoie le sac lacrymal, auquel elle donne des rameaux ainsi qu'à la caroncule. Au-dessous du tendon elle se divise en deux rameaux : l'un, descendant dans la portion du muscle palpébral qui recouvre la base orbitaire, suit en dehors la direction de ses fibres, dans lesquelles il se perd en s'anastomosant avec des rameaux de la branche sous-orbitaire :

l'autre suit horizontalement le bord adhérent du fibro-cartilage tarse inférieur, en se distribuant soit à ce fibro-cartilage, soit aux fibres moyennes du muscle palpébral.

Branche palpébrale supérieure. Elle naît de l'ophthalmique, à côté et un peu en avant de la précédente, au niveau du tendon direct du palpébral, donne d'abord un rameau à la portion de ce muscle qui recouvre l'arcade orbitaire, et un autre à la caroncule lacrymale, puis s'enfonce horizontalement entre les fibres du palpébral, et se divise bientôt en deux rameaux : l'un côtoie en devant le fibro-cartilage tarse supérieur près de son bord libre, immédiatement au-dessus des cils; l'autre, plus ténu, contourne le bord adhérent et convexe du même fibro-cartilage. L'un et l'autre se distribuent au muscle, au fibro-cartilage et à la peau.

Les deux palpébrales s'anastomosent vers la commissure externe des paupières avec les rameaux palpébraux fournis par la lacrymale.

4°. Branches de terminaison de l'Ophthalmique.

Parvenue à l'angle interne de l'orbite, l'artère ophthalmique, après avoir fourni les palpébrales, se divise en branches nasale et frontale.

Branche nasale. Elle est ordinairement la plus volumineuse. Sortie de l'orbite au-dessus du tendon direct du palpébral, elle donne au sac lacrymal des rameaux qui s'unissent à ceux de la sous-orbitaire, en fournit ensuite un autre qui descend sur l'élévateur commun de l'aile du nez et de la lèvre pour s'anastomoser avec la faciale. Ensuite elle se porte obliquement sur le côté du nez, et se divise en un grand nombre de rameaux distribués aux muscles de cette région; à la peau, etc., et anastomosés avec les rameaux dorsaux de l'artère faciale, à laquelle la nasale se réunit souvent elle-même toute entière.

Branche frontale. Elle s'écarte un peu en dehors, se réfléchit sur l'arcade orbitaire; et remonte sur le front entre l'os et le muscle palpébral. Aussitôt elle se divise en un grand nombre de rameaux qui pénètrent le muscle frontal, deviennent sous-cutanés, se répandent sur le front dans toutes sortes de directions, en se distribuant au palpébral, au frontal, au sourcilier; et s'anastomosent soit avec la frontale opposée, soit avec la temporale superficielle.

B. *Branches que la Carotide interne fournit dans le crâne avant sa terminaison.*

Branche communiquante. Née de la carotide, elle se dirige obliquement en arrière et un peu en dedans au-dessus de l'arachnoïde, entre la saillie interne du lobe cérébral moyen et la tige pituitaire, pour se jeter enfin, près des éminences mamillaires, dans l'artère cérébrale postérieure fournie par le tronc basilaire.

En général, le volume de cette branche est médiocre. Il varie cependant, et il n'est point rare de la trouver sur le même sujet plus grosse d'un côté que de l'autre.

Dans son trajet, elle donne plusieurs rameaux très-petits, qui se distribuent soit aux couches opti-

ques et au nerf du même nom, soit aux éminences
mamillaires et à cette portion de substance grisâtre
qui termine en haut la tige pituitaire et ferme antérieurement le troisième ventricule. Souvent un rameau plus considérable, fourni par la même branche,
s'enfonce verticalement dans la couche optique; et
s'y divise en ramuscules ténus qui se perdent dans
la substance médullaire.

Branche choroïdienne. Elle naît au-dessus de la
précédente, à laquelle elle est toujours fort inférieure
en volume. Dirigée obliquement en arrière et en dehors, elle passe au côté externe du prolongement antérieur de la protubérance cérébrale, pénètre dans
le ventricule latéral par la scissure qui le termine en
bas, et rencontre aussitôt le repli de la toile choroïdienne dans lequel elle se perd en se subdivisant.

Dans son trajet, elle donne un grand nombre de
rameaux ténus qui pénètrent tous la couche optique, et s'y distribuent.

C. *Branches de terminaison de la Carotide interne.*

Après avoir fourni les branches communiquante
et choroïdienne, la carotide interne se termine par
les artères cérébrales antérieure et moyenne.

Artère cérébrale antérieure. Née de la carotide,
elle se dirige obliquement en dedans et en avant
entre le nerf optique et la saillie postérieure du lobe
cérébral antérieur, jusqu'à la scissure qui sépare ce
lobe de son semblable. Rapprochée en cet endroit
de l'artère cérébrale opposée, elle communique avec
elle par une branche transversale extrêmement

courte, ordinairement assez grosse, nommée *com-muniquante antérieure*, remplacée quelquefois, mais fort rarement, par plusieurs rameaux isolés. Cette branche fournit pour l'ordinaire un ou plusieurs rameaux qui remontent verticalement pour se distribuer à la voûte à trois piliers, à la commissure antérieure et à la cloison des ventricules; quelquefois ces rameaux viennent des cérébrales antérieures elles-mêmes. Ensuite la cérébrale change de direction, se recourbe en devant, et s'enfonce parallèlement à sa semblable entre les deux lobes antérieurs, appliquée immédiatement sur la surface inférieure du corps calleux: Recourbée de nouveau sur le bord antérieur de ce corps, elle en suit horizontalement la face supérieure, jusqu'au bord postérieur, près duquel elle finit par une foule de subdivisions.

Ainsi, la cérébrale présente d'abord une direction horizontale, oblique dans une petite partie de son trajet, puis forme une grande arcade autour du corps calleux qu'elle embrasse en entier, arcade dont ce corps calleux représente exactement la forme.

Depuis son origine jusqu'à sa première courbure, la cérébrale antérieure ne fournit que de petits rameaux, qui se répandent soit en arrière aux nerfs optiques, soit en devant au lobe antérieur du cerveau, et spécialement au nerf olfactif.

Mais depuis sa première courbure jusqu'à sa terminaison, c'est-à-dire dans toute l'étendue de l'arcade dont nous venons de parler, la cérébrale donne un grand nombre de branches qui naissent soit de sa concavité, soit de sa convexité.

Les branches qui naissent de la concavité sont

très-petites, pénètrent en tout sens le corps calleux et s'y distribuent.

Celles de la convexité sont beaucoup plus nombreuses et plus grosses. Toutes se portent sur la face plane de l'hémisphère cérébral, logées dans les anfractuosités, où elles se ramifient pour se réfléchir ensuite, soit en haut, soit en bas, sur la surface extérieure du même hémisphère, et s'anastomoser avec les branches des artères cérébrales moyenne et postérieure. C'est à la partie supérieure du corps calleux que ces branches naissent en plus grande quantité.

Artère cérébrale moyenne. Elle est plus volumineuse que la précédente, et paraît assez naturellement former la continuation de la carotide légèrement inclinée en dehors. Née au commencement de la scissure de Sylvius, elle s'y engage aussitôt, en fournissant un grand nombre de petites branches, qui se répandent sur la partie inférieure des lobes antérieur et moyen. Assez souvent elle donne une seconde choroïdienne distribuée comme celle que nous avons décrite. Peu après, elle se divise en deux grosses branches qui appartiennent, l'une au lobe antérieur, l'autre au moyen. Toutes deux se recourbent en arrière en suivant profondément la scissure où elles se trouvent, et finissent vers la partie postérieure du cerveau, en se subdivisant en un grand nombre de branches secondaires. Ces branches se ramifient en formant beaucoup de flexuosités sur les lobes correspondans, et arrivent enfin sur la surface convexe de l'organe, où elles s'anastomosent avec les cérébrales antérieure et postérieure.

Quoique ces branches paraissent cachées profondément dans le cerveau, il est facile de reconnaître qu'elles ne sont point plongées dans sa substance, et que, toujours placées à sa surface extérieure, elles occupent seulement des anfractuosités plus ou moins profondes. Leurs rameaux les plus ténus, subdivisés dans la pie-mère, donnent enfin des ramuscules capillaires à la substance propre du cerveau. Presque partout ce sont les seuls que cette substance reçoive. Il y a cependant quelques exceptions à ce principe qu'on a un peu trop généralisé : ainsi on trouve dans l'intérieur même des couches optiques, et au milieu de la substance médullaire, des rameaux assez volumineux fournis, soit par la branche communiquante postérieure, soit par la choroïdienne, etc.

Remarques sur la distribution de la Carotide interne.

La carotide interne appartient essentiellement, 1° à l'organe cérébral; 2° aux organes de la vision et à la région frontale de la face; 3° à l'organe de l'odorat. Son calibre est en rapport direct avec le volume du cerveau, c'est pour lui qu'elle réserve ses principales branches. Hors du crâne, elle n'en fournit aucune, excepté certains cas fort rares où on l'a vue donner naissance à la pharyngienne, et d'autres fois à l'occipitale. En traversant la base du crâne, elle laisse échapper quelques rameaux; mais tous sont extrêmement ténus, et l'artère ophthalmique elle-même est dans une disproportion extrême de calibre avec le vaisseau considérable d'où elle tire son origine.

Nous ne parlerons des branches de terminaison de la carotide interne, et en général du système artériel cérébral, qu'après avoir étudié les vertébrales : nous nous bornerons à dire un mot de la distribution de l'artère ophthalmique.

En observant collectivement les rameaux de cette artère, on voit que les plus considérables et les plus nombreux appartiennent aux organes accessoires de la vision. Les uns vont aux muscles qui meuvent l'œil, les autres aux voiles mobiles qui le recouvrent antérieurement, d'autres à l'appareil lacrymal. Les branches ciliaires et la centrale de la rétine sont les seules qui appartiennent au globe de l'œil lui-même. Les premières, très-multipliées, se distribuent presque toutes à la choroïde, à l'iris et aux procès ciliaires ; tandis que la seconde, extrêmement ténue, se perd entièrement dans le nerf optique et sur la rétine. On n'est point assuré que des vaisseaux artériels se répandent sur le corps vitré et sur le cristallin.

C'est aussi de l'ophthalmique que naissent les ethmoïdales, destinées à l'organe de l'odorat. L'une et l'autre appartiennent à cet organe, soit par les rameaux qu'elles donnent, près de leur origine, aux cellules de l'ethmoïde, soit, par leur terminaison, à la paroi supérieure des fosses nasales, où elles se trouvent rapprochées des nerfs olfactifs.

Enfin, c'est de l'ophthalmique que viennent les rameaux nombreux qui recouvrent le front, et qui portent aux muscles de cette région l'excitation vive dont ils ont besoin pour concourir par leurs mouvemens rapides et multipliés à l'expression générale de la face.

ARTICLE DEUXIÈME.

ARTÈRES DES MEMBRES SUPÉRIEURS.

Un seul tronc artériel appartient à la partie inférieure du cou et à tout le membre supérieur. Né de l'aorte, il se prolonge sans se diviser jusqu'à la partie inférieure du bras; mais dans ce trajet il fournit un très-grand nombre de branches diverses. La nécessité d'étudier toutes ces branches en particulier a obligé de diviser le tronc lui-même en diverses portions, et la crainte de jeter de la confusion dans les détails a engagé à considérer ces portions comme autant d'artères isolées et naissant les unes des autres. Ainsi la même artère a reçu successivement, selon les régions où elle se trouve, les noms de *sous-clavière*, d'*axillaire* et de *brachiale*. Nous suivrons cet usage par les mêmes motifs qui l'ont fait adopter; et nous considérerons, sous trois paragraphes, les trois portions de cette artère unique.

§ I. *Artères sous-clavières.*

Les deux artères sous-clavières offrent entre elles, à leur origine, quelques différences essentielles à remarquer.

La droite naît de l'artère innominée parvenue sur le côté de la trachée. La gauche naît immédiatement de la courbure aortique près de sa fin. L'une et l'autre diffèrent dès-lors en position, en longueur, en direction, en rapports.

1°. En position. La sous-clavière droite, simple continuation d'un tronc qui depuis l'aorte a parcouru déjà un certain trajet, est la plus superficielle, la portion de courbure aortique d'où naît ce tronc étant d'ailleurs la plus antérieure.

La sous-clavière gauche, tronc primitif né de l'aorte, est profondément cachée, d'autant plus que la portion de courbure aortique d'où elle part est la plus reculée.

2°. En longueur. La sous-clavière droite est plus courte que la gauche de toute l'étendue de l'artère innominée.

3°. En direction. La droite se porte obliquement en dehors et en haut jusque dans l'intervalle des muscles scalènes. La gauche remonte verticalement jusqu'auprès de ces muscles, et se recourbe tout-à-coup en dehors pour s'introduire entre eux.

4°. En rapport. La droite, légèrement recouverte d'abord par la clavicule, par le muscle sterno-thyroïdien et par la veine sous-clavière droite, est ensuite croisée dans sa direction par le nerf vague. En arrière, un espace assez marqué la sépare de la colonne vertébrale et du muscle long du cou, auxquels elle répond; en dedans, un espace triangulaire la sépare de la carotide primitive; en dehors, elle avoisine le sommet du poumon.

La sous-clavière gauche est recouverte en devant, dans son origine, par le poumon, puis par la veine sous-clavière gauche, puis par le nerf vague, qui se trouve dans sa direction au lieu de la croiser. Elle répond d'une manière éloignée à la première côte, à la clavicule, et enfin au muscle sterno-thyroïdien,

dont elle se trouve séparée par un intervalle assez
sensible; en arrière, elle est immédiatement appliquée sur la colonne vertébrale et sur le muscle long
du cou; en dedans, elle côtoie parallèlement la carotide primitive; en dehors, elle répond immédiatement en grande partie au poumon gauche.

Parvenues auprès des scalènes, les sous-clavières
présentent absolument la même disposition. L'une
et l'autre prennent tout-à-coup une direction transversale pour s'engager entre ces muscles, où elles
changent leur nom en celui d'*axillaires*.

Immédiatement avant de s'engager ainsi, la sous-
clavière donne un grand nombre de branches qu'on
distingue en supérieures, inférieures et externes.

A. *Branches supérieures.*

Ce sont les artères vertébrale et thyroïdienne inférieure.

1o. *Artère vertébrale.*

C'est la plus volumineuse de toutes; on peut même
la comparer en quelque sorte, à son origine, avec
l'axillaire, et considérer ces deux troncs comme les
divisions presque égales de la sous-clavière. Elle naît
profondément dans l'endroit où la sous-clavière
change de direction, et forme avec elle un angle
très-obtus du côté droit, tandis que du côté gauche
elle se trouve dirigée dans le même sens et semble
la continuer en haut. Placée sur la colonne vertébrale et plus immédiatement sur le muscle long du

cou, à côté du scalène antérieur, elle remonte verticalement de l'un et de l'autre côtés, cachée en devant par la thyroïdienne inférieure; et, après un fort
court trajet, elle s'engage dans le trou qui se remarque à la base de l'apophyse transverse de la sixième
vertèbre cervicale, quelquefois, mais rarement,
dans un trou semblable de la septième. Chez certains sujets, on la voit parcourir un trajet beaucoup
plus long au-devant de la colonne vertébrale, et ne
s'engager dans son canal propre qu'au niveau de
la troisième ou quatrième vertèbre. Elle suit dès-
lors, en gardant la même direction, le canal qui
résulte de tous les trous des apophyses transverses
cervicales, et qui se trouve complété par les muscles inter-transversaires, jusqu'à la seconde vertèbre.
Là, elle sort par le trou de cette vertèbre, se porte
en arrière, profondément cachée sous le musle petit
complexus, et forme entre la seconde et la première
vertèbre une courbe verticale dont la convexité est
en arrière, la concavité en devant. Puis elle s'engage, au-dessous du muscle grand oblique de la
tête, dans le trou de l'apophyse transverse de l'atlas,
et, après l'avoir traversé, se dirige en dedans en
formant entre l'atlas et l'occipital, dans l'espace
triangulaire des muscles droits et obliques, une
courbure transversale dont la convexité, postérieure,
est recouverte par le grand complexus et un peu
par le grand droit; tandis que la concavité, antérieure, embrasse la portion latérale du ligament
occipito-atloïdien postérieur. Enfin elle s'enfonce
sous les muscles droits, traverse la dure-mère à
côté du tubercule de l'atlas, et s'introduit dans le

crâne par le trou occipital. Placée alors sur la partie latérale de la moelle, elle se rapproche, toujours en remontant, de sa partie antérieure, qu'elle occupe au niveau des éminences pyramidales et olivaires. Vers la rainure qui sépare la moelle de la protubérance cérébrale, l'artère vertébrale se termine enfin en se réunissant à la vertébrale opposée, et de cette anastomose, unique dans l'économie entre deux gros troncs artériels, résulte l'artère basilaire.

Ainsi l'artère vertébrale protégée, dans la plus grande partie de son trajet, par le canal osseux dans lequel elle est renfermée, accommodée en haut par ses deux grandes flexuosités à la disposition des deux premières vertèbres entre elles, aboutit enfin dans le crâne et finit au cerveau, auquel elle était spécialement destinée.

Dans le petit espace que l'artère vertébrale parcourt depuis son origine jusqu'à son introduction dans le canal des apophyses transverses, elle ne fournit pour l'ordinaire aucune branche. Pour examiner avec ordre celles qui en partent ensuite, il faut considérer l'artère, 1° dans le canal des vertèbres, 2° dans les deux courbures qu'elle forme avant d'entrer dans le crâne, 3° enfin dans le crâne.

1°. Dans le canal des vertèbres, l'artère fournit beaucoup de petites branches en tous sens. Les externes, antérieures et postérieures, vont aux muscles inter-transversaires, les traversent même pour se rendre en devant aux scalènes et grand droit antérieur, en arrière aux petit complexus et splénius. Les internes pénètrent dans le canal vertébral par les trous de conjugaison, et se répandent sur la moelle et sur la dure-mère en s'anastomosant avec celles du côté opposé. Aucune n'est remarquable.

2°. Dans sa courbure verticale, l'artère vertébrale donne une petite branche qui se dirige en dedans au-dessous du muscle grand oblique de la tête, et se divise en deux rameaux dont l'un descend en arrière et se perd dans les faisceaux du transversaire épineux, tandis que l'autre remonte sous l'arc postérieur de l'atlas et se porte à la dure-mère. Plusieurs autres petites branches nées au même endroit se perdent dans les muscles grand oblique et petit complexus.

La courbure transversale de la vertébrale donne un assez grand nombre de petites branches aux muscles qui constituent, par leur disposition, l'espace triangulaire dans lequel elle se trouve. On doit en remarquer une plus considérable que les autres, qui se dirige transversalement en dedans et se divise bientôt en deux rameaux. L'un se porte dans la direction de la branche entre le muscle grand complexus et le grand droit postérieur, sur lequel il forme une espèce d'arcade en s'anastomosant avec celui de la vertébrale opposée. L'autre, plus volumineux, descend obliquement sur le muscle grand droit; s'y distribue ainsi qu'au petit droit et s'y perd.

3°. Mais les branches les plus remarquables et les plus importantes sont celles que fournit la vertébrale depuis son entrée dans le crâne jusqu'à sa terminaison. Ces branches sont la spinale postérieure, la spinale antérieure et la cérébelleuse inférieure.

a. *Branche spinale postérieure.* Elle naît de la vertébrale placée sur le côté de la moelle, quelquefois de la cérébelleuse inférieure, descend un peu obliquement en dedans, et se place à la partie postérieure de la moelle sur laquelle elle descend, parallèle à la spinale postérieure opposée, jusqu'à la seconde vertèbre des lombes, où la moelle finit. Sa ténuité est égale à sa longueur. Dans son trajet, elle donne des rameaux transverses, dont les uns, internes, s'anastomosent avec la spinale opposée; les autres, externes, se distribuent sur le névrilème de la moelle pour donner leurs ramuscules capillaires à la substance médullaire elle-même.

b. *Branche spinale antérieure.* Elle naît en dedans de la vertébrale un peu avant sa terminaison; quelquefois la cérébelleuse inférieure ou même l'artère basilaire lui donnent naissance. Analogue à la précédente, quoiqu'un peu plus volumineuse, elle descend flexueuse sur la partie antérieure de la moelle, à laquelle elle fournit plusieurs rameaux. Vers le trou occipital elle se réunit à celle du côté opposé, et la branche unique qui en résulte continue le même trajet jusqu'à la partie inférieure de la moelle, en lui donnant ses rameaux de la même manière que la spinale postérieure.

c. *Branche cérébelleuse inférieure.* Elle naît en dehors de la vertébrale, dans l'endroit où cette artère se rapproche de la partie antérieure de la moelle, par conséquent entre les origines des deux spinales; quelquefois c'est la basilaire qui la donne. Son volume est assez considérable, quoique assez sujet à varier. Dirigée transversalement en dehors sur l'é-

minence pyramidale qu'elle croise, elle gagne l'enfoncement qui sépare la moelle du lobe du cervelet,
se recourbe fortement en bas, descend en contournant la moelle en arrière; et, parvenue près de l'endroit où les deux lobes se rapprochent, elle se divise en trois ou quatre rameaux qui se répandent sur
la surface inférieure du lobe correspondant jusqu'à
sa circonférence, où ils s'anastomosent avec ceux de
la cérébelleuse supérieure. Quelques-uns s'enfoncent
dans les anfractuosités : le plus grand mombre se
divise à la surface. Leurs ramuscules forment sur la
pie-mère un réseau très-fin auquel succèdent les rameaux capillaires qui pénètrent dans la substance
propre du cervelet.

Artère basilaire, réunion des deux Vertébrales.

Elle commence en arrière vers la rainure qui sépare la moelle d'avec la protubérance cérébrale, et
finit en devant dans l'intervalle qui sépare les prolongemens antérieurs de cette protubérance. Ainsi
elle correspond en haut dans toute son étendue à la
protubérance, qui lui offre une gouttière très-marquée; tandis qu'en bas elle appuie sur la gouttière
basilaire, dont la sépare seulement la membrane
arachnoïde.

Son volume, quoique considérable, est manifestement inférieur à celui des deux vertébrales réunies, exemple sensible qui confirme l'assertion
fort connue sur le rapport des rameaux avec les
troncs.

La basilaire fournit dans son court trajet un grand

nombre de rameaux latéraux fort disproportionnés
à elle pour le volume; ils se répandent plus ou
moins loin sur la protubérance en formant quelques
flexuosités, puis pénètrent la substance de ce corps.
Quelques-uns s'étendent jusqu'au cervelet. Les seules branches volumineuses qu'elle donne sont les
cérébelleuses supérieures.

Branche cérébelleuse supérieure. Elle naît de la
basilaire un peu avant sa terminaison, se dirige
transversalement en dehors sur la protubérance et
sur son prolongement antérieur, qu'elle contourne
en arrière en s'engageant sous la tente du cervelet,
jusqu'au niveau des tubercules quadrijumeaux. Là,
elle se divise en un grand nombre de rameaux plus
ou moins considérables, dont les uns remontent en
formant beaucoup de flexuosités sur le lobe postérieur du cerveau, et s'anastomosent avec ceux de
l'artère cérébrale postérieure; tandis que les autres
descendent suivant différentes directions sur la face
supérieure du cervelet, s'y ramifient et s'y distribuent à la manière ordinaire.

C'est cette branche qui fournit principalement
des rameaux aux parties qui constituent l'aqueduc
de Sylvius et le quatrième ventricule.

L'artère basilaire se termine par deux branches,
qui sont les artères cérébrales postérieures.

Artères cérébrales postérieures. Chacune d'elles,
née au-dessous de la branche cérébelleuse supérieure, qu'elle surpasse de beaucoup en volume, se
contourne parallèlement à cette branche sur le prolongement antérieur de la protubérance, mais s'en
sépare en arrière où elle demeure au-dessus de la

tente du cervelet, et se porte à la partie inférieure
du lobe cérébral postérieur.

L'intervalle étroit qui sépare cette artère, dans la
première partie de son trajet, d'avec la branche cérébelleuse, contient l'origine du nerf moteur commun, placé ainsi entre deux troncs artériels assez
volumineux. Par sa convexité l'artère cérébrale reçoit dans le même endroit la branche communiquante postérieure fournie par la carotide. Sa concavité donne des rameaux assez nombreux à la protubérance, à ses prolongemens, aux tubercules
mamillaires, etc. Un d'entre eux pénètre le troisième ventricule, et se distribue principalement à
la couche optique et à la voûte à trois piliers.

Parvenue sur le lobe postérieur, l'artère cérébrale
en suit le bord inférieur et interne en distribuant
latéralement, soit à la face inférieure, soit à la face
interne, de nombreux rameaux par lesquels elle finit.
Ces rameaux se subdivisent dans la pie-mère, en se
comportant comme tous ceux que nous avons examinés jusqu'ici. Ils s'anastomosent en une foule
d'endroits avec les cérébrales antérieure et moyenne.

Remarques sur la disposition des artères cérébrales.

Quatre troncs fournissent à l'organe cérébral tous
les vaisseaux qui lui appartiennent. Deux lui viennent des carotides primitives, et deux des sous-clavières. Les premiers sont volumineux et courts, les
seconds, un peu moins considérables, parcourent
un trajet plus long. Du reste, les uns et les autres
se rapprochent par des caractères communs extrê-

mement remarquables, soit dans leur trajet hors
du crâne, soit dans la manière dont ils se comportent en entrant dans le crâne, soit dans leur distribution à la masse encéphalique.

Dans leur trajet hors du crâne les troncs cérébraux, 1° sont tous profondément situés, éloignés
de l'extérieur, protégés soit par des organes épais,
soit par un canal osseux qui les renferme. Les carotides internes, aussitôt après leur origine, s'enfoncent entre la colonne vertébrale et le pharynx.
Bientôt les conduits carotidiens, les gouttières du
sphénoïde complétées et converties en canaux par
des lames épaisses de la dure-mère, offrent à ces
deux artères un chemin solide par lequel elles traversent la base du crâne.

Les vertébrales, dont le trajet est plus long, sont
aussi protégées d'une manière encore plus sûre. Engagées dès leur origine dans les trous des apophyses
transverses cervicales, elles sont renfermées dans
le canal qui résulte de ces trous réunis jusqu'à la
partie supérieure du cou, et ne sortent ensuite de
ce chemin couvert que pour se trouver garanties
par les couches épaisses des muscles complexus,
splénius et trapèze. Ce canal de l'artère vertébrale,
quoique formé par plusieurs portions osseuses isolées, offre la même solidité que le conduit carotidien, vu les articulations multipliées qui assujettis-
sent ici les os, tandis que les muscles inter-transversaires en remplissent tous les intervalles. Si ce canal
est légèrement flexible sur lui-même, comme l'exi-
geaient les mouvemens de la région à laquelle il
appartient, cette flexion, également répartie sur

tous ses points, ne peut jamais diminuer ses diamètres ou rétrécir son calibre.

2°. Tant que les troncs cérébraux ne sont point
parvenus dans la cavité du crâne, ils ne fournissent
que de fort petits rameaux, ou au moins des branches
fort disproportionnées au volume qu'ils ont eux-
mêmes. J'ai fait cette remarque plus haut à l'égard
des artères carotides internes; je l'applique ici aux
vertébrales. Renfermées dans les conduits des apophyses, elles ne donnent que des ramuscules peu
importans, quoique nombreux, soit à la moelle,
soit aux muscles vertébraux. Parvenues sous les
muscles complexus, elles donnent des branches un
peu plus remarquables, mais toujours fort disproportionnées avec les tronc eux-mêmes.

En entrant dans le crâne, ou immédiatement
avant d'y entrer, les troncs cérébraux forment sur
eux-mêmes des courbures plus ou moins nombreuses, plus ou moins marquées, mais dont plusieurs
sont constantes. La carotide interne, outre les
flexuosités qu'elle présente presque toujours à la
partie supérieure du cou, change nécessairement de
direction à plusieurs reprises en traversant le canal
carotidien et le sinus caverneux. La vertébrale offre,
entre la seconde et la première vertèbre, puis entre
la première et l'occipitale, deux courbures que l'on
trouve toujours, parce qu'elles sont en rapport nécessaire avec la disposition des parties osseuses.

Ce caractère, remarqué depuis long-temps par
les anatomistes, a donné lieu, comme l'on sait, à
une assertion physiologique presque unanimement
adoptée sur la circulation du sang dans le cerveau.

On a dit que ces courbures artérielles avaient l'utilité de diminuer la force de l'impulsion communiquée au sang, impulsion que la substance molle et
délicate de l'organe cérébral ne pourrait supporter
si cet organe la recevait en ligne directe.

Mais, comme le remarque Bichat, pour admettre
que les flexuosités vasculaires pussent retarder ainsi
le trajet du sang, il faudrait supposer les artères vides
à l'instant de la contraction du cœur. On concevrait
alors comment le flot du sang, poussé par cette contraction et tendant à s'échapper toujours en ligne
directe, serait d'autant plus retardé qu'il heurterait
contre un plus grand nombre de courbures. Si au
contraire cette supposition est inadmissible; si,
comme on ne peut en douter, le système artériel
est constamment plein dans toutes ses parties, le
mouvement communiqué à cette masse sanguine
continue par chaque contraction du cœur ne pourra
être affaibli par de pareilles flexuosités, et sera
aussi fort aux extrémités des vaisseaux, quelle que
soit leur forme, qu'il l'était à leur origine. Le degré
d'impulsion que la circulation communique à un organe est donc uniquement en raison de la quantité
du sang qui lui est porté, nullement en raison de
la direction des vaisseaux qui le lui transmettent (1).
Ainsi j'ignore le rapport qui peut exister entre les courbures constantes des artères cérébrales et la circulation du sang dans le cerveau; et j'observe ici la disposi-

_____

(1) *Voyez* dans l'*Anatomie générale*, édit. de 1829, tom. II,
pag. 29 et suiv. les raisonnemens sur lesquels Bichat fonde cette
opinion, et les objections de M. Blandin.

tion anatomique sans en déduire aucune conséquence.

Parvenus au cerveau, les troncs artériels se divisent enfin, et on peut remarquer entre eux une analogie sensible de disposition en devant et en arrière. Les carotides, peu après leur division, communiquent ensemble par une branche courte et volumineuse placée entre les cérébrales antérieures. Les vertébrales communiquent d'une manière plus intime encore en se réunissant en un seul tronc qui ne tarde pas à se diviser lui-même. A ces anastomoses individuelles il faut joindre l'anastomose commune des troncs antérieurs avec les postérieurs par les branches communiquantes postérieures. L'effet de ces réunions vasculaires n'est point, comme on l'a pensé, de ralentir le cours du sang, mais de rendre plus uniforme et plus vive l'impulsion du sang sur le cerveau.

La plus remarquable de ces anastomoses, c'est sans contredit celle des carotides avec les vertébrales. Par elle les deux parties du système artériel cérébral forment un seul tout, et peuvent même se suppléer réciproquement dans certains cas. Ainsi, dans les expériences sur les animaux vivans, on a vu quelquefois la vie subsister malgré la ligature des carotides, les vertébrales fournissant alors seules tout le sang du cerveau.

On doit observer ici avec Bichat que toutes les divisions vasculaires principales occupent la base de l'organe cérébral, et se trouvent placées entre lui et des surfaces osseuses, en sorte que le mouvement circulatoire, répercuté de toutes parts par ces surfaces, se porte en entier sur la masse encéphalique,

et y produit une excitation d'autant plus vive; excitation nécessaire pour que cet organe remplisse
ses fonctions, et par conséquent pour que la vie extérieure soit entretenue. Ceux qui voudront appro-
fondir davantage ces belles considérations, les
trouveront admirablement développées dans la seconde partie des *Recherches physiologiques sur la
vie et la mort.*

2. *Artère thyroïdienne inférieure.*

Elle est plus superficielle et beaucoup moins volumineuse que la vertébrale. Née de la sous-clavière,
elle remonte verticalement sur le muscle scalène antérieur jusque vers la cinquième vertèbre cervicale;
là elle se recourbe tout à coup en dedans, passe transversalement entre l'artère carotide primitive et la
colonne vertébrale, et remonte ensuite flexueuse
jusqu'à la glande thyroïde.

Dans ce trajet, la thyroïdienne donne un assez
grand nombre de branches. Les unes, nées de sa
partie interne, descendent sur le muscle long du cou,
auquel elles se distribuent; ou vont à l'œsophage
et à la trachée-artère, qu'elles accompagnent dans la
poitrine pour s'anastomoser avec les bronchiques.
Les autres naissent de la partie externe. Souvent
elle donne la scapulaire postérieure et la scapulaire
supérieure. Mais parmi celles qui sont constamment
propres à la thyroïdienne, la seule qu'on doive distinguer, c'est la *cervicale ascendante.* Elle remonte
sur le scalène antérieur et jusque sur le grand droit
antérieur; fournit à ces muscles, au long du cou,

au splénius, de nombreux rameaux par lesquels elle se perd, et qui s'anastomosent avec ceux de la vertébrale ou même de l'occipitale.

Les autres branches externes de la thyroïdienne inférieure sont plus ou moins ténues. Toutes remontent dans l'épaisseur du scalène antérieur et du long du cou, auxquels elles se distribuent entièrement.

Parvenue auprès de la glande thyroïde, l'artère se divise en deux grosses branches qui, s'écartant l'une de l'autre, pénètrent la glande sur divers points par sa partie postérieure, et s'y subdivisent en s'anastomosant, soit avec la thyroïdienne inférieure opposée, soit avec les deux thyroïdiennes supérieures. Quelques-unes de ces branches les plus ténues pénètrent la trachée et vont se répandre sur la membrane muqueuse des voies aériennes.

B. Branches inférieures.

Ce sont les artères thoracique interne et intercostale supérieure.

1°. Artère thoracique interne.

Cette artère, plus longue encore que volumineuse, naît de la sous-clavière, vis-à-vis la thyroïdienne inférieure. On la nomme ordinairement *mammaire interne.* Dirigée obliquement en bas et en dedans, elle s'enfonce dans la poitrine et va se placer sur la paroi antérieure de cette cavité. Elle descend sur les muscles intercostaux et sur les cartilages dont elle croise la direction, voisine des parties latérales du sternum, et se rapprochant insensiblement de cet os à mesure qu'elle avance. Enfin, vers l'appendice sternale, elle se divise en deux branches qui se portent isolément dans les parois de l'abdomen.

Le nerf diaphragmatique croise obliquement l'artère thoracique interne à son origine, se place en dedans d'elle pour s'introduire dans le thorax et s'en écarte tout-à-fait ensuite.

En entrant dans le thorax, la thoracique interne donne un assez grand nombre de branches au thymus, aux muscles sterno-hyoïdien et sterno-thyroïdien, aux glandes lymphatiques. Parmi ces branches, il en est une très-étendue qu'on peut nommer *médiastine antérieure*. Pour l'ordinaire c'est la thoracique interne qui la fournit; quelquefois cependant elle vient ou de la courbure aortique elle-même ou de l'innominée. Cette branche descend dans la partie évasée que présente en haut le médiastin antérieur. Dès son origine elle donne quelques rameaux à la portion du péricarde qui environne l'aorte à sa sortie du cœur. Après quelques lignes de trajet elle se divise en deux branches secondaires. L'une remonte aussitôt à la partie inférieure du cou, couverte par les sterno-thyroïdiens, et se porte à la partie inférieure de la glande thyroïde, dans laquelle elle se subdivise et se perd en s'anastomosant avec les thyroïdiennes inférieures. L'autre branche, plus considérable, continué à descendre dans le médiastin, et se divise presque aussitôt en deux rameaux qui s'écartent à angle aigu et vont gagner l'une et l'autre plèvres. Chacun d'eux descend sur cette portion membraneuse, et s'y perd en donnant de nombreux ramuscules au thymus, aux glandes lymphatiques,

et au tissu cellulaire graisseux qui contient le médiastin.

Un peu plus bas la thoracique interne fournit
une branche plus remarquable nommée *diaphragmatique supérieure.*

Branche diaphragmatique supérieure. Elle est
constante, mais d'un volume assez petit pour l'ordinaire. Une fois je l'ai vue aussi volumineuse que la
thoracique elle-même. Née de cette artère au niveau
du sternum, elle se porte en dedans, en arrière et
en bas, en suivant exactement le trajet du nerf diaphragmatique, et formant plusieurs flexuosités. Placée entre le poumon et le péricarde, elle donne à la
membrane fibreuse de ce dernier un assez grand
nombre de rameaux. Un d'entre eux, né de la diaphragmatique près de son origine, descend sur la
partie latérale du péricarde jusqu'auprès du diaphragme, en donnant de nombreux ramuscules soit
au péricarde, soit à la surface interne du poumon.
Ensuite il contourne le péricarde en arrière et va se
jeter sur l'œsophage, auquel il se distribue. Enfin la
diaphragmatique supérieure, parvenue à la partie
moyenne antérieure du diaphragme, se divise en
plusieurs branches qui pénètrent ce muscle et s'anastomosent avec les diaphragmatiques inférieures
fournies par l'aorte.

Dans son trajet derrière les cartilages costaux la
thoracique donne latéralement des branches distinguées en externes et internes.

Branches externes. Leur nombre égale ordinairement celui des espaces intercostaux auxquels correspond la thoracique. Les premières sont fort

ténues et courtes; les dernières augmentent en volume et en longueur. Toutes naissent au niveau du
bord inférieur des cartilages correspondans, suivent
quelque temps ce bord, et descendent ensuite sur
le muscle intercostal interne, dans lequel la plupart
se perdent entièrement, tandis que d'autres, et surtout les inférieures, parcourant un plus long trajet,
vont s'anastomoser avec les intercostales aortiques
voisines, et traversent même les muscles intercostaux pour aller sur la partie extérieure du thorax
se répandre dans les muscles pectoraux et grand
oblique.

Souvent il y a deux branches semblables pour
chaque espace intercostal; l'une suit le bord inférieur
d'un cartilage, l'autre le bord supérieur du cartilage
qui est au-dessous. Toutes deux finissent ensuite de
la même manière.

Branches internes. Elles sont un peu plus volumineuses, et pour l'ordinaire en nombre égal aux
espaces intercostaux. Aussitôt après leur origine
elles fournissent quelques rameaux transverses à la
partie postérieure du sternum, puis traversent les
muscles intercostaux internes sur les côtés du même
os pour se porter sur la partie extérieure du thorax.
Recourbées alors légèrement sur elles-mêmes, elles
suivent quelque temps les espaces où elles se trouvent, entre les muscles grand pectoral, ou grand
oblique, ou droit abdominal, et les intercostaux externes. Elles se distribuent enfin à tous ces muscles
en s'anastomosant avec les branches thoraciques
externes fournies par l'axillaire.

Les branches internes supérieures sont ordinaire-

ment plus grosses que les inférieures, ce qui est l'inverse des branches externes.

La dernière des branches internes, née au niveau
de l'appendice sternale, se porte transversalement
sur la partie postérieure de cet appendice, s'y ramifie en formant plusieurs flexuosités, et s'y anastomose avec une branche semblable de la thoracique
interne opposée. Souvent ensuite elle descend entre
la ligne blanche et le péritoine jusqu'auprès de l'ombilic, s'engage entre les deux feuillets membraneux
qui forment le ligament suspensoire du foie, et s'u-
nit avec les rameaux de l'artère hépatique.

Des deux branches par lesquelles finit l'artère
thoracique interne au-dessous de l'appendice sternale, l'une, externe, se porte obliquement en dehors et en bas, derrière les derniers cartilages costaux, traverse les insertions du diaphragme, auquel
elle donne plusieurs rameaux, et se porte dans les
muscles transverses et obliques de l'abdomen, où
elle se perd en rameaux multipliés anastomosés
avec ceux des intercostales inférieures, des lombaires et de l'artère circonflexe iliaque. C'est cette branche que Haller nomme *musculo-phrénique.*

L'autre branche, antérieure, suit la direction primitive de la thoracique, et descend entre le muscle
droit abdominal et les cartilages costaux, puis entre
lui et le péritoine en se rapprochant de l'ombilic,
vers lequel elle se termine en s'anastomosant avec
l'artère épigastrique. Ses rameaux nombreux se répandent de tous côtés dans les muscles droits et
obliques, auxquels ils se distribuent.

2. *Artère intercostale supérieure.*

Elle varie singulièrement en volume et en longueur; quelquefois elle n'égale pas la grosseur d'une des intercostales aortiques, et ne s'étend guère au-delà de la première côte. Elle naît de la partie inférieure et postérieure de la sous-clavière, à peu près au même endroit que la cervicale profonde, descend au-devant du col de la première côte, tantôt droite, tantôt formant une ou deux flexuosités, et voisine du ganglion cervical inférieur. Parvenue au premier espace intercostal, elle se recourbe en dehors, et suit pendant quelque temps le bord supérieur de la seconde côte, au-devant de laquelle elle descend bientôt pour se terminer par deux ou trois branches. Dans ce trajet, l'artère intercostale est recouverte en devant par la plèvre.

Au-devant de la première côte, l'intercostale donne souvent un rameau assez volumineux qui se dirige sur cet os transversalement, et se distribue au muscle scalène antérieur près de son attache.

Dans le premier espace intercostal, l'artère donne deux branches, l'une postérieure, l'autre externe. La première, fort petite, donne quelques ramuscules à la moelle par le trou de conjugaison correspondant, passe ensuite entre les apophyses transverses, et va se jeter dans les muscles du dos, où elle se perd. La seconde suit le bord inférieur de la première côte et se distribue aux deux muscles intercostaux.

Dans le second espace intercostal, l'artère se ter-

mine en donnant également deux branches, l'une
postérieure, l'autre externe, distribuées comme les
précédentes. Quelquefois l'artère se prolonge jusqu'au troisième espace, qu'elle fournit encore de la
même manière. Ailleurs, elle envoie seulement à cet
espace un rameau qui s'y subdivise. Ordinairement
c'est par ces rameaux que l'intercostale supérieure
finit. D'autres fois elle s'anastomose avec la première
intercostale aortique. Une fois, j'ai vu cette artère
se recourber tout à coup dans le second espace et se
porter transversalement en dedans jusque sur le côté
correspondant de la colonne vértébrale, sur laquelle elle descendait ensuite obliquement et se
perdait.

C. *Branches externes.*

Ce sont les artères scapulaire postérieure, scapulaire supérieure, et cervicale profonde.

1o. *Artère scapulaire postérieure.*

Elle est un peu inférieure en volume à la thoracique interne. Très-souvent elle naît par un tronc
commun avec la thyroïdienne inférieure. Dirigée
transversalement en dehors, elle contourne les
muscles scalènes et les nerfs du plexus brachial,
placée immédiatement sur eux dans le grand espace
triangulaire que forment le sterno-mastoïdien, le
trapèze et la clavicule. Bientôt elle se recourbe pour
se porter obliquement en arrière et en bas, s'engage sous le trapèze et sous l'angulaire, change en-

core ici de direction et descend verticalement sous
le rhomboïde en côtoyant le bord postérieur de l'o-
moplate pour se terminer près de son angle par
plusieurs rameaux.

Depuis son origine jusqu'à sa première courbure,
la scapulaire postérieure fournit plusieurs branches
supérieures qui remontent verticalement sur le muscle scalène et s'y perdent. Souvent une d'entre elles,
plus volumineuse et plus superficielle, remonte
obliquement en arrière et va se distribuer aux muscles splénius et trapèze. En bas, elle n'en donne aucune remarquable, si ce n'est lorsque l'artère scapulaire supérieure vient d'elle, au lieu de venir
immédiatement de la sous-clavière, comme il arrive
fréquemment.

Parvenue sous l'angulaire, la scapulaire postérieure donne ordinairement en haut une branche
assez grosse qui remonte et se perd sur l'angulaire
et sur le trapèze. En bas, elle en fournit d'autres
plus ou moins considérables qui descendent en dehors sous le trapèze jusqu'au sus-épineux, et se distribuent à l'un et à l'autre en s'anastomosant avec
plusieurs branches de la scapulaire supérieure.

Enfin, sous le muscle rhomboïde, la scapulaire
postérieure se divise souvent en deux branches
égales dont l'une suit, le long du bord de l'omoplate,
le trajet vertical que nous avons indiqué tout à
l'heure, et finit près de l'angle inférieur de l'os en
donnant ses rameaux au rhomboïde et au grand
dorsal, tandis que l'autre, dirigée obliquement en
dehors sous l'omoplate, va se distribuer aux muscles
grand dentelé et sous-scapulaire. La branche verti-

cale est constante et termine l'artère; la branche oblique est suppléée quelquefois par plusieurs branches transversales.

Il n'est pas très-rare de voir la scapulaire postérieure naître de l'axillaire. Elle passe alors entre les nerfs brachiaux, contourne les scalènes à leur attache inférieure, et parvenue en arrière, se comporte comme nous venons de le dire.

2°. *Artère scapulaire supérieure.*

Inférieure à la précédente pour le volume, elle en tire souvent son origine; d'autres fois elle naît de la thyroïdienne inférieure, rarement de la thoracique interne. Dans le plus grand nombre de sujets elle ne vient point immédiatement de la sous-clavière.

Dans tous les cas, elle descend obliquement en dehors dans l'espace triangulaire des sterno-mastoïdien et trapèze, s'engage sous ce dernier muscle en suivant exactement le trajet du nerf sus-scapulaire, et s'approche du muscle sus-épineux. Elle donne à ce muscle une branche superficielle assez considérable, dont plusieurs rameaux s'anastomosent en arrière avec la scapulaire postérieure; d'autres se portent en devant et se répandent sur le sous-clavier.

La scapulaire supérieure s'engage ensuite dans la fosse sus-épineuse entre le bord supérieur de l'omoplate et le muscle sus-épineux, ordinairement au-dessus, quelquefois au-dessous du ligament qui ferme la petite échancrure coracoïdienne. Elle suit la fosse en dehors en donnant au muscle de nom-

breuses branches, puis s'enfonce sous la voûte formée par la clavicule et l'acromion réunis, se contourne sur le bord externe de l'épine de l'omoplate,
et s'engage dans la fosse sous-épineuse entre l'os et
le muscle sous-épineux. Là, elle s'anastomose avec
la branche transversale de la scapulaire inférieure
fournie par l'axillaire, puis se divise en deux branches principales. L'une descend en côtoyant le bord
antérieur de l'omoplate et distribuant ses rameaux
aux muscles petit rond et grand dorsal. L'autre se
porte transversalement en arrière sous l'épine de
l'omoplate, et finit par un grand nombre de rameaux répandus dans le muscle sous-épineux.

3°. *Artère cervicale profonde.*

Elle naît très-profondément de la sous-clavière,
derrière le scalène antérieur et immédiatement au-
devant des apophyses transverses. Souvent elle vient
d'un tronc qui lui est commun avec l'intercostale
supérieure; d'autres fois c'est la thyroïdienne inférieure ou la vertébrale qui la fournissent. Dirigée
obliquement en dehors, elle s'engage peu après son
origine entre les apophyses transverses des deux
dernières vertèbres cervicales ou de la dernière
cervicale et de la première dorsale, se porte en arrière et en haut, et s'introduit entre le grand complexus et le transversaire épineux. Là, elle devient
verticale, remonte entre ces deux muscles jusqu'auprès de l'attache supérieure du premier, et finit en
s'anastomosant par plusieurs divisions avec l'artère
vertébrale et avec les rameaux de l'occipitale.

Avant de s'engager entre les apophyses transverses, la cervicale profonde donne plusieurs branches
ascendantes qui se perdent dans le scalène antérieur
et dans le long du cou, en se réunissant à la branche
cervicale superficielle de la thyroïdienne inférieure.

Parvenue entre les muscles grand complexus et
transversaire épineux, elle leur fournit de nombreux
rameaux dont aucun ne mérite d'être décrit.

Quelquefois la cervicale profonde manque tout-à-
fait, et se trouve suppléée par une branche qui, née
en haut d'une des courbures de la vertébrale, descend entre les muscles grand complexus et transversaire épineux.

§ II. *Artère axillaire.*

L'axillaire commence dans l'intervalle des scalènes, dont elle sort aussitôt pour se diriger obliquement en bas et en dehors jusqu'à la partie inférieure
du creux de l'aisselle, endroit où elle change son
nom en celui de *brachiale.* Placée entre le thorax et
le membre supérieur, elle appuie sur l'un depuis les
scalènes jusqu'au-delà de la clavicule, et se rapproche de l'autre inférieurement.

En devant, l'axillaire répond d'abord au peaucier
et à la peau dans un fort petit espace triangulaire
que circonscrivent le scalène antérieur, les nerfs du
plexus brachial et la clavicule; puis elle est recouverte par la clavicule, dont elle croise la direction à
angle aigu, et par le muscle sous-clavier. Plus bas
elle répond au grand pectoral, plus bas encore aux
deux pectoraux réunis, tout-à-fait en bas au ten-

don du grand pectoral, puis au coraco-brachial et à la courte portion du biceps. Depuis la clavicule jusqu'au bas du creux de l'aisselle, la veine axillaire recouvre l'artère immédiatement.

En arrière, l'axillaire répond d'abord en partie au plexus brachial, puis à l'intervalle celluleux des muscles grand dentelé et sous-scapulaire, intervalle qui forme en grande partie le creux de l'aisselle, enfin aux muscles grand dorsal et grand rond.

En dedans, l'axillaire appuie d'abord immédiatement dans une assez grande étendue sur la première côte, qui lui offre une gouttière plus ou moins profonde. Plus bas, elle appuie encore sur le premier espace intercostal, sur la seconde côte et sur une portion du muscle grand dentelé. Elle est ensuite éloignée de ce muscle, soit par le plexus brachial, soit par le tissu cellulaire abondant et par les glandes lymphatiques qui remplissent le creux de l'aisselle.

En dehors, recouverte jusqu'au-dessous de la clavicule par le plexus brachial, l'axillaire est ensuite appliquée immédiatement sur la capsule articulaire de l'humérus.

Ainsi le plexus brachial occupe d'abord la partie postérieure et externe de l'axillaire, qui, au-dessous de la clavicule, passe entre les nerfs de ce plexus et se trouve ensuite enveloppée par eux de toutes parts, excepté en dehors.

D'après ces rapports essentiels à connaître, on voit, 1° que, depuis les scalènes jusqu'au-dessous de la clavicule, l'artère axillaire repose immédiatement sur une surface osseuse assez large et presque immobile formée par la première côte; 2° qu'au dessous de la clavicule elle a pour appui la seconde côte, moins large, un peu plus mobile, mais assez fixe pour supporter sans s'enfoncer beaucoup une compression assez forte; 3° que dans le reste de son étendue elle n'a aucun appui osseux fixe, puisqu'elle ne répond qu'à une articulation.

Ainsi l'artère axillaire peut être comprimée sur la première côte par une puissance qui agira de haut en bas au-dessous de la clavicule dans l'intervalle des muscles scalènes; elle peut l'être sur la seconde côte par une puissance qui agira horizontalement au-dessous du milieu de la clavicule au travers des deux muscles pectoraux. Le premier mode de compression, favorisé par l'abaissement de la clavicule, sera toujours difficile à exercer et surtout à soutenir, vu la saillie et la mobilité de cet os. Le second, plus facile à soutenir, n'a pour inconvénient que l'épaisseur médiocre des parties au travers desquelles on l'exerce.

On conçoit aussi comment l'abaissement forcé de la clavicule peut intercepter, au moins en grande partie, le cours du sang dans l'artère axillaire comprimée alors sur la première côte.

Les branches fournies par l'axillaire peuvent se distinguer en celles qu'elle donne en passant sur le thorax, celle qui en naît dans le creux de l'aisselle, celles qui en partent à la partie supérieure du bras.

A. *Branches que donne l'Axillaire en passant sur le thorax.*

Il y en a trois constantes : l'acromiale, et les deux thoraciques externes.

1°. *Artère acromiale.*

Elle naît de l'axillaire au-dessous du milieu de la clavicule. Son volume est assez considérable. Cachée dans son origine par le muscle grand pectoral, elle donne quelques rameaux au sous-clavier, au grand dentelé et au premier intercostal. Puis elle se dirige obliquement en avant et en dehors, jusqu'à l'intervalle étroit et graisseux qui sépare ce muscle du deltoïde : là, elle se divise en deux branches, l'une supérieure, l'autre inférieure.

Branche supérieure. Elle remonte flexueuse entre le pectoral et le deltoïde jusqu'à la clavicule : là, elle donne un rameau assez volumineux qui se porte plus ou moins loin entre la peau et la partie supérieure du deltoïde en se distribuant à l'une et à l'autre. Puis elle s'enfonce sous le deltoïde et se divise aussitôt en deux branches secondaires. L'une suit le bord antérieur de l'extrémité de la clavicule jusqu'à son articulation avec l'acromion. L'autre, plus grosse, se répand par une foule de rameaux sur la capsule articulaire de l'humérus. Toutes deux se distribuent soit au deltoïde, soit au sus-épineux, en s'anastomosant avec la scapulaire supérieure.

Branche inférieure. Elle descend entre le grand

pectoral et le deltoïde en suivant la veine céphalique, et se divise bientôt en plusieurs rameaux qui s'enfoncent dans les deux muscles et s'y perdent entièrement, anastomosés d'un côté avec les thoraciques, de l'autre avec les circonflexes.

2°. *Artère thoracique externe supérieure.*

Le plus souvent elle naît par un tronc commun avec l'acromiale, quelquefois celle-ci la fournit. Son volume est variable. Dirigée obliquement en bas et en devant entre le petit et le grand pectoral, elle se distribue à ces deux muscles par un grand nombre de rameaux, dont quelques-uns traversent le grand pectoral et vont à la mamelle.

Il est très-ordinaire de trouver plusieurs autres thoraciques supérieures nées isolément de l'axillaire, et distribuées soit aux muscles pectoraux, soit aux intercostaux, qu'elles traversent pour s'anastomoser avec les intercostales.

3°. *Artère thoracique externe inférieure.*

On l'a nommée aussi *thoracique longue* et *mammaire externe*. Elle naît de l'axillaire un peu en dehors de la précédente, quelquefois d'un tronc qui lui est commun avec elle et avec l'acromiale. Dirigée d'abord verticalement en bas sur la partie latérale du thorax, entre le grand dentelé sur lequel elle appuie, et le grand pectoral qui la recouvre, elle se recourbe bientôt en dedans, suit le bord inférieur de ce dernier muscle en se rapprochant de

la peau, puis se divise en plusieurs branches qui embrassent la mamelle et se distribuent soit à cette
glande, soit à la peau.

Dans son trajet, la thoracique inférieure fournit
de nombreux rameaux, soit aux glandes axillaires,
soit aux muscles grand dentelé, grand pectoral, et
intercostaux. Les derniers se prolongent plus ou
moins en devant dans les espaces intercostaux, traversent les muscles et communiquent avec la thoracique interne.

Souvent on trouve deux thoraciques inférieures.
La plus petite, née profondément de l'axillaire, descend sur le muscle grand dentelé, auquel elle se distribue presque exclusivement ainsi qu'aux intercostaux. L'autre, beaucoup plus considérable, naît plus
en dehors au-devant du creux de l'aisselle, descend
sous le grand pectoral, sur lequel elle est appliquée,
et parvenue au bord inférieur de ce muscle, forme
en bas et en devant une grande courbe pour se
terminer à la mamelle. Dans la dernière partie de
son trajet, celle-ci adhère au tissu cellulaire graisseux de la mamelle; en sorte que, dans la dissection,
elle s'enlève avec la peau, l'autre demeurant fixée
sur le thorax.

B. *Branche que donne l'Axillaire dans le creux de l'aisselle.*

Cette branche unique, la plus volumineuse que
fournisse l'axillaire, est l'artère scapulaire inférieure,
désignée par d'autres anatomistes sous le nom de
scapulaire commune.

Artère scapulaire inférieure.

Elle naît de la partie inférieure de l'axillaire près de l'endroit où ce tronc change de nom, vers le bord inférieur du tendon du muscle sous-scapulaire, couverte antérieurement dans son origine par le plexus brachial. Dirigée obliquement en bas le long du bord du sous-scapulaire, elle donne presque aussitôt trois ou quatre branches assez grosses qui se portent transversalement soit aux glandes axillaires, soit au sous-scapulaire. La plus grosse s'enfonce dans l'épaisseur de ce muscle, s'y ramifie et s'y distribue entièrement.

En même temps qu'elle donne ces branches ou immédiatement après les avoir données, la scapulaire se divise en deux branches considérables, l'une descendante ou antérieure, l'autre transversale ou postérieure.

Branche descendante. Elle suit le bord antérieur de l'omoplate jusqu'à son tiers inférieur, placée sur le sous-scapulaire, entre le grand dorsal et le grand dentelé, environnée de beaucoup de tissu cellulaire lâche. Puis elle se divise en un grand nombre de rameaux tous volumineux. Les uns se portent sur le grand dentelé, se subdivisent et se distribuent à ce muscle dans toute sa portion moyenne et inférieure. Les autres se répandent sur toute la face interne du grand dorsal, dont plusieurs traversent les fibres pour se jeter dans les tégumens du dos. D'autres enfin suivent le bord de l'omoplate, se contournent sur son angle inférieur et remontent en arrière pour se réunir à des rameaux de la branche transversale. De nombreuses anastomoses réunissent cette branche à l'artère scapulaire postérieure.

Branche transversale. Dès son origine elle donne un rameau considérable au grand dorsal près de son tendon; elle en donne d'autres au sous-scapulaire. Ensuite elle se recourbe sur le bord antérieur de l'omoplate, passe entre les grand dorsal et grand rond, le sous-scapulaire et la longue portion du brachial postérieur pour gagner la fosse sous-épineuse. Avant de s'y engager, elle donne sur le bord même de l'omoplate un rameau assez remarquable qui se porte entre la peau et l'aponévrose du sous-épineux, et se divise en deux rameaux secondaires, dont l'un descend le long du bord de l'omoplate; l'autre se ramifie sur l'aponévrose et se perd, ainsi que le premier, soit à elle, soit à la peau.

La branche s'engage ensuite sous les muscles petit rond et sous-épineux, dans la fosse de même nom, et remonte obliquement en haut et en arrière, en donnant trois ou quatre gros rameaux qui descendent dans le sous-épineux et s'y subdivisent. Enfin elle passe sous l'acromion, traverse transversalement la fosse sus-épineuse, placée entre l'os et le muscle, et s'anastomose avec la branche profonde de l'artère scapulaire supérieure.

C. *Branches que donne l'Axillaire à la partie supérieure du bras.*

Ces branches, au nombre de deux, sont les dernières que fournisse l'axillaire: qui prend immédia-

tement au-dessous d'elles le nom de *brachiale*. On
les nomme *circonflexes*, et on les distingue en postérieure et antérieure.

1°. *Artère circonflexe postérieure.*

Elle naît de la partie postérieure de l'axillaire au-
dessous de la tête de l'humérus. Son volume, moindre que celui de la scapulaire inférieure, surpasse
celui de toutes les autres branches précédentes. Dirigée horizontalement en arrière, elle contourne
l'humérus en passant entre le sous-scapulaire et le
grand rond, puis au-devant de la longue portion du
brachial postérieur, et donnant à ces muscles plusieurs rameaux. Ensuite elle s'engage sous le deltoïde
vers le milieu de sa longueur, et parvient ainsi à la
partie antérieure externe de l'humérus en suivant
toujours sa première direction. Dans ce trajet, elle
donne des rameaux supérieurs qui remontent, les
uns sur la tête de l'humérus pour se distribuer à la
capsule ainsi qu'aux muscles petit rond et sous-épineux, les autres dans l'épaisseur du deltoïde où ils
s'anastomosent avec l'acromiale. D'autres rameaux
moins nombreux descendent sur le deltoïde jusqu'à
son tendon. Enfin l'artère elle-même finit en s'enfonçant dans ce muscle et s'y perd par plusieurs subdivisions.

2°. *Artère circonflexe antérieure.*

Elle naît au même endroit que la précédente, qui
souvent la produit. Toujours elle lui est fort infé-

rieure en volume. Dirigée horizontalement en devant et en dehors, elle côtoie le bord supérieur du
tendon des grand dorsal et grand rond, passe sous
le coraco-brachial et sous la courte portion du biceps, et contournant l'humérus, s'engage entre cet
os et le muscle deltoïde jusqu'à la gouttière bicipitale. Dans ce trajet, elle demeure appliquée sur l'humérus, différence sensible d'avec la postérieure qui
s'enlève toujours avec le deltoïde lorsqu'on le ren-
verse. Ses rameaux, presque tous supérieurs, vont
se répandre principalement sur la capsule et sur le
sous-scapulaire près de son attache. Le deltoïde n'en
reçoit que fort peu.

Parvenue à la gouttière bicipitale, l'artère donne
quelques ramuscules qui descendent dans la partie
inférieure de cette gouttière en se distribuant à la
gaîne fibreuse qui la revêt et s'y attache. Ensuite la
circonflexe passe sous le tendon de la longue portion du biceps, se recourbe aussitôt, et remonte à
côté d'elle le long de la gouttière, toujours placée à
l'extérieure de la gaîne fibreuse, pour se perdre enfin soit à cette gaîne, soit à la capsule articulaire.

On voit, en comparant la disposition des deux
circonflexes, que la postérieure appartient plus par-
ticulièrement au deltoïde, et l'antérieure à l'articulation scapulo-humérale.

§ III. *Artère brachiale.*

Elle s'étend depuis la partie inférieure du creux
de l'aisselle jusqu'à l'articulation du bras avec l'avant-
bras. Placée en dedans du bras dans la plus grande

partie de son trajet, elle devient plus superficielle et plus antérieure à mesure qu'elle avance en bas, et occupe enfin le milieu de l'articulation sur laquelle elle finit.

En devant, l'artère brachiale est recouverte d'abord par le muscle coraco-brachial dont la sépare un intervalle celluleux assez large. Plus bas, elle répond dans toute l'étendue du bras au bord interne du biceps, auquel elle est immédiatement subjacente. Au pli du coude elle n'est plus recouverte que par l'aponévrose brachiale, par la veine médiane basilique et par les tégumens dont un tissu cellulaire graisseux abondant la sépare.

En arrière, elle est libre supérieurement et éloignée du brachial postérieur par beaucoup de graisse. Plus bas, elle est appliquée en entier sur le brachial antérieur.

En dedans, l'artère brachiale est côtoyée par la veine brachiale et par le nerf médian, qui lui sont immédiatement contigus. Un tissu cellulaire plus ou moins graisseux la sépare des tégumens.

En dehors, appliquée près de l'aisselle sur l'humérus, dont l'éloigne seulement le tendon du coraco-brachial, elle répond plus bas aux muscles biceps et brachial antérieur rapprochés, tout-à-fait en bas au tendon du biceps.

C'est donc seulement auprès de l'aisselle, au-dessus du brachial antérieur, que l'artère brachiale se trouve voisine d'une surface osseuse, considération importante dans la pratique chirurgicale, pour l'application des moyens compressifs propres à arrêter ou à prévenir l'hémorrhagie.

Les branches que donne l'artère brachiale peuvent se distinguer en antérieures, postérieures, externes et internes.

A. *Branches antérieures.*

Elles appartiennent toutes soit au muscle biceps, soit aux tégumens. Ces dernières sont fort petites et en nombre indéterminé. Celles du biceps, plus volumineuses, varient aussi pour le nombre. Ordinairement on en trouve une ou deux constantes vers le tiers supérieur du bras. Dirigées un peu obliquement en avant et en bas, elles se divisent bientôt en plusieurs rameaux qui pénètrent l'épaisseur du muscle en suivant leur direction primitive, placés d'abord entre les faisceaux les plus considérables, puis subdivisés en ramuscules ténus qui se perdent entre les fibres particulières. On suit très-bien les premiers rameaux jusqu'au tiers inférieur du muscle.

B. *Branches postérieures.*

Elles sont extrêmement courtes et en nombre incertain. Nées de la brachiale, elles s'enfoncent aussitôt dans le muscle brachial antérieur, et s'y subdivisent en rameaux qui suivent différentes directions. Les uns se portent en bas, et suivent le muscle jusqu'à son tendon : parmi ceux-ci, on en voit qui sortent du brachial peu après y être entrés, et qui, changeant de direction, vont gagner le muscle biceps, où ils se terminent. D'autres rameaux se recourbent en haut, et suivent le muscle brachial antérieur jusqu'à son origine. J'ai vu un de ceux-ci, très-considérable, remonter obliquement en dehors entre le brachial antérieur et l'humérus, pour aller se jeter et finir dans le muscle deltoïde.

C. *Branches externes.*

Ce sont plutôt de petits rameaux peu nombreux et peu multipliés, dont les uns se jettent dans le muscle coraco-brachial, les autres passent entre le biceps et le brachial antérieur pour aller se perdre aux tégumens.

D. *Branches internes.*

Ce sont les plus multipliées et les plus considérables; on les distingue en supérieures et inférieures.

1°. *Branches internes supérieures.*

Elles sont superficielles ou profondes.

Les *superficielles* sont assez nombreuses; mais ce nombre est indéterminé.

Les unes remontent, aussitôt après leur origine, vers le bord antérieur du creux de l'aisselle, et se portent soit en avant sur le muscle grand pectoral, soit en dehors sur le deltoïde. Elles s'y perdent après un trajet plus ou moins long, en s'anastomosant avec les thoraciques et les circonflexes.

Les autres se portent transversalement en dedans et en arrière, contournent la longue portion du brachial postérieur, dans laquelle elles s'enfoncent à peu de distance de son attache supérieure, et se divisent en rameaux qui se répandent dans le muscle en suivant en haut et en bas la direction de ses fibres.

Les dernières naissent plus bas; et se dirigent inférieurement, les unes en arrière pour se perdre dans la longue portion du brachial postérieur, les autres en devant pour se jeter dans sa portion interne. Parmi celles-ci on en distingue ordinairement une qui accompagne le nerf cubital jusqu'à la partie inférieure du bras : là, elle s'anastomose, auprès de la tubérosité interne de l'humérus, avec les rameaux de la branche interne inférieure.

Ordinairement il n'y a qu'une seule branche *profonde*. Elle est toujours très-volumineuse. Quelquefois elle vient de la circonflexe postérieure ou même de la scapulaire inférieure; mais le plus souvent on la voit naître de l'artère brachiale au-dessus de la portion interne du brachial postérieur et au niveau de l'endroit où le nerf radial contourne l'humérus pour se porter en arrière.

Cette branche suit le trajet du nerf radial, placée au-dessus de lui, et s'engage entre la longue portion du brachial postérieur et l'humérus, qu'elle contourne en arrière et en bas. Parvenue à la moitié de la partie postérieure du bras, elle passe entre l'humérus et l'aponévrose qui réunit la portion externe du brachial postérieur avec le brachial antérieur, sort entre ces deux muscles en dehors, et devient superficielle. Elle se dirige alors perpendiculairement en bas pendant quelque temps, puis se divise à une distance plus ou moins grande de l'articula-

tion du coude en deux rameaux, dont l'un suit la
direction de la branche pour aller se perdre dans le
brachial postérieur un peu au-dessus de son attache
à l'olécrâne, tandis que l'autre se porte en dehors
entre le brachial antérieur et les tégumens, et se
termine par plusieurs subdivisions, soit à ceux-ci,
soit au muscle grand supinateur près de son origine.
D'autres fois la branche profonde continue son trajet oblique entre l'humérus et les trois portions du
brachial postérieur, jusqu'à quelque distance au-dessus de la tubérosité externe de l'os, et là, s'anastomose avec une autre branche fournie en bas par la
brachiale, de manière à former une arcade transversale qui embrasse l'humérus en dehors. Les rameaux partis de cette arcade se portent en bas, soit
à l'articulation huméro-cubitale, soit à l'attache des
muscles extenseurs de la main.

Ainsi la branche profonde contourne exactement
l'humérus, et se trouve interne dans son origine,
postérieure dans son trajet, externe dans sa terminaison.

Elle fournit dans toute son étendue beaucoup de
rameaux, dont le plus grand nombre en naît près
de son origine.

De ces rameaux, les uns sont postérieurs, les autres externes. Les rameaux postérieurs descendent
plus ou moins obliquement dans l'épaisseur du brachial postérieur, et s'y subdivisent après un certain
trajet. Un d'entre eux se distingue par sa longueur
et par son existence constante. Né de la profonde
peu après son origine, quelquefois même isolément
de la brachiale, il descend d'abord sur la portion

interne du brachial postérieur, continue son trajet dans la masse commune de ce muscle, où il se perd enfin auprès de l'olécrâne.

Les rameaux externes se portent entre l'humérus et la portion externe du brachial postérieur pour se terminer soit sur le périoste, soit dans le brachial antérieur près de son origine.

C'est aussi la branche profonde qui, vers le milieu de son trajet, fournit le rameau nourricier de l'os.

2°. *Branche interne inférieure.*

Elle naît de la brachiale, un pouce à peu près au-dessus de la tubérosité interne de l'humérus, se dirige transversalement en dedans, au-devant du brachial antérieur, et traverse suivant sa largeur l'aponévrose intermusculaire. En la traversant, elle change de direction, et se divise en deux rameaux.

L'un suit le bord de l'humérus jusqu'à la tubérosité interne, sur laquelle il s'anastomose en se subdivisant avec la récurrente cubitale antérieure. Un de ces rameaux secondaires se jette entre la tubérosité et l'olécrâne, et accompagne le nerf cubital dans l'avant-bras jusqu'à une certaine distance.

L'autre rameau se porte en arrière, se plonge dans la cavité olécrânienne, où il se subdivise pour se perdre au brachial postérieur près de son attache.

Les autres rameaux que donne cette branche dans son court trajet ne méritent pas d'être remarqués, tant leur volume est petit. Ils se perdent dans le brachial antérieur et dans le brachial postérieur.

Souvent on trouve une seconde branche interne inférieure qui naît plus bas que la précédente, se dirige transversalement, puis se recourbe sur le brachial antérieur où elle se perd.

Parvenue un peu au-dessous du pli du coude et à l'endroit où le tendon du biceps s'enfonce entre les muscles antérieurs de l'avant-bras, l'artère brachiale se divise en deux artères secondaires nommées *radiale* et *cubitale*. Avant cette division, elle donne quelques petits rameaux internes qui vont se porter au faisceau musculaire implanté à la tubérosité interne, et s'y distribuent.

Le point de division de l'artère brachiale n'est pas parfaitement constant. Elle a lieu quelquefois au-dessus du pli du coude, ou même vers la partie supérieure du bras, la cubitale fournissant alors la branche interne inférieure qui appartient d'ailleurs à la brachiale.

I. *Artère radiale.*

Elle est la plus superficielle, et se trouve dans la direction de la brachiale, qui la produit. Elle descend un peu obliquement à la partie antérieure externe de l'avant-bras jusqu'à l'articulation du poignet; là, elle se détourne en dehors, passe obliquement sous les tendons extenseurs du pouce, et parvient dans l'intervalle des deux premiers os du métacarpe. Elle s'enfonce entre le second de ces os et le premier muscle interosseux dorsal, pour se porter profondément dans la paume de la main, où elle se termine en formant l'arcade palmaire profonde.

On doit donc considérer l'artère radiale dans trois endroits : à l'avant-bras, où elle est à peu près verticale ; au poignet, où elle est très-oblique en dehors et en bas ; dans la main, où elle devient transversale en dedans.

a. Portion anti-brachiale.

En arrière, cette portion correspond dans toute son étendue au radius ; mais elle en est séparée en haut par beaucoup de graisse et par le muscle petit supinateur ; plus bas, par le grand pronateur ; plus bas encore, par le grand fléchisseur du pouce, et enfin par le petit pronateur. Au-dessous de ce dernier muscle elle est immédiatement appuyée sur l'os.

En devant, la radiale, recouverte par sa veine satellite, répond partout à l'aponévrose et à la peau. Mais elle en est éloignée supérieurement par beaucoup de graisse, plus bas par la saillie que forment sur ses côtés les muscles grand palmaire et grand supinateur ; et c'est seulement dans le tiers inférieur de l'avant-bras que, ces muscles ayant dégénéré en tendons, l'artère se trouve immédiatement subjacente aux enveloppes aponévrotique et cutanée au travers desquelles on peut sentir ses pulsations.

En dedans, la radiale répond au grand pronateur, au grand palmaire et au fléchisseur digital superficiel.

En dehors, elle répond au grand supinateur.

Les branches que donne la radiale à l'avant-bras peuvent se distinguer en antérieures, postérieures, externes et internes.

Branches antérieures. Elles sont fort petites, très-multipliées et en nombre incertain. Toutes traversent l'aponévrose, et vont se distribuer aux tégumens.

Branches postérieures. Fort petites aussi, elles vont au grand fléchisseur du pouce et au petit pronateur : plusieurs se portent obliquement en bas pendant quelque temps sur ces muscles avant d'y pénétrer.

Branches externes. On en trouve constamment une assez volumineuse qui naît de la radiale dès son origine, et que l'on nomme *récurrente radiale antérieure.* Dirigée transversalement vers le grand supinateur, elle remonte ensuite entre lui et le brachial antérieur jusqu'au voisinage de l'olécrâne. Plusieurs rameaux nés de sa convexité se jettent dans les muscles grand et petit supinateurs, et vont même jusqu'aux radiaux. Ceux qui la terminent se perdent dans le brachial antérieur et dans le brachial postérieur, en s'anastomosant avec les rameaux de la branche profonde, fournie supérieurement par l'artère brachiale.

Quelquefois la récurrente radiale se plonge toute entière dans le grand supinateur, et remonte entre ses fibres, au lieu de remonter entre lui et le brachial antérieur. Du reste, sa distribution est la même.

Les autres branches externes sont nombreuses mais aucune n'est constante. Elles descendent obli

quement, et se jettent soit dans le grand supinateur
et les radiaux, soit en bas, dans les grand abducteur et petit extenseur du pouce contournés sur le
radius.

Branches internes. Beaucoup plus nombreuses
encore. Elles descendent obliquement suivant des
directions un peu différentes, et vont se distribuer
à tous les muscles qui forment la première couche
antérieure de l'avant-bras.

Deux de ces branches sont constantes. La radiale
les donne immédiatement avant de quitter l'avant-
bras.

L'une, très-petite et très-profonde, se dirige transversalement en suivant le bord inférieur du petit
pronateur pour s'anastomoser bientôt avec une
branche semblable née au même endroit de la cubitale. De cette espèce d'arcade naissent des rameaux
supérieurs pour le petit pronateur, des rameaux inférieurs pour les ligamens du carpe.

L'autre branche est superficielle et se dirige très-
obliquement au-devant du ligament annulaire du
carpe pour gagner la paume de la main. Son volume
varie beaucoup, même sur les deux membres du
même sujet : tantôt très-petite, elle se perd par des
ramuscules dans les muscles du pouce et dans les
tégumens ; tantôt, très-volumineuse, elle traverse
en partie l'épaisseur de ces muscles, et va s'anastomoser avec l'extrémité de l'arcade palmaire superficielle formée par la cubitale. J'ai vu cette branche
communiquer seulement par un rameau avec cette
arcade, puis descendre sur les muscles du pouce et
se diviser en deux collatérales pour ce doigt. Dans

tous les cas, ces rameaux appartiennent au faisceau
des muscles du pouce, à l'aponévrose et aux tégumens de la paume de la main.

b. Portion carpienne.

Elle s'étend depuis la partie inférieure du radius
jusqu'au premier espace interosseux. Les tendons
réunis des muscles grand abducteur et petit extenseur du pouce marquent l'endroit où elle commence, et le tendon du grand extenseur du pouce
marque à peu près celui où elle finit. Recouverte
par eux en dehors, la radiale correspond en dedans
aux ligamens immédiats du carpe et à l'extrémité
supérieure du premier os métacarpien.

Les branches qu'elle donne se distinguent en
externes et internes.

Branches externes. Toutes appartiennent au
pouce. On en compte ordinairement trois.

La première naît de la radiale à l'instant où elle
s'engage sous les tendons des grand abducteur et petit extenseur. Elle descend en côtoyant ces tendons
jusque sur l'attache supérieure du muscle petit abducteur du pouce, auquel elle se distribue aussitôt.

La seconde naît au-delà des mêmes tendons. On
la nomme *branche dorsale du pouce.* C'est la plus
constante des trois. Elle descend sur la face convexe
du premier os métacarpien et sur la première phalange du pouce, en s'approchant toujours de leur
bord radial, où elle se termine en s'anastomosant
avec la collatérale externe du même doigt. Ses rameaux, fort petits comme elle-même, se perdent

sur le périoste, aux tégumens et au muscle petit abducteur.

La troisième naît au-delà du tendon du grand extenseur. Elle descend, en le côtoyant, sur le bord cubital du premier os métacarpien, auquel elle forme une petite collatérale. Ses rameaux ténus se répandent en dehors sur la face dorsale de l'os ; en dedans ils se perdent dans le premier muscle interosseux dorsal.

Branches internes. Elles appartiennent au carpe et au métacarpe. On en compte ordinairement deux.

La première est connue sous le nom de *branche dorsale du carpe* : elle est constante. Née de la radiale, entre les tendons du pouce, elle se dirige transversalement sur la face dorsale du carpe, recouverte en arrière par les tendons des radiaux et de l'extenseur digital, appliquée en devant sur les ligamens qui unissent le carpe au métacarpe. Parvenue au bord cubital du carpe, elle s'anastomose avec une branche semblable de la cubitale; d'autres fois elle se termine en se subdivisant en ramuscules ténus. Dans ce trajet, elle donne des rameaux supérieurs et inférieurs. Les premiers, fort courts pour la plupart, se perdent sur les ligamens nombreux qui unissent les os du carpe entre eux et le carpe à l'avant-bras; quelques uns, plus longs, remontent jusque dans l'épaisseur des muscles postérieurs de l'avant-bras et s'anastomosent avec la branche interosseuse antérieure. Les rameaux inférieurs, plus longs, sont en nombre indéterminé. Ils descendent entre les os du métacarpe, communiquent par des ramuscules avec les rameaux perforans de l'arcade palmaire profonde, puis, continuant leur trajet sur les muscles interosseux dorsaux, se distribuent soit à ces muscles, soit aux tégumens.

La seconde branche interne, nommée par quelques-uns *la dorsale du métacarpe*, naît de la radiale immédiatement avant qu'elle ne s'engage dans l'épaisseur du premier interosseux dorsal. Elle se détourne obliquement sur la face dorsale du second os métacarpien, et tantôt, suivant la même direction, parcourt ainsi la moitié du dos de la main, tantôt et plus souvent descend sur le second os et sur la partie postérieure de l'index, où elle se perd. Ses ramuscules se distribuent en dedans au premier interosseux dorsal, en dehors se perdent sur le dos de la main en s'anastomosant avec les rameaux inférieurs de la dorsale du carpe.

c. *Portion palmaire.*

En entrant dans la main par le premier espace interosseux, la radiale se divise en deux grosses branches.

L'une descend entre les muscles petit fléchisseur du pouce et premier interosseux dorsal jusqu'à la première phalange du pouce, et se divise là en deux rameaux, dont l'un suit le bord cubital du pouce, l'autre le bord radial de l'index, pour s'anastomoser à l'extrémité de ces doigts avec les rameaux collatéraux opposés.

L'autre branche se porte transversalement jusqu'auprès du doigt annulaire, en formant une légère courbe dont la convexité est en bas, la concavité en haut : c'est ce qu'on nomme l'*arcade pal-*

maire profonde. Recouverte en devant par le muscle abducteur du pouce, par les tendons des deux flé-chisseurs digitaux et par les lombricaux, elle répond en arrière à l'extrémité supérieure des os du méta-carpe et aux muscles interosseux.

Les branches qu'elle donne peuvent se distinguer en ●périeures, inférieures, antérieures et posté-rieures.

Branches supérieures. Elles sont peu nombreuses. Nées de la concavité de l'arcade, elles remontent sur le carpe et s'y perdent en se ramifiant.

Branches inférieures. Ce sont les plus volumi-neuses et les plus longues. On en compte ordinai-rement cinq.

Les quatre premières suivent les espaces inter-osseux depuis le second jusqu'au dernier. Parvenues aux têtes des os métacarpiens, elles se divisent en plu-sieurs rameaux qui descendent sur les côtés de chaque doigt, et s'anastomosent avec les rameaux collaté-raux fournis par l'arcade palmaire superficielle.

La cinquième descend un peu obliquement entre les muscles petit fléchisseur et opposant du petit doigt, dans lesquels elle se ramifie et se perd.

Branches antérieures. Elles sont très-courtes et très-petites. Nées de l'arcade, elles se jettent dans les muscles lombricaux, où elles se perdent.

Branches postérieures. On en compte ordinaire-ment trois connues sous le nom de *perforantes*, parce qu'aussitôt après leur origine elles traversent les muscles interosseux correspondans pour s'ana-stomoser au dos de la main avec des rameaux de la branche dorsale du carpe.

Après avoir fourni ces branches, la portion palmaire de la radiale finit en s'anastomosant avec une branche profonde de la cubitale, au-dessous des muscles petit fléchisseur et opposant du petit doigt.

20. *Artère cubitale.*

Née au même endroit que la radiale, elle est plus volumineuse. Peu après son origine, elle descend obliquement en dedans, elle s'enfonce entre la couche musculaire profonde de l'avant-bras et la couche musculaire superficielle dont elle croise la direction. Parvenue vers la fin du tiers supérieur de l'avant-bras, elle sort de dessous les muscles antérieurs dans l'endroit où le fléchisseur digital superficiel s'écarte du cubital antérieur, et devient verticale jusqu'auprès de l'os pisiforme, où elle est presque aussi superficielle que la radiale. Détournée alors obliquement en dehors, elle passe sur le ligament annulaire antérieur du carpe, et gagne la paume de la main, où elle se termine en formant l'arcade palmaire superficielle.

Ainsi, changeant deux fois de direction, l'artère cubitale forme deux courbes, l'une en haut sous les muscles, l'autre en bas près de la main, et se retrouve à sa terminaison dans la ligne droite de son origine.

En devant, la cubitale, recouverte supérieurement par la réunion des muscles grand pronateur, grand et petit palmaires, fléchisseur digital superficiel et cubital antérieur, répondant en bas à l'aponévrose et à la peau, dont elle n'est éloignée

que par les saillies latérales du fléchisseur superficiel et du cubital, est entièrement cachée, à la
main, par le muscle palmaire cutané et par l'aponévrose palmaire.

En arrière, la cubitale répond d'abord au brachial antérieur, puis, dans tout l'avant-bras, au
fléchisseur digital profond, puis, dans la main, au
ligament annulaire et aux tendons réunis des deux
fléchisseurs.

En dedans, elle est côtoyée par le nerf cubital et
par le muscle cubital antérieur, et répond enfin à
l'os pisiforme avant de se porter à la main.

En dehors, elle n'a de rapports remarquables que
dans sa portion anti-brachiale superficielle, où elle
côtoie le muscle fléchisseur digital superficiel.

Aussitôt après son origine, la cubitale donne en
dedans une petite branche qui remonte entre le
brachial antérieur et l'attache commune des muscles
superficiels de l'avant-bras jusqu'à la tubérosité interne de l'humérus, où elle s'anastomose avec la
branche interne inférieure fournie par la brachiale.
On la nomme *récurrente cubitale antérieure*.

Pour mettre de l'ordre dans la description des
autres branches importantes que donne la cubitale,
il faut considérer cette artère dans sa portion anti-
brachiale profonde, dans sa portion anti-brachiale
superficielle, dans sa portion palmaire.

a. *Portion anti-brachiale profonde.*

Elle s'étend obliquement en bas et en dedans
depuis l'origine de la cubitale jusqu'à la fin du tiers
supérieur de l'avant-bras.

Les branches données ici par la cubitale sont externes, antérieures et postérieures.

Branches externes. La plus volumineuse et la plus constante naît au niveau de l'attache inférieure du brachial antérieur. On la nomme *récurrente cubitale postérieure.* Transversalement dirigée au devant du fléchisseur digital profond, elle remonte bientôt entre le muscle cubital antérieur et l'articulation huméro-cubitale, contiguë au nerf cubital; et parvenue entre la tubérosité interne et l'olécrâne, elle s'anastomose avec un rameau considérable de la branche interne inférieure fournie par la brachiale. Sa convexité donne plusieurs rameaux qui descendent dans l'épaisseur du muscle fléchisseur digital profond et du cubital antérieur où ils se distribuent. Quelques-uns traversent le cubital et son aponévrose pour se perdre à la peau.

Les autres branches externes sont peu remarquables : elles se jettent dans le fléchisseur superficiel et dans le cubital antérieur.

Branches antérieures. Elles sont très-nombreuses et vont toutes se répandre dans les muscles de la couche superficielle, où elles se perdent.

Une seule est remarquable par son volume et par sa longueur. Souvent elle vient de l'artère interosseuse. Dirigée obliquement en avant et en bas, elle côtoie en arrière le nerf médian et l'accompagne jusqu'à la partie inférieure de l'avant-bras, où elle finit. Les rameaux latéraux qu'elle donne dans ce trajet embrassent le nerf médian et s'enfoncent dans le muscle fléchisseur superficiel, offrant d'autant plus de volume et de longueur qu'on les examine plus haut.

Branches postérieures. La seule qui mérite une description particulière, c'est l'*artère interosséuse.*

Elle naît un peu au-dessous de la tubérosité bicipitale du radius. Son volume est souvent presque égal à celui de la cubitale. Dirigée horizontalement en arrière vers le ligament interosseux, elle se divise, après quelques lignes de trajet, en deux branches considérables nommées comme elles *interosseuses*, et distinguées en antérieure et postérieure.

Dans le court espace qu'elle occupe, l'artère interosseuse fournit quelques petites branches qui se jettent dans les muscles profonds, et quelquefois celle qui accompagne le nerf médian, quoique souvent, comme nous l'avons dit, cette dernière vienne de la cubitale elle-même.

La *branche interosseuse antérieure* descend verticalement sur le ligament interosseux, placé entre les muscles fléchisseur digital profond et grand fléchisseur du pouce, qui la recouvrent par leur réunion. Son volume diminue à mesure qu'elle avance. Enfin elle s'engage sous le petit pronateur, en conservant la même direction; et parvenue vers l'articulation mutuelle des os cubitus et radius, elle traverse le ligament, continue le même trajet en arrière jusque sur le carpe, où elle se réunit, tantôt entière, tantôt par deux rameaux, avec la branche dorsale du carpe fournie par la radiale.

Dans son trajet, l'interosseuse antérieure donne des rameaux latéraux, antérieurs et postérieurs.

Les rameaux latéraux sont nombreux. Dirigés transversalement ou obliquement en bas, ils se distribuent en dehors au grand fléchisseur du pouce, en dedans au fléchisseur digital profond. Les rameaux antérieurs naissent principalement dans l'endroit où l'interosseuse est recouverte par le petit pronateur, et se distribuent à ce muscle. Les rameaux postérieurs, multipliés et fort petits pour la plupart, traversent le ligament, et vont se répandre aux muscles profonds de la partie postérieure de l'avant-bras en s'anastomosant avec ceux de l'interosseuse postérieure.

La *branche interosseuse postérieure* traverse le ligament en suivant la direction primitive de l'artère, et se trouve à la partie postérieure de l'avant-bras, au-dessous du muscle anconé. Là, elle se divise en deux branches secondaires de volume à peu près égal.

L'une prend le nom de *récurrente radiale postérieure*. Elle remonte entre l'anconné et le cubital postérieur jusqu'à la tubérosité externe de l'humérus, où elle s'anastomose avec des rameaux de la branche profonde de la brachiale. D'autres fois elle remonte verticalement entre les deux os, recouverte en arrière par le muscle anconé, et va auprès de la tubérosité humérale interne s'anastomoser avec les récurrentes cubitales. Les rameaux qu'elle donne dans son trajet vont à l'anconé, au cubital postérieur, et au brachial postérieur.

L'autre conserve le nom d'*interosseuse postérieure*. Elle descend verticalement entre les deux couches musculaires postérieures de l'avant-bras. Diminuée de volume inférieurement, elle se porte sur la face dorsale du carpe, où elle s'anastomose avec l'interosseuse antérieure.

Dans ce trajet, elle donne des rameaux antérieurs qui vont se répandre aux muscles grand abducteur, petit et grand extenseurs du pouce, extenseur de l'index; des rameaux postérieurs qui vont aux muscles cubital postérieur et extenseur digital. Parmi ceux-ci on en trouve assez souvent un très-long qui descend en côtoyant les muscles grand abducteur et petit extenseur du pouce pour aller se perdre isolément sur la face dorsale du carpe près du radius.

b. *Portion anti-brachiale superficielle.*

Elle s'étend verticalement depuis l'endroit où les muscles cubital antérieur et fléchisseur digital superficiel s'écartent l'un de l'autre jusqu'au côté externe de l'os pisiforme.

Les branches qu'elle donne, soit en devant à la peau, soit latéralement aux muscles qui l'entourent, sont assez nombreuses, mais inconstantes dans leur disposition, excepté auprès du carpe. Là, on trouve une petite branche externe qui se porte transversalement au-dessous du bord inférieur du petit pronateur pour se réunir à une branche semblable de la radiale.

Une autre branche, un peu plus considérable, naît en dedans de la cubitale, passe sous le muscle cubital antérieur, et tantôt descend verticalement sur le bord radial de la main, sur lequel elle se perd, tantôt va rencontrer la branche dorsale du carpe, avec laquelle elle se réunit.

c. *Portion palmaire.*

Lorsque la cubitale a dépassé l'os pisiforme, elle descend d'abord verticalement au-devant du ligament annulaire, puis se recourbe en dehors dans la paume de la main, en formant l'*arcade palmaire superficielle*, dont la convexité regarde les doigts, la concavité répond au carpe.

Sa concavité donne de fort petits rameaux aux muscles lombricaux et au ligament annulaire.

Mais sa convexité donne ordinairement cinq branches considérables que l'on compte de dedans en dehors.

La première descend obliquement en dedans sur les muscles du doigt auriculaire, dont elle gagne le bord radial pour lui former son rameau collatéral interne. Dans son trajet, elle donne beaucoup de ramuscules aux muscles du petit doigt.

Les quatre autres branches descendent dans les espaces interosseux, et arrivent ainsi jusqu'aux têtes des os du métacarpe. Là, chacune se divise en deux rameaux qui suivent les bords correspondans des doigts auriculaire, annulaire, médius, index et le bord cubital du pouce. Ces rameaux collatéraux s'anastomosent ensemble par arcades à l'extrémité de ces doigts, sur lesquels ils répandent des ramuscules ténus soit en devant, soit en arrière.

Les deux arcades palmaires offrent de nombreuses variétés dans leur disposition respective. Ordinairement c'est la superficielle qui fournit le plus grand nombre de branches. Mais d'autres fois elle finit au milieu de la main en donnant seulement deux branches interosseuses, l'une aux muscles du doigt auriculaire et à son bord cubital, l'autre au quatrième espace interosseux, divisée en deux collatérales pour le bord radial de l'auriculaire et pour le bord cubital du médius. Toutes les autres branches digitales partent alors de l'arcade palmaire profonde.

Remarques sur la disposition générale du système artériel des membres supérieurs.

Nous avons vu qu'un seul tronc vasculaire fournissait à chaque membre supérieur toutes les artères qui lui appartiennent. Ce tronc, né de l'aorte à sa sortie du thorax, forme aussitôt, en se portant en dehors, une grande courbure qui embrasse la première côte, s'écarte ensuite progressivement du thorax, et descend verticalement le long du bras jusqu'à sa partie inférieure. Là, il se divise en deux branches volumineuses qui suivent l'avant-bras dans toute son étendue, et se recourbent enfin en sens opposé l'une à l'autre dans l'épaisseur de la main pour finir en s'anastomosant ensemble soit par elles-mêmes, soit par leurs principaux rameaux.

Jetons maintenant un coup d'œil rapide sur l'ensemble des vaisseaux que ce tronc unique fournit par ses trois portions, et sur les deux branches qui le terminent:

1°. Les branches qui naissent de la sous-clavière peuvent se rapporter à trois ordres:

Les unes appartiennent au cou. Les plus considérables sont la thyroïdienne inférieure et la cervicale profonde. La première se perd presque toute entière dans la glande thyroïde, en fournissant seulement aux muscles antérieurs du cou des rameaux nombreux. La seconde appartient spécialement aux muscles postérieurs du cou, et fournit seulement quelques rameaux aux scalènes.

Le second ordre de branches est destiné à l'épaule. Deux troncs principaux les fournissent : ce sont les scapulaires postérieure et supérieure; souvent même elles ont une origine commune. L'une et l'autre appartiennent principalement aux fosses sus-épineuse et sous-épineuse de l'omoplate et aux muscles qui meuvent cet os en arrière.

Enfin le troisième ordre, formé par les artères intercostale supérieure et thoracique interne, appartient à la cavité du thorax. L'intercostale se distribue à sa partie supérieure. La thoracique interne, distribuée à sa partie antérieure, finit par de nombreux rameaux répandus soit dans le diaphragme, soit dans la paroi antérieure de l'abdomen.

Cette dernière artère est sans contredit la branche la plus remarquable que la sous-clavière fournisse. C'est elle qui parcourt le trajet le plus étendu, et qui établit enfin par sa grande anastomose avec l'épigastrique la communication la plus directe entre le système artériel des membres supérieurs et celui des membres inférieurs. Au reste, cette communication doit être considérée d'une manière purement anatomique, et je suis fort éloigné d'ad

mettre comme prouvées les conséquences physiologiques qu'on en tirait autrefois (1).

2°. Les branches fournies par l'axillaire peuvent
aussi être distinguées en trois ordres. Les unes appartiennent au thorax et à la mamelle : ce sont les
thoraciques. Les autres appartiennent à l'épaule :
un seul tronc les produit ; elles se distribuent principalement aux fosses sous-scapulaire et sous-épineuse. Les dernières sont destinées à la partie supérieure du bras : ce sont les circonflexes et la plus
grande partie de l'acromiale ; elles se distribuent en
entier, soit à l'articulation, soit au muscle deltoïde,
agent essentiel des grands mouvemens de l'humérus.

3°. On doit remarquer que la brachiale fournit
un assez petit nombre de branches. Presque toutes
naissent de sa partie supérieure. Les unes, peu
multipliées, s'enfoncent aussitôt dans les muscles
biceps et brachial antérieur, et suivent ces muscles
jusqu'auprès de leur attache inférieure. Une autre,
beaucoup plus considérable et plus importante,
contourne l'humérus en dedans et en arrière pour
se distribuer au brachial postérieur, et finit autour
de l'articulation du coude par de nombreuses anastomoses avec la radiale et la cubitale. Cette disposition

(1) On sait que les physiologistes ont long-temps regardé l'a-
nastomose de la thoracique interne avec l'épigastrique comme le
moyen naturel des rapports sympathiques qui lient entre eux, chez
la femme, les organes génitaux et mammaires ; explication ingé-
nieuse sans doute et spécieuse au premier aperçu, mais qui ne se
lie point assez rigoureusement avec les faits, et qui ne peut s'appliquer à plusieurs d'entre eux.

vasculaire, essentielle à connaître dans la pratique
chirurgicale, explique comment la circulation peut
être entretenue à l'avant-bras malgré la ligature de
l'artère brachiale, et détermine à quelle hauteur
cette ligature peut être faite.

4°. Si nous considérons maintenant la disposition
des branches par lesquelles la brachiale se termine,
nous verrons, 1° que l'une et l'autre occupent la
partie antérieure de l'avant-bras, c'est-à-dire l'endroit
où les muscles les plus nombreux se trouvent
accumulés, tandis qu'une seule branche fournie par
une d'elles va se distribuer à la partie postérieure
garnie de muscles moins multipliés; 2° que ces
deux branches se portent ensuite également à la
paume de la main, dans laquelle la radiale s'enfonce
profondément, tandis que la cubitale en occupe la
superficie. Le dos de la main ne reçoit au contraire
que de fort petits rameaux.

Il y a donc, soit à l'avant-bras, soit à la main, un
rapport évident entre la disposition des vaisseaux
artériels et le sens dans lequel les mouvemens les
plus étendus doivent s'opérer; puisque les principales
artères sont placées du côté des muscles fléchisseurs,
et que toujours la flexion prédomine sur l'extension,
qui n'en est, pour ainsi dire, que le moyen
préparatoire.

Nous remarquerons aussi qu'à l'avant-bras les artères
radiale et cubitale fournissent toujours des
rameaux assez petits, quoique multipliés. Au contraire,
dans la paume de la main, ces deux vaisseaux,
recourbés en arcade et anastomosés ensemble, donnent
naissance à une foule de branches extrêmement

volumineuses et rapprochées. Il semble même qu'il y ait ici disproportion entre les vaisseaux et les organes, puisque la main est encore plus pourvue de tendons que de muscles, et que les branches les plus considérables sont précisément les collatérales placées sur les doigts, où aucun muscle ne se trouve.

Assurément on ne peut point penser que ces derniers vaisseaux soient uniquement destinés à la nutrition des parties sur lesquelles ils se répandent. Leurs anastomoses mutuelles en arcades, le petit nombre de rameaux qu'ils donnent, tout concourt à éloigner cette idée. Il faut donc nécessairement en revenir ici à cet autre but important de la circulation générale, reconnu et prouvé par Bichat, je veux dire l'excitation des organes destinés à opérer de grandes ou de nombreuses fonctions. Alors on remarquera que la main est l'agent principal de la locomotion, et spécialement de cette locomotion tactile qui, pour s'exercer utilement, doit être aussi sûre et précise que rapide et variée; et on ne sera plus surpris qu'un mouvement artériel considérable soit nécessaire dans un pareil organe. Ce rapport intéressant serait porté sans peine au plus haut degré d'évidence par des détails physiologiques plus étendus, si c'était ici le lieu d'y insister.

III. DES ARTÈRES QUE FOURNIT L'AORTE PAR SA PORTION THORACIQUE.

L'aorte, depuis l'endroit où elle s'engage entre les deux plèvres en arrière jusqu'à celui où elle passe

entre les appendices diaphragmatiques, fournit un
assez grand nombre de branches qu'on peut distinguer en antérieures et latérales.

A. *Branches antérieures.*

Ce sont les bronchiques, les œsophagiennes et
les médiastines postérieures.

1o. *Artères bronchiques.*

Pour l'ordinaire on n'en compte que deux, une de
chaque côté.

L'artère bronchique droite naît de l'aorte, tantôt
seule, tantôt et plus souvent par un tronc commun
avec la première intercostale aortique, qui lui est un
peu inférieure en volume. Dès son origine, elle donne
quelques ramuscules à l'œsophage, et se dirige en
devant pour se porter, en formant quelques flexuosités, sur la partie postérieure de la bronche. Dans
ce trajet, elle fournit quelques ramuscules à la plèvre,
à la partie postérieure du péricarde, aux glandes
bronchiques.

Quelquefois on trouve une seconde bronchique
droite née de l'aorte au-dessous de la précédente,
et dirigée aussitôt sur la bronche, où elle se comporte comme la première.

L'artère bronchique gauche, lorsqu'elle vient isolément de l'aorte, naît à côté et au niveau de la
droite, fournit des rameaux aux mêmes parties, et
se porte sur la partie postérieure de la bronche
gauche, où elle se divise de même sans offrir rien de
particulier

Il est très-ordinaire de trouver une seconde bronchique gauche inférieure à la précédente, et née de l'aorte tantôt par un tronc commun avec elle, tantôt isolément et beaucoup plus bas, au niveau de la troisième ou quatrième intercostale aortique. Elle accompagne la veine pulmonaire supérieure gauche, donne des rameaux à l'œsophage, puis aux glandes bronchiques, etc., et se divise sur la bronche comme les autres.

Très-souvent les deux artères bronchiques ordinaires naissent par un tronc commun. Presque toujours alors ce tronc naît de l'aorte avec la première intercostale aortique droite, et lui est supérieur pour le volume. Il se porte entre la bronche droite et le tronc correspondant de l'artère pulmonaire, se divise ensuite en deux branches, dont la plus petite gagne le poumon gauche, la plus grosse le poumon droit. Celle-ci donne alors quelques ramuscules à l'œsophage. L'une et l'autre se divisent en plusieurs rameaux avant de se répandre immédiatement sur les bronches.

Beaucoup d'autres variétés s'observent selon les individus, soit pour le nombre, soit pour le mode d'origine des artères bronchiques. Il serait aussi inutile que fastidieux d'y insister davantage.

Dans tous les cas, chaque artère parvenue sur la bronche se divise aussitôt pour accompagner par deux ou trois rameaux flexueux chacune des divisions de ce conduit. Leurs ramuscules se distribuent principalement à la bronche; plusieurs cependant se jettent dans la substance propre du poumon, et sur les parois des artères et des veines pulmonaires.

Il est certain que les artères bronchiques appartiennent au système artériel général, et qu'elles portent dans le tissu pulmonaire un sang déjà préparé par la respiration, destiné à la nutrition de l'organe; qu'au contraire l'artère pulmonaire appartient au système veineux général, et porte dans les poumons un sang noir destiné à être élaboré par l'air. Cependant les anatomistes les plus distingués, tels que Ruysch, Cowper, Bidloo, et enfin Haller, assurent avoir vu de grandes et sensibles anastomoses entre les artères bronchiques et les rameaux de l'artère pulmonaire (1). Ce fait mérite de fixer l'attention des physiologistes.

2°. *Artères œsophagiennes.*

Leur nombre varie beaucoup. On en trouve tantôt deux, tantôt cinq ou six. Leur volume égale à peu près celui des bronchiques. Nées de la partie antérieure de l'aorte, elles se recourbent presque aussitôt à droite et en bas pour se porter sur la partie antérieure ou latérale gauche de l'œsophage. Dans ce petit trajet, elles donnent de nombreux ramuscules soit aux plèvres, soit aux parois de l'aorte et au canal thoracique. Ensuite elles se ramifient à l'extérieur de l'œsophage, s'enfoncent bientôt dans l'épaisseur de ses parois, et se distribuent soit à la portion musculeuse, soit à la membrane muqueuse. La plus

---

(1) *Cum arteria pulmonali evidentissimis et magnis anastomosibus bronchiales communicant.* Haller, Fascic. anat. *Tab. arter. bronchial.*

inférieure des œsophagiennes s'anastomose avec les rameaux œsophagiens ascendans fournis par la branche gastrique supérieure de l'artère cœliaque.

3°. *Artères médiastines postérieures.*

On comprend sous ce nom une foule de rameaux fort ténus qui naissent antérieurement de l'aorte dans toute sa portion thoracique. Le nombre de ces rameaux est toujours incertain et variable. Les uns paraissent se perdre dans le tissu cellulaire du médiastin postérieur; les autres se répandent sur les plèvres et sur l'œsophage; mais le plus grand nombre appartient aux parois de l'aorte elle-même. On voit ces rameaux se recourber aussitôt après leur origine, et se porter transversalement ou obliquement sur l'aorte en formant beaucoup de flexuosités, et en se subdivisant de manière à former par leurs anastomoses mutuelles plusieurs réseaux plus ou moins compliqués. De ces rameaux, les uns vont s'unir aux intercostales aortiques, les autres remontent jusque sur la courbure de l'aorte et s'y perdent. J'ai vu quelques-uns de ces derniers s'anastomoser par arcades avec des rameaux thymiques produits par la thoracique interne.

B. *Branches latérales.*

Artères intercostales inférieures ou aortiques.

Il y a ordinairement neuf intercostales aortiques de chaque côté, l'intercostale supérieure fournissant

les deux premiers espaces. Quand celle-ci s'étend
plus loin, les aortiques sont moins nombreuses.
Quelquefois enfin, mais plus rarement, l'aorte fournit elle-même la première intercostale.

Considérées de l'un et de l'autre côtés, ces artères
se ressemblent presque entièrement, et diffèrent
seulement en étendue, les droites étant plus longues
que les gauches de toute la largeur de l'œsophage,
sous lequel elles passent.

Toutes les intercostales naissent de la partie latérale et postérieure de l'aorte, dans l'endroit où elle
repose sur le corps des vertèbres. Elles se dirigent
aussitôt plus ou moins obliquement en haut et en
dehors sur la colonne vertébrale, de manière à former avec l'aorte un angle rentrant fort aigu en haut.
Ces angles sont très-prononcés à l'origine des premières intercostales; ils sont plus ouverts inférieurement, mais jamais ils ne sont droits. Il résulte de
cette disposition que chaque intercostale naît plus
bas que l'espace auquel elle doit appartenir, et que
pour gagner cet espace elle est obligée de remonter
plus ou moins sur les vertèbres.

Les intercostales droites contournent en grande
partie le corps des vertèbres, placées dans la gouttière que chaque corps présente jusqu'à l'articulation
de la tête des côtes. L'œsophage et la veine azygos
les recouvrent et les croisent dans ce petit trajet.
Les intercostales gauches parviennent à cette même
articulation des côtes par un trajet beaucoup plus
court, et n'occupent le corps des vertèbres que dans
une fort petite étendue. La plèvre et les ganglions
thoraciques sont les seules parties qui les recouvrent.

Près de l'articulation des côtes avec le corps des vertèbres, les intercostales, placées dans les intervalles qui leur appartiennent, se divisent chacune en deux branches, l'une dorsale, l'autre thoracique.

Branches dorsales. Chacune d'elles se porte en arrière entre les apophyses transverses correspondantes, placée en dedans du ligament costo-transversaire. Elle donne plusieurs rameaux, dont les uns se répandent sur le périoste des vertèbres, les autres vont, soit en haut, soit en bas, former des arcades anastomotiques avec les rameaux des dorsales voisines. Un autre rameau s'introduit par le trou de conjugaison correspondant dans le canal vertébral, et se distribue au névrilème de la moelle. Ensuite la branche dorsale traverse horizontalement les faisceaux du transversaire épineux, descend entre lui et le long dorsal, et se perd enfin dans ces muscles et dans le sacro-lombaire. Quelques-uns de ces rameaux traversent le grand dorsal ou le trapèze et vont à la peau.

Branches thoraciques. Ce sont les plus volumineuses; elles peuvent même être regardées comme la continuation des artères. Chacune suit l'espace intercostal correspondant, placée d'abord entre la plèvre et le muscle intercostal externe et environnée de beaucoup de graisse. Bientôt elle se divise en deux branches secondaires, qui s'engagent toutes deux entre les deux muscles intercostaux externe et interne.

La branche inférieure, assez petite pour l'ordinaire, suit pendant quelque temps le bord supérieur de la côte qui est au-dessous, se dirige obliquement

ensuite sur la face interne de cette côte, et se perd
sur le périoste par plusieurs rameaux ténus.

La branche supérieure, beaucoup plus grosse,
suit le bord inférieur de la côte qui est au-dessus,
placée dans la gouttière que ce bord présente. Vers
le tiers antérieur de la côte, elle quitte ce bord et occupe à peu près le milieu de l'espace intercostal. Là,
elle donne plusieurs rameaux, dont les uns traversent le muscle intercostal externe pour se jeter
dans les muscles extérieurs du thorax, les autres se
distribuent aux muscles intercostaux et s'anastomosent avec les rameaux de la branche inférieure.

Parvenues à la partie antérieure du thorax, les
branches thoraciques qui répondent aux vraies côtes
s'anastomosent avec les branches externes de la
thoracique interne; celles qui répondent aux fausses
côtes se ramifient dans les muscles de l'abdomen en
s'unissant aux rameaux de la thoracique interne, de
l'épigastrique et de la circonflexe iliaque.

Cette disposition est commune à toutes les intercostales. La dernière offre cependant quelques différences. Son origine est cachée par l'appendice
diaphragmatique, à laquelle elle donne quelques
rameaux. Après avoir fourni sa branche dorsale,
elle suit le bord inférieur de la dernière côte, et vers
le milieu de la longueur de cet os se divise en deux
ou trois branches. L'une continue à se porter en
dehors et se perd dans les muscles larges de l'abdomen. Les autres descendent verticalement entre les
muscles obliques abdominaux et se portent jusque
vers la crête iliaque en se divisant en plusieurs rameaux qui se distribuent à ces muscles, et s'anasto-

mosent soit avec les lombaires, soit avec la circonflexe iliaque.

Quelquefois la dernière intercostale manque tout-
à-fait, et se trouve suppléée par des rameaux de
l'avant-dernière, ou par ceux de la première lombaire.

IV. DES ARTÈRES QUE FOURNIT L'AORTE PAR SA PORTION ABDOMINALE.

En donnant les dernières intercostales, l'aorte
s'engage entre les appendices diaphragmatiques,
pénètre dans l'abdomen et descend sur le corps des
vertèbres jusqu'à la dernière lombaire.

Dans ce trajet, elle fournit des artères assez considérables et importantes, qu'on peut distinguer en
antérieures, latérales, supérieures et inférieures.

§ Ier. *Artères fournies antérieurement par l'Aorte abdominale.*

Ces artères sont : la cœliaque, la mésentérique
supérieure et la mésentérique inférieure.

A. *Artère cœliaque.*

C'est la plus courte de toutes celles que fournit
l'aorte abdominale. Elle naît de ce tronc vasculaire
avant qu'il sorte de l'intervalle des appendices diaphragmatiques, et forme avec lui, à cette origine,
un angle droit. Dirigée horizontalement en avant
et un peu à droite, elle se divise, après un demi-

pouce de trajet tout au plus, en trois branches d'i-
négal volume, qui sont les artères gastrique supérieure, hépatique et splénique.

L'artère cœliaque est renfermée dans l'écartement
postérieur des deux feuillets de l'épiploon gastro-
hépatique. Elle correspond en haut au côté gauche
du lobule du foie, en bas au bord supérieur du
pancréas, sur lequel elle appuie, à gauche à l'orifice
cardiaque de l'estomac; à droite, elle est séparée de
l'orifice pylorique par un espace assez considérable
qu'occupe le petit épiploon.

Dans son court trajet la cœliaque tantôt ne donne
aucune branche, tantôt et assez souvent fournit
quelques rameaux pancréatiques, ainsi que les
artères diaphragmatiques inférieures et capsulaires,
que nous décrirons plus tard.

1°. *Artère gastrique supérieure.*

On la nomme ordinairement *coronaire stomachique.* C'est la plus volumineuse des trois. Née de la
cœliaque, elle se dirige en haut, se recourbe presque aussitôt à gauche, et parvenue au côté droit
de l'orifice cardiaque, continue à se recourber en
bas pour se porter sur le bord concave de l'estomac,
qu'elle suit jusqu'au pylore, où elle s'anastomose
avec le rameau pylorique fourni par l'artère hépatique. Quelquefois elle ne fait que la moitié de ce
trajet, le rameau pylorique s'avançant plus loin qu'à
l'ordinaire et venant la rencontrer au milieu du
bord concave.

On doit remarquer que l'artère gastrique supérieure, placée entre les deux feuillets de l'épiploon gastro-hépatique, répond à l'endroit où ces deux feuillets adhèrent ensemble, après avoir formé par leur écartement l'espace triangulaire dont nous avons parlé en décrivant l'estomac.

Dans son trajet, cette artère donne un assez grand nombre de branches qu'on peut distinguer en œsophagiennes et stomachiques.

Branches œsophagiennes. Les unes sont verticales, les autres transverses. Les verticales varient en nombre ; souvent il n'y en a qu'une seule. Nées de la convexité de la courbure que forme l'artère gastrique à côté de l'œsophage, elles remontent sur ce conduit, qu'elles suivent jusque dans la poitrine. Leurs rameaux, plus ou moins nombreux, serpentent quelque temps sur la surface extérieure de l'œsophage, et pénètrent son tissu musculaire, auquel ils se distribuent ainsi qu'à la tunique muqueuse, en s'anastomosant avec les artères œsophagiennes aortiques.

Les branches transverses, nées au même endroit que les précédentes, se portent dans le sens que leur nom indique sur les parties antérieure et postérieure de l'orifice cardiaque de l'estomac, qu'elles embrassent en se subdivisant pour pénétrer enfin les tuniques, et s'y distribuer en s'anastomosant avec les rameaux gastriques de l'artère splénique connus sous le nom de *vaisseaux courts.*

Branches stomachiques. Elles naissent des parties latérales de la gastrique, pendant son trajet sur le bord concave de l'estomac et se portent sur les deux faces de cet organe. Leur nombre est incertain; leur volume varie aussi beaucoup. Subdivisées sur l'estomac, elles s'anastomosent avec les rameaux fournis par les branches gastriques inférieures.

Très-souvent l'artère gastrique supérieure appartient au foie autant qu'à l'estomac, ce qui lui a fait donner par quelques-uns le nom de *gastro-hépatique*. Dans ce cas elle est à peu près aussi volumineuse que l'hépatique. Peu après son origine, elle se divise en deux branches inégales, dont la plus grosse, dirigée un peu en arrière, remonte vers le sillon transversal du foie, s'y enfonce, et se subdivise dans cet organe en s'anastomosant avec les rameaux de l'artère hépatique. La seconde branche gagne l'estomac et s'y distribue comme nous l'avons dit tout à l'heure.

2o. *Artère hépatique.*

Elle est très-volumineuse comparativement à la précédente. Née de la cœliaque, elle se dirige transversalement à droite jusqu'auprès et un peu au-dessus du pylore. Là elle change de direction, et remonte obliquement à droite en se rapprochant de la vésicule biliaire et du sillon transversal du foie.

Dans ce trajet, l'artère hépatique fournit deux branches fort inégales en volume : la pylorique et la gastrique droite inférieure.

a. *Branche pylorique.* Elle naît de la partie antérieure de l'hépatique avant qu'elle ait changé de direction, se porte aussitôt dans un sens rétrograde à cette artère et gagne la petite courbure de l'estomac auprès du pylore. Prolongée plus ou moins sur cette courbure, elle se termine en s'anastomosant avec l'artère gastrique supérieure. Dans son trajet, elle donne de chaque côté des rameaux qui se répandent sur les deux faces de l'estomac et s'anastomosent avec ceux de la gastrique droite inférieure. Quelquefois cette branche naît plus loin de l'artère hépatique, à l'endroit où elle se divise pour pénétrer dans la substance du foie.

b. *Branche gastrique inférieure droite.* Elle naît de la partie inférieure de l'hépatique, au moment où cette artère change de direction, au côté droit de l'extrémité pylorique de l'estomac. Son volume, assez considérable, a donné lieu aux anatomistes de la regarder comme la seconde division de l'hépatique bifurquée. Mais l'hépatique, considérée dans le reste de son trajet, la surpasse toujours beaucoup en grosseur.

Cette branche descend verticalement derrière l'estomac jusqu'à la grande courbure de cet organe. Dans ce trajet, elle répond en arrière à la portion verticale du duodénum, à gauche au pancréas. Parvenue à la grande courbure de l'estomac, elle la suit dans toute son étendue, et finit en s'anastomosant avec la gastrique inférieure gauche.

Par sa portion verticale, la gastrique inférieure droite donne des rameaux duodénaux et un rameau pancréatique.

Les rameaux duodénaux naissent à droite et se jettent aussitôt sur le duodénum, où ils se distribuent en s'anastomosant. Leur nombre est incertain, leur volume peu considérable.

Le rameau pancréatique naît à gauche et se dirige transversalement derrière le pancréas, dont il suit la longueur. Il s'y termine en s'anastomosant avec ceux que fournit l'artère splénique. Son existence est constante ; mais souvent il vient de la mésentérique supérieure. Je l'ai vu naître isolément de l'hépatique, au même endroit que la gastrique inférieure droite. Toujours il a peu de volume.

Par sa portion horizontale, la branche gastrique, placée sur la grande courbure de l'estomac, donne des rameaux supérieurs et inférieurs.

Les rameaux supérieurs sont en nombre indéterminé. Ils remontent sur les deux faces de l'estomac, et s'y distribuent en s'unissant à ceux de la gastrique supérieure et aux divisions de la branche pylorique.

Les rameaux inférieurs sont moins nombreux. Ils descendent entre les feuillets du grand épiploon et vont gagner la grande courbure du colon transverse, où ils s'anastomosent avec les rameaux des artères coliques.

L'artère hépatique, parvenue près du sillon transversal du foie, au côté droit du lobule de Spigel, se divise en deux branches considérables, l'une droite, l'autre gauche. —

La branche droite s'engage au-dessous du conduit hépatique, dont elle croise la direction en se portant obliquement en haut et en dehors. Au-delà de ce conduit elle donne un rameau volumineux qu'on nomme *cystique*. Il gagne le col de la vésicule biliaire, fournit un ramuscule constant qui se porte sur la partie inférieure de ce réservoir membraneux, et serpente quelque temps entre la tunique séreuse et la muqueuse, à laquelle il se distribue. Le rameau lui-même s'enfonce supérieurement entre la vésicule et la substance du foie, en se distribuant à l'une et à l'autre.

Après avoir fourni le rameau cystique, la branche droite s'enfonce dans la partie droite du sillon transversal, pénètre le lobe droit du foie et s'y perd.

La branche gauche, dirigée obliquement en haut et en dedans, s'enfonce dans le sillon transversal, entre le lobule de Spigel et le lobe gauche, pénètre la substance de celui-ci et se ramifie dans tous les deux.

Souvent l'artère hépatique se divise en trois branches, en sorte qu'il faut en distinguer une moyenne aux précédentes, moins volumineuse, qui pénètre le sillon transversal dans l'endroit où il se réunit au sillon horizontal, et s'enfonce ensuite dans la substance du foie pour s'y comporter comme les autres.

3°. *Artère splénique.*

Elle est plus volumineuse que l'hépatique chez l'adulte, moins chez l'enfant. Née de la cœliaque, elle se recourbe aussitôt à gauche et suit transversalement cette direction jusqu'à la scissure de la rate. Dans son trajet, elle se trouve recouverte par la portion gauche de l'estomac, appuyée sur la partie supérieure du pancréas et logée dans un léger sillon que cet organe lui présente. Elle fournit des rameaux pancréatiques et une branche gastrique inférieure gauche.

Rameaux pancréatiques. Leur nombre est incertain. Ils naissent inférieurement de la splénique, et s'enfoncent aussitôt perpendiculairement dans la substance du pancréas, parallèles les uns aux autres. Subdivisés en ramuscules ténus, ils s'anastomosent avec le rameau pancréatique transverse fourni par la branche gastrique inférieure droite.

Branche gastrique inférieure gauche. Elle naît ordinairement du tronc même de l'artère splénique, quelquefois cependant d'une des divisions qui la terminent. Son volume est assez souvent un peu moindre que celui de la gastrique inférieure droite; d'autres fois il est tel que cette branche paraît être l'artère splénique elle-même continuée et changeant de direction. Quand cette branche naît du tronc de la splénique, elle remonte un peu à gauche pour aller gagner la grosse extrémité de l'estomac, sous laquelle elle était d'abord cachée, et se porter sur sa grande courbure. Quand elle vient d'une des divisions de la splénique, elle descend aussitôt vers cette même courbure, dont elle est plus rapprochée. Dans tous les cas, elle contourne ensuite l'estomac inférieurement comme la gastrique droite, avec laquelle elle s'anastomose.

Peu après son origine, la branche gastrique gauche donne quelques rameaux pancréatiques peu importans par leur volume, peu constans pour le nombre. Parvenue à la grande courbure, elle fournit comme la gastrique droite des rameaux supérieurs qui vont à l'estomac, et des rameaux inférieurs qui vont au colon transverse après un certain trajet entre les lames du grand épiploon.

C'est donc aux deux branches gastriques inférieures réunies qu'est due cette grande arcade artérielle qui borde l'estomac en bas, arcade remarquable
par son volume, par sa position et par la manière
dont elle est formée. En effet, elle avoisine de très-
près les parois abdominales, surtout quand l'estomac
est distendu. Elle est logée entre les lames épiploï-
ques, dans l'endroit où ces lames se réunissent après
avoir formé sur la grande courbure, par leur écartement, cet espace triangulaire dont nous avons
parlé ailleurs.

Parvenue à quelque distance de la scissure de la
rate, l'artère splénique se divise en plusieurs branches pour y pénétrer. Assez ordinairement sa division primitive n'est qu'en deux ou trois branches, qui
aussitôt se subdivisent elles-mêmes en un plus ou
moins grand nombre de rameaux, le plus souvent en
six ou huit. Ces rameaux divergent entre eux suivant
la longueur de la rate, et avant d'y pénétrer parcourent un trajet plus ou moins long entre les deux
feuillets péritonéaux qui vont de l'estomac à cet organe. C'est dans ce trajet, qu'on peut estimer à deux
pouces ou deux pouces et demi, que les branches
spléniques fournissent quelques rameaux assez volumineux, mais très-courts, qui vont aussitôt gagner
la grosse extrémité de l'estomac près de l'orifice
cardiaque, et se répandre sur les deux faces de cet
organe, en s'anastomosant avec les rameaux œsophagiens transverses fournis par l'artère gastrique
supérieure. On les connaît sous le nom de *vaisseaux
courts*. Ce sont eux qui complètent à gauche le cercle artériel dont l'estomac est environné de toutes

parts. Ces vaisseaux naissent assez souvent du tronc de la splénique, un peu avant sa division.

Plongées dans la scissure de la rate, les branches spléniques pénètrent cet organe dans toute son étendue en suivant leur direction primitive. Bientôt elles se subdivisent et forment en s'anastomosant ensemble des arcades et des aréoles multipliées dont les derniers rameaux se perdent dans le tissu intime de l'organe.

B. *Artère mésentérique supérieure.*

Cette artère égale au moins la cœliaque en volume, mais la surpasse considérablement en longueur. Elle naît de l'aorte un peu au-dessous de la cœliaque, quelquefois confondue avec elle dans son origine, qui se trouve alors cachée par le pancréas. Aussitôt elle descend perpendiculairement derrière cette glande, et après l'avoir dépassée se trouve au-devant de la portion transversale du duodénum, sur lequel elle appuie et dont elle marque la terminaison. En continuant à se porter en avant et en bas, elle passe au côté gauche du méso-colon transverse, dans l'endroit où il se réunit au mésentère. Jusque là elle avait été recouverte soit par le pancréas, soit par le feuillet supérieur du mésocolon ; mais, dès qu'elle a dépassé l'origine de ce repli, elle s'engage entre les deux lames péritonéales qui constituent le mésentère, auquel elle appartient dans tout le reste de son trajet. Elle suit la direction que ce dernier repli présente, et forme dans le milieu de sa largeur une grande courbe dirigée à droite et en bas, de manière que la convexité regarde en bas, à gauche et en devant, la concavité à droite, en haut et en arrière. Cette courbe, fort éloignée d'abord de l'intestin grêle, s'en rapproche successivement en se prolongeant en bas. Diminuée de volume à mesure qu'elle avance, l'artère se termine enfin vers la région lombaire gauche, en s'anastomosant avec une des branches qu'elle-même a fournies.

Près de son origine, la mésentérique ne donne que quelques rameaux peu constans et peu remarquables, qui se distribuent soit au pancréas, soit au duodénum.

Mais quand elle est parvenue dans le mésentère, elle fournit un grand nombre de branches, qu'on peut distinguer en celles qui partent de sa concavité et celles qui naissent de sa convexité.

1°. *Branches que donne la Mésentérique par sa concavité.*

Toutes appartiennent au cœcum et au colon. On en trouve ordinairement trois qu'on nomme *coliques droites*, et que l'on distingue en supérieure, moyenne, et inférieure. Très-souvent il n'y en a que deux, une seule branche répondant à la supérieure et à la moyenne ; l'inférieure est constamment isolée.

a, *Branche colique droite supérieure.* C'est la première que donne la mésentérique en passant au côté gauche du méso-colon transverse. Elle s'engage aussitôt entre les deux lames du méso-colon, et se porte horizontalement en devant jusqu'auprès de la partie moyenne du colon. Avant d'y arriver, elle se divise en deux rameaux considérables qui s'écartent l'un de l'autre en formant entre eux un angle plus ou moins aigu. L'un d'eux se recourbe transversalement à gauche en suivant le colon, et parvenu vers la région lombaire s'anastomose avec le rameau ascendant de la colique gauche fournie par la mésentérique inférieure.

L'autre rameau se recourbe transversalement à droite, et s'anastomose bientôt avec un rameau semblable de la colique droite moyenne.

b. *Branche colique droite moyenne.* Elle naît de la mésentérique un peu au-dessous de la précédente, se dirige obliquement à droite et en avant dans le méso-colon, et se divise bientôt comme la précédente en deux rameaux, dont l'un, se recourbant à gauche, va s'anastomoser avec le rameau droit de la colique supérieure, tandis que l'autre se recourbe à droite et en bas pour s'unir au rameau ascendant de la branche colique droite inférieure.

Lorsque la mésentérique ne donne qu'une seule branche colique au lieu des deux que nous venons de décrire, cette branche se divise bientôt en deux rameaux volumineux, qui se comportent ensuite comme les deux branches lorsqu'elles sont isolées.

c. *Branche colique droite inférieure* ou *iléo-colique.* Elle est fort rapprochée de la moyenne dans son origine. Son volume est plus considérable. Dirigée transversalement à droite dans la partie correspondante du méso-colon, elle parvient jusqu'auprès du cœcum sans se diviser. Là elle se divise en trois rameaux : l'un remonte dans le méso-colon en se recourbant un peu, et s'anastomose bientôt avec le rameau droit de la colique moyenne; l'autre descend dans le mésentère, et s'anastomose avec le tronc de la mésentérique; le troisième, né dans l'angle des deux précédens, suit la direction de la branche colique elle-même, s'enfonce un peu dans les graisses du méso-colon, et se porte à la partie postérieure du colon à l'endroit où il naît du cœcum. Là il donne un ramuscule qui se porte dans le repli péritonéal de l'appendice cœcale, règne tout le long de ce repli, et y forme une petite arcade de la convexité de laquelle partent de petits ramuscules parallèles qui vont se rendre sur l'appendice et s'y terminent en s'y subdivisant. Puis il se divise en deux rameaux secondaires, qui se portent l'un en haut sur le colon, l'autre en bas sur le cœcum, et s'y subdivisent en une multitude de ramuscules distribués à ces intestins.

On voit, d'après cette description, que les rameaux des branches coliques forment, par leurs anastomoses mutuelles, des arcades distinctes réunies à angles aigus à l'endroit où les branches finissent, et présentant leur convexité du côté de l'intestin, leur concavité du côté du méso-colon. Ces arcades ne donnent par leur concavité aucun rameau, mais leur convexité en donne un grand nombre, surtout dans les angles rentrans par lesquels elles sont séparées. Plusieurs de ces rameaux se portent dans des directions obliques, se rencontrent et s'anastomosent de manière à former des aréoles de diverse figure, d'où naissent d'autres rameaux secondaires qui vont directement à l'in-

testin. Mais presque tous, en partant des arcades, se
dirigent parallèlement les uns aux autres jusqu'au
colon, et se portent ainsi sur ses deux faces. C'est
là seulement qu'ils se subdivisent en ramuscules
ténus qui s'enfoncent au-dessous de la tunique séreuse, et se ramifient à l'infini dans les tuniques
musculeuse et muqueuse, où ils se terminent.

Ces rameaux sont éloignés les uns des autres
par des intervalles assez larges, dans toute l'é-
tendue du colon transverse. Ceux qui vont au
cœcum sont beaucoup plus nombreux et plus rapprochés.

2°. *Branches que donne la Mésentérique par sa convexité.*

Elles varient beaucoup en nombre. On en compte
ordinairement une vingtaine. Leur volume et leur
longueur sont assez exactement en rapport. Les
plus supérieures, qui sont nécessairement les plus
longues, l'artère se trouvant alors fort éloignée de
l'intestin, sont aussi les plus grosses. Les suivantes
deviennent toujours plus courtes et plus minces, et
enfin celles qui partent de l'arcade formée par l'u-
nion de la mésentérique avec la branche colique
droite inférieure ne méritent plus que le nom de
rameaux, et se portent parallèlement sur l'intestin
après un trajet fort court.

Ces branches se dirigent toutes plus ou moins
obliquement en bas et à gauche entre les deux
lames du mésentère, en se rapprochant de l'intestin.
Après un certain trajet, dont la longueur varie pour
chacune, elles se divisent en branches secondaires

qui s'écartent à angles très-aigus, se dirigent les unes en haut, les autres en bas, et se rapprochent des branches secondaires voisines avec lesquelles elles s'anastomosent quelquefois; mais assez rarement. Ces branches secondaires se subdivisent bientôt ensuite en rameaux plus ou moins nombreux, qui s'écartent de la même manière, rencontrent de plus près les rameaux voisins également subdivisés, et s'anastomosent avec eux de tous côtés. Les angles saillans qui résultent de ces anastomoses sont les points d'origine d'autres rameaux secondaires qui se comportent de même, et forment par leurs anastomoses mutuelles une multitude d'aréoles diversement configurées, toujours fort irrégulières pour la grandeur et pour la forme. Des ramuscules naissent du contour extérieur de ces aréoles, s'anastomosent, forment des aréoles nouvelles plus petites, et ainsi de suite jusqu'à l'endroit où les deux lames péritonéales cessant d'adhérer ensemble fortement près de l'intestin l'espace triangulaire destiné à favoriser l'ampliation accidentelle de ce tube membraneux. Là le réseau artériel cesse, et les dernières aréoles qui le formaient donnent naissance à des ramuscules parallèles qui se dirigent isolément au-dessous de l'une et l'autre lames péritonéales pour gagner la surface extérieure de l'intestin, auquel ils sont perpendiculaires. Ils se prolongent plus ou moins sur lui, entre la tunique séreuse et la musculeuse, puis se subdivisent en ramuscules très-ténus répandus à l'infini, et formant un nouveau réseau fort délicat, d'autant plus serré qu'on avance davantage. Ils se plongent ainsi dans la tunique musculeuse, et parviennent à la muqueuse, sur laquelle ils se terminent en devenant capillaires.

Ainsi, en observant d'un seul coup d'œil la distribution artérielle depuis la convexité de l'artère mésentérique jusque sur l'intestin, nous voyons d'abord des branches volumineuses isolées, puis un réseau vasculaire formé par les rameaux de ces branches, réseau d'autant plus compliqué qu'on approche plus de l'intestin, puis des rameaux isolés et parallèles nés de ce réseau et dirigés immédiatement sur l'intestin lui-même, puis un nouveau réseau beaucoup plus ténu, né de ces rameaux et terminé par le système capillaire. On peut donc dire que les branches de la mésentérique sont au réseau vasculaire qui leur succède ce que les rameaux nés de ce réseau sont à la distribution immédiate du système artériel à l'intestin grêle.

C. Artère mésentérique inférieure.

Elle égale à peu près en volume la précédente, et naît beaucoup plus bas qu'elle de la partie antérieure de l'aorte, un pouce ou un pouce et demi à peu près au-dessus de sa division en iliaques. Elle se dirige aussitôt un peu obliquement à gauche, placée au-dessous du péritoine, puis s'engage entre les deux lames du méso-colon iliaque, dans lequel elle forme une courbe beaucoup moins étendue que celle de la mésentérique supérieure, étant toujours, placée près du bord adhérent de ce repli. Arrivée au détroit supérieur du bassin, elle se plonge dans l'é-cartement postérieur du méso-rectum, où elle se divise en deux branches pour se distribuer au rectum sous le nom d'*hémorrhoïdales supérieures.*

Dans ce trajet, la mésentérique inférieure donne en dehors par sa convexité un grand nombre de branches : aucune ne naît de sa concavité.

Parmi ces branches, qui toutes appartiennent au colon, on en remarque trois principales que l'on nomme *coliques gauches*, distinguées en supérieure, moyenne et inférieure.

a. *Branche colique gauche supérieure.* C'est la plus volumineuse et la seule constamment distincte. Née de la mésentérique un peu au-dessous de son origine, elle se dirige transversalement à gauche derrière le péritoine, et parvient ainsi jusqu'à quelque distance de la portion lombaire gauche du colon. Là, elle se divise en deux rameaux considérables, l'un ascendant, l'autre descendant.

Le rameau ascendant suit le bord concave du colon lombaire jusqu'au colon transverse, en se recourbant de manière à former une arcade dont la convexité répond à l'intestin. Il s'anastomose bientôt avec le rameau gauche de la colique droite supérieure fournie par la mésentérique supérieure. Le rameau descendant se porte inférieurement dans une direction semblable jusqu'au méso-colon iliaque, où il s'anastomose avec le rameau ascendant de la colique gauche moyenne.

b. *Branches coliques gauches moyenne et inférieure.* Je réunis ces branches dans une même description, parce que leur nombre varie beaucoup, et que d'ailleurs elles ont toutes une disposition semblable.

Souvent, au lieu de deux, on en trouve trois ou

quatre tout-à-fait distinctes à leur origine. D'autres fois on les voit naître de la mésentérique par deux origines seulement, mais se diviser aussitôt en nombre indéterminé. Toutes se portent obliquement en bas, entre les deux lames du méso-colon iliaque, et avant d'arriver à l'intestin, se divisent chacune en deux rameaux, l'un ascendant, l'autre descendant. Ces rameaux s'anastomosent entre eux, et forment ainsi des arcades plus ou moins nombreuses, qui, par leur convexité, fournissent un grand nombre de rameaux secondaires. Ceux-ci se portent d'abord parallèlement vers l'intestin, puis se subdivisent avant d'y arriver, et forment par leurs anastomoses quelques aréoles desquelles partent enfin d'autres ramuscules parallèles qui vont immédiatement se rendre sur les deux faces du colon iliaque. Ces aréoles sont, en général, peu nombreuses; souvent il n'en existe pas, et les rameaux nés des arcades vont en droite ligne à l'intestin. Parvenus sur cet organe, ils s'y comportent comme ceux de la mésentérique supérieure.

Le rameau descendant, fourni par la plus inférieure des branches coliques gauches, se porte sur la face postérieure du rectum, où il se subdivise, et s'anastomose avec les autres rameaux que donne là mésentérique dans sa terminaison.

Lorsque la mésentérique inférieure a fourni les branches coliques, elle diminue de volume, prend une direction perpendiculaire, et descend dans l'excavation du bassin, placée sur la face postérieure du rectum, et logée dans l'écartement des deux lames du méso-rectum. Bientôt elle se divise en deux branches, qui s'écartent et gagnent les parties latérales du rectum (hémorrhoïdales supérieures). Souvent une de ces branches en donne peu après une autre secondaire qui descend sur le milieu du même intestin. Ces branches descendent perpendiculairement, superficielles d'abord, puis bientôt engagées entre les fibres musculeuses longitudinales, où elles sont presque entièrement cachées. Elles diminuent progressivement de volume, et finissent par des rameaux extrêmement minces. Dans ce trajet, elles donnent un grand nombre de rameaux, qui naissent presque tous à angles droits et se portent transversalement sur le contour du rectum, qu'ils embrassent en se subdivisant entre ses tuniques, où ils se perdent, réunis et confondus avec ceux des branches hémorrhoïdales moyenne et inférieure. Quelques-uns de ces rameaux, au lieu de se porter sur le rectum, suivent en arrière la lame péritonéale correspondante, et vont sur les côtés du sacrum s'anastomoser avec les artères sacrées latérales, branches de l'hypogastrique.

§ II. *Artères fournies latéralement par l'Aorte abdominale.*

Ces artères sont les capsulaires, les rénales, les spermatiques et les lombaires.

1°. *Artères capsulaires.*

On les nomme ordinairement *capsulaires moyennes*, par opposition avec les branches que donnent aux capsules en haut les diaphragmatiques, en bas les rénales.

Il y a une capsulaire de chaque côté. Leur volume est très-petit. Nées, pour l'ordinaire, de l'aorte, quelquefois de la cœliaque, elles se dirigent transversalement sur les côtés de la colonne vertébrale jusqu'au bord antérieur des capsules. Là, elles se divisent en plusieurs branches qui s'enfoncent dans ces organes et s'y distribuent. Avant d'y arriver, elles donnent plusieurs rameaux au tissu graisseux environnant et même aux appendices diaphragmatiques.

2°. *Artères rénales.*

Ce sont les plus volumineuses et en même temps les plus courtes que fournisse l'aorte abdominale. Le plus ordinairement il n'y en a qu'une de chaque côté; mais il n'est point rare d'en trouver deux et même trois. Nous supposons ici le premier cas.

Nées au-dessous des artères capsulaires, les rénales forment chacune pour l'ordinaire avec l'aorte deux angles droits ou fort rapprochés des droits. Elles naissent à peu près l'une vis-à-vis de l'autre; souvent cependant la rénale gauche naît un peu plus haut que la droite. Dirigée transversalement sur les côtés du corps des vertèbres, au-devant d'un tissu graisseux abondant, derrière la veine rénale et le péritoine, chacune arrive, après un trajet fort court, au rein auquel elle appartient. La droite a cependant un peu plus de longueur que la gauche, l'aorte ne se trouvant pas directement sur la ligne médiane. Cette rénale droite est placée tantôt devant, tantôt derrière la veine-cave inférieure.

Dans leur trajet, les rénales fournissent un nombre indéterminé de branches toutes fort petites. Les unes, supérieures, vont aux capsules, et s'y perdent en s'anastomosant avec les artères capsulaires aortiques. Les autres, inférieures, se perdent dans le tissu graisseux extérieur du rein : on les a nommées quelquefois *branches adipeuses*. Très-souvent les artères spermatiques naissent aussi inférieurement des rénales.

Parvenue à quelque distance de la scissure du rein, la rénale se divise en deux, trois ou quatre branches considérables. Ces branches, écartées les unes des autres, s'introduisent dans le rein au-dessus de l'origine de l'uretère, et se divisent en un nombre variable de branches secondaires qui se portent entre les parois du bassinet et la substance propre du rein, et suivent les calices jusqu'à l'endroit où ils embrassent les tubercules mamelonnés. Là, chaque branche se divise en plusieurs rameaux qui contournent la portion correspondante de substance tubuleuse, et forment autour d'elle, en s'anastomosant ensemble, une arcade sensible dont la convexité répond à la substance corticale. Les ramuscules très-nombreux que donnent en tout sens ces arcades se répandent soit dans la substance tubuleuse, soit dans la corticale; on en a même vu quelques-uns traverser entièrement cette dernière pour se jeter dans le tissu graisseux dont le rein est environné.

Cette distribution artérielle dans l'intérieur du rein ne se fait pas toujours avec autant de régula-

rité. Souvent on ne voit point ces arcades qui circonscrivent les portions de la substance tubuleuse ;
et les rameaux paraissent se répandre, sans aucun
ordre sensible, dans l'une et l'autre substances à
la fois.

Lorsqu'il y a deux ou trois artères rénales de chaque côté, tantôt elles naissent à peu de distance les
unes des autres, et se portent parallèlement pour
pénétrer toutes ensemble par la scissure du rein ;
tantôt une d'elles naît beaucoup plus bas, remonte
obliquement, et entre dans le rein par son extrémité
inférieure.

3°. *Artères spermatiques.*

On en trouve une de chaque côté, rarement deux.
Leur volume est aussi petit que leur longueur est
considérable. Elles naissent de l'aorte tantôt en devant, tantôt latéralement ; souvent ce sont les rénales qui les fournissent.

Dans tous les cas, elles se portent sur les côtés de
la colonne vertébrale, descendent presque verticalement sur les muscles psoas, dont elles croisent enfin très-obliquement la direction, pour se comporter ensuite différemment chez l'homme et chez la
femme.

Toutes deux, dans ce premier trajet, sont placées
derrière le péritoine. La droite est tantôt devant,
tantôt derrière la veine cave. Toutes deux sont extrêmement flexueuses. Elles donnent des rameaux
fort petits qui se perdent dans les graisses voisines,
dans les glandes lymphatiques, dans les parois des

uretères. Quelquefois, parvenue vers le détroit supérieur du bassin, la spermatique se divise en deux
branches d'égal volume, dont l'une remonte obliquement en dehors pour se perdre dans les graisses
extérieures du rein, tandis que l'autre continue le
trajet ordinaire de l'artère.

Vers le milieu ou vers la partie inférieure du bord
saillant du psoas, l'artère spermatique croise ce bord
en se dirigeant en dedans. Chez l'homme, elle se
place à côté du conduit déférent, sort avec lui par
l'anneau inguinal et va au testicule. Dans ce trajet,
elle donne de petits rameaux au conduit déférent et
au crémaster. Enfin elle se divise en un grand nombre de rameaux dont les uns s'introduisent dans
l'épididyme par son tubercule arrondi, les autres,
traversant la tunique albuginée, se plongent dans
la substance propre du testicule. Les uns et les autres se perdent ensuite dans ces deux corps, et
n'offrent plus rien de remarquable dans leur distribution.

Chez la femme, l'artère spermatique, après avoir
croisé le bord du psoas, s'enfonce dans l'excavation
du bassin, et se porte à l'ovaire. De ses rameaux,
les uns traversent la membrane fibreuse de ce corps,
dans lequel ils se perdent, les autres vont se répandre à la trompe, au ligament rond et aux parties
latérales de la matrice, en s'anastomosant avec l'u-
térine.

4°. *Artères lombaires.*

On pourrait nommer celles-ci branches postérieures, si l'on n'avait égard qu'à leur point d'origine,
car elles naissent plutôt de la partie postérieure que
de la partie latérale de l'aorte; mais comme elles se
dirigent toutes en dehors primitivement, et qu'elles
se distribuent principalement aux muscles latéraux
de la colonne vertébrale, nous ne croyons pas devoir
en former ici une classe séparée.

Les artères lombaires sont assez ordinairement au
nombre de cinq, comme les vertèbres de la même
région. Souvent cependant il ne s'en trouve que
quatre; quelquefois même il n'y en a que trois; et
dans ces deux cas, elles se subdivisent de manière à
former auprès des trous de conjugaison le nombre
ordinaire de cinq. Leur volume surpasse constamment celui des intercostales. Toujours elles se dirigent plus ou moins transversalement depuis l'aorte
jusqu'auprès des apophyses transverses; et dans ce
trajet elles correspondent chacune à la gouttière
que présente dans son milieu le corps de chaque
vertèbre. Toujours, à la base des apophyses transverses, chaque artère se divise en deux branches:
l'une postérieure ou dorsale, qui s'enfonce dans
les muscles du dos, en donnant, par le trou de conjugaison, un rameau à la moelle; et l'autre antérieure ou lombaire proprement dite, qui se répand
dans les muscles d s lombes e t du bassin.

Tels sont les caractères communs de toutes les
artères lombaires. Mais comme chacune d'elles pré-

sente en outre une disposition particulière et des
rapports différens, on ne peut les connaître avec
exactitude lorsqu'on continue à les décrire collectivement, et il faut de toute nécessité en venir à la
description particulière, mais abrégée, de chacune.
J'observe seulement que les branches postérieures,
se perdant toutes dans la masse commune et confuse du muscle sacro-spinal, ne méritent pas d'être
comprises dans ces détails individuels; il suffit de les
indiquer à mesure qu'elles se présentent.

Première artère lombaire. Elle a quelque analogie avec les intercostales. Cachée entièrement, à son
origine, par l'appendice diaphragmatique, elle suit
la gouttière de la première vertèbre lombaire jusqu'à la base de l'apophyse transverse : là, elle se
divise en deux branches; l'une, dorsale, descend un
peu, s'engage entre les deux apophyses transverses
correspondantes, donne un rameau à la moelle par
le trou de conjugaison, et se jette ensuite dans les
muscles du dos; l'autre, lombaire, se porte en
dehors, au-dessous du bord inférieur de la dernière fausse côte, en suivant exactement l'attache
du diaphragme. Ainsi elle se recourbe en bas, et
descend enfin presque verticalement entre le péritoine et le muscle transverse abdominal, dans lequel
elle se perd.

Quelquefois cette première lombaire manque
tout-à-fait. Ailleurs, le même sujet la présente d'un
côté, tandis qu'elle manque de l'autre.

Deuxième artère lombaire. Elle naît au niveau du
fibro-cartilage qui unit les seconde et troisième vertèbres lombaires, remonte un peu, devient transversale,

et suit la gouttière de la seconde vertèbre, en passant sous le tendon de l'appendice diaphragmatique, puis sous l'attache supérieure du psoas. Sa division a lieu plus ou moins loin de l'apophyse transverse. La branche dorsale se comporte comme à l'ordinaire. La lombaire, assez petite, s'enfonce en se recourbant inférieurement dans l'épaisseur du carré des lombes et s'y perd.

Troisième artère lombaire. Elle naît au niveau du fibro-cartilage qui unit les troisième et quatrième vertèbres; remonte et suit transversalement la gouttière de la troisième, où elle est bientôt couverte en dehors par le psoas. Avant de se diviser, elle donne à ce muscle plusieurs rameaux, dont un, volumineux, descend assez loin entre ses fibres : ensuite elle se divise. La branche dorsale n'a rien de particulier. La lombaire, très-volumineuse, s'enfonce entre le carré des lombes et le transverse abdominal, et se porte, en se recourbant, jusqu'à la crète iliaque, vers l'union de son tiers postérieur à ses deux tiers antérieurs. Là, elle se divise en deux gros rameaux qui, rapprochés l'un de l'autre, traversent les muscles abdominaux près de leur attache, et descendent en arrière dans les muscles fessiers, où ils se perdent en s'anastomosant avec les divisions de la fessière, branche de l'hypogastrique.

Quatrième artère lombaire. Elle naît au niveau de la quatrième vertèbre, suit aussitôt transversalement la gouttière, cachée presque entièrement par le psoas, et plus profondément par une des branches du plexus lombaire. Elle se divise ensuite en branche dorsale et branche lombaire. Celle-ci, très-considérable, se dirige transversalement entre le psoas et l'attache inférieure du carré, et fournit plusieurs rameaux volumineux qui se répandent en dehors sur le muscle iliaque; puis elle traverse l'attache du carré et des abdominaux à la crête iliaque; descend dans les muscles fessiers, et s'y perd comme la précédente.

Lorsque la cinquième artère lombaire manque, ce qui arrive souvent, c'est la quatrième qui la supplée. Elle se divise alors, vers le milieu de son trajet sur le corps de la vertèbre, en deux grosses branches. L'une forme la continuation de la quatrième artère et se comporte comme nous venons de le dire. L'autre descend sur le côté du corps des vertèbres, couverte par le plexus lombaire jusqu'au niveau du dernier trou de conjugaison, donne là une branche dorsale, comme celle que fournit ailleurs la cinquième lombaire, puis se détourne obliquement en dehors et se ramifie sur le muscle iliaque en s'anastomosant avec l'iléo-lombaire, branche de l'hypogastrique. D'autres fois cette seconde branche s'enfonce tout entière dans le trou de conjugaison, formant elle-même la cinquième dorsale, sans donner aucun rameau en dehors.

Cinquième artère lombaire. Elle manque souvent. Lorsqu'elle existe, elle naît tantôt de l'aorte par un tronc commun avec la sacrée moyenne ou avec la cinquième lombaire opposée, tantôt de l'iliaque primitive. C'est tout ce qu'elle a de remarquable, sa distribution ressemblant d'ailleurs tout-à-fait à celle de la branche que la quatrième lombaire fournit pour la suppléer quand elle manque.

Dans leur trajet sur le corps des vertèbres, les lombaires donnent beaucoup de petits rameaux supérieurs et inférieurs au périoste et aux portions musculaires qui les recouvrent. Elles en donnent de plus, considérables au psoas et au carré des lombes en passant entre eux.

§ III. *Artères fournies supérieurement par l'Aorte abdominale.*

Artères diaphragmatiques inférieures.

Les diaphragmatiques inférieures naissent tantôt isolément, tantôt par un tronc commun. Elles viennent plus souvent de la cœliaque que de l'aorte elle-même ; on les a vues quelquefois naître des rénales. L'une et l'autre se ressemblent beaucoup dans leur distribution au diaphragme ; cependant elles diffèrent assez pour qu'on doive les décrire chacune en particulier.

1º. *Artère diaphragmatique droite.*

Elle remonte verticalement sur l'appendice droite du diaphragme près de son bord libre, en donnant plusieurs rameaux soit à cette appendice, soit à la capsule surrénale. Elle donne aussi quelques rameaux hépatiques, qui s'enfoncent en arrière dans le foie en suivant la veine cave ; ensuite elle se divise en deux branches, l'une antérieure, l'autre droite.

Branche antérieure. Elle suit en haut et en devant

le trajet primitif de l'artère, et donne un rameau transverse qui s'anastomose, au-devant de l'ouverture œsophagienne, avec un rameau semblable de la diaphragmatique gauche ; puis elle s'approche de l'ouverture de la veine cave, et donne plusieurs rameaux qui traversent le diaphragme et vont se répandre à la partie inférieure du péricarde, en s'anastomosant avec la diaphragmatique supérieure. D'autres rameaux vont s'enfoncer dans le foie, à la partie la plus reculée de sa face convexe. Enfin la branche, continuant à se porter en devant, s'enfonce entre les fibres musculaires, contourne la portion moyenne du centre aponévrotique, et s'anastomose par arcade avec la branche antérieure de la diaphragmatique gauche.

Branche droite. Elle se dirige transversalement sur la portion droite du diaphragme, et se termine dans les attaches de ce muscle aux côtes. En passant sur le bord convexe de la capsule surrénale, elle lui donne deux ou trois rameaux. Dans tout le reste de son trajet, elle fournit, soit en avant, soit en arrière, un grand nombre de rameaux qui se perdent dans le diaphragme.

2°. *Artère diaphragmatique gauche.*

Elle se porte vers l'appendice gauche, sur laquelle elle remonte, en lui donnant plusieurs rameaux parmi lesquels on en remarque un qui gagne la partie latérale gauche de l'œsophage, remonte sur le conduit jusque dans le thorax, et s'unit aux œsophagiennes aortiques. Ensuite la diaphragmatique

donne trois ou quatre rameaux capsulaires. Parvenue sur le centre aponévrotique, elle en fournit
d'autres qui vont se rendre à la portion musculeuse
du diaphragme implantée au milieu du rebord inférieur des fausses côtes. Enfin, au-delà de l'ouverture œsophagienne, l'artère se divise comme la précédente en deux branches, l'une antérieure, l'autre
gauche.

Branche antérieure. Elle reçoit d'abord le rameau
transverse anastomotique que lui envoie, comme
nous l'avons dit, la diaphragmatique droite; ensuite
elle se porte en devant et se divise en plusieurs rameaux, dont les uns contournent la portion moyenne
du centre aponévrotique et s'unissent à la branche
antérieure de cette même diaphragmatique droite,
tandis que d'autres se perdent dans la portion musculeuse antérieure du diaphragme en s'unissant à
ceux de la thoracique interne. Plusieurs ramuscules
traversent le muscle et se distribuent à la portion
inférieure du péricarde.

Branche gauche. C'est la plus considérable. Elle
se porte transversalement en dehors et se distribue
à la portion musculaire gauche par beaucoup de rameaux qui s'anastomosent avec la dernière intercostale et avec la première lombaire. Quelques ramuscules partis d'elle vont se distribuer au lobe gauche
du foie; d'autres se portent à la rate, renfermés dans
le repli péritonéal de cet organe.

§ IV. *Artère fournie inférieurement par l'Aorte abdominale.*

Artère sacrée moyenne.

La *sacrée moyenne* naît de la partie postérieure de l'aorte, un peu au-dessus de sa division en iliaques, au niveau de la dernière vertèbre lombaire. Son volume égale à peu près celui des artères lombaires, quelquefois lui est inférieur. Elle descend aussitôt sur la partie moyenne et antérieure du sacrum, correspondant pour l'ordinaire exactement à la ligne médiane, quelquefois déviée obliquement d'un côté et rapprochée d'une des sacrées latérales. Parvenue au coccyx et fort diminuée de volume, elle suit également là partie moyenne de cet os jusqu'à son sommet, où elle finit de diverses manières suivant les individus.

Dans ce trajet, la sacrée moyenne, toujours immédiatement appliquée sur le sacrum, est séparée antérieurement du rectum par le tissu cellulaire lâche qui remplit l'intervalle des feuillets du mésorectum, par les vaisseaux hémorrhoïdaux et par les nerfs du plexus hypogastrique.

Les branches qu'elle fournit sont toutes latérales. Les premières naissent au niveau de la dernière vertèbre, et vont sur elle s'anastomoser avec les iléo-lombaires : ce sont les plus petites et les plus irrégulières.

Les autres viennent de l'artère pendant son trajet sur le sacrum : ce sont les plus volumineuses. Pour l'ordinaire, il en naît une de chaque côté, sur le milieu de chaque fausse vertèbre du sacrum. Transversalement dirigées en dehors, tantôt droites, tantôt flexueuses, ces branches vont se réunir, près des trous sacrés antérieurs, avec des rameaux des sacrées latérales; d'autres fois elles pénètrent elles-mêmes par les trous sacrés pour aller se distribuer aux nerfs qui terminent la moelle. Dans leur trajet, elles donnent de nombreux ramuscules, soit en haut, soit en bas, au périoste du sacrum.

Ces dernières branches ne sont cependant constantes ni pour le volume, ni pour le nombre, ni pour la disposition. Quelquefois, surtout quand la sacrée moyenne est déviée d'un côté, on voit une branche assez grosse, fournie par elle supérieurement du côté opposé, descendre obliquement jusqu'à la partie inférieure du sacrum, donner, dans ce chemin, tous les rameaux latéraux que l'artère fournit ailleurs elle-même, et s'anastomoser près du dernier trou sacré avec la sacrée latérale.

Enfin sur le coccyx, l'artère sacrée moyenne donne plusieurs branches latérales, qui toutes se portent obliquement en bas et en dehors, pour se jeter dans les graisses du rectum et dans le muscle ischio-coccygien.

Ailleurs, l'artère se divise sur le coccyx en deux branches égales, qui se recourbent en dehors et en haut pour former deux arcades anastomotiques avec les sacrées latérales. Cette disposition, assez ordinaire, est bien loin d'être constante, tant les sacrées latérales sont sujettes à varier pour la longueur et pour le mode de terminaison.

Remarqués sur la disposition générale des artères que fournit l'Aorte dans le thorax et dans l'abdomen.

Ces artères peuvent se distinguer en deux classes. Les unes vont aux parois du tronc, les autres aux organes que renferment les cavités thoracique et abdominale.

I. Les premières naissent des parties latérales et postérieures de l'aorte dans toute son étendue, depuis l'endroit où elle s'engage entre les deux plèvres, jusqu'à celui où elle se divise en iliaques. A la poitrine elles prennent le nom d'*intercostales*, à l'abdomen celui de *lombaires*. Mais partout elles offrent les caractères d'analogie les plus frappans. Leur volume est à peu près le même. Toutes forment avec l'aorte un angle plus ou moins aigu en haut à leur origine, et se recourbent aussitôt pour se porter transversalement sur le corps des vertèbres correspondantes jusqu'aux apophyses transverses. Toutes se divisent ensuite en deux branches, dont l'une, postérieure, appartient à la moelle et aux muscles du dos, l'autre, antérieure, aux parois du thorax et de l'abdomen. Les branches postérieures se comportent partout de même : chacune donne des rameaux à la moelle et au corps des vertèbres, puis se jette dans les muscles des gouttières vertébrales. Les branches antérieures seules diffèrent entre elles pour la disposition, et cette différence tient uniquement à la conformation des parois de l'une et de l'autre cavités. Au thorax, elles sont plus régulières et parcourent un trajet plus étendu, dont la direction est marquée exactement par celle des côtes. A l'abdomen, elles se divisent plus tôt et se ramifient plus vaguement dans les couches musculeuses flottantes qu'elles rencontrent en dehors.

Ces artères aortiques se distribuent principalement aux parties latérales des parois thoraciques et abdominales; tandis que les ramifications artérielles qui se distribuent à la partie antérieure de ces mêmes parois sont fournies par deux grosses branches, dont l'une, née de la sous-clavière, se porte de haut en bas sous le nom de *thoracique interne*, l'autre, nommée *épigastrique*, naît de l'iliaque externe, et se porte de bas en haut. L'ombilic est le point de leur réunion mutuelle, et c'est à cette grande anastomose que viennent se terminer, comme à leur centre commun, presque toutes les branches antérieures, soit des intercostales, soit des lombaires.

Je ne parle point ici de l'artère sacrée moyenne, fournie en bas par l'aorte, mais entièrement destinée au bassin, et peu remarquable dans sa distribution, puisque les rameaux fournis ici à la partie inférieure de la moelle et aux muscles du dos viennent presque toujours uniquement des sacrées latérales.

II. Les artères destinées aux organes des deux cavités ne présentent ni cette égalité de volume ni cette uniformité de distribution qu'offrent les artères des parois. Proportionnées aux divers organes, elles diffèrent nécessairement entre elles, et ne peuvent être rapprochées que d'une manière assez vague sous un coup d'œil général.

Dans le thorax, ces artères sont peu nombreuses et fort petites : les unes, répandues sur l'œsophage,

et sur la partie postérieure du péricarde, méritent
plutôt le nom de *rameaux* que celui d'*artères* ; les
autres, plus remarquables, se distribuent aux poumons, sous le nom de *bronchiques*. Cependant telle
est encore la ténuité de ces dernières qu'elles semblent d'abord manifestement disproportionnées avec
les organes très-volumineux qui les reçoivent. Mais
on peut remarquer, 1° que, comme nous l'avons dit
ailleurs, le volume des poumons est dû en grande
partie à l'air qui les remplit sans cesse plutôt qu'à
leur substance solide, qui est très-peu abondante ;
2° que les artères bronchiques appartiennent principalement aux conduits dont elles prennent le nom,
et se trouvent avec eux dans un rapport assez exact
de volume.

Je ne dois point omettre ici un phénomène anatomique fort singulier observé depuis peu. Sur le
corps d'un enfant de sept ans, on trouva une artère
très-volumineuse qui, née de l'aorte abdominale au
niveau de la cœliaque, se recourbait supérieurement, pénétrait dans le thorax par l'ouverture œsophagienne du diaphragme, et se divisait aussitôt
derrière l'œsophage en deux grosses branches qui
s'enfonçaient dans les poumons par la partie inférieure et postérieure de leur face interne, pour se
distribuer de l'un et de l'autre côtés à tout le lobe
inférieur. Ces branches s'anastomosaient sensiblement par plusieurs rameaux avec l'artère pulmonaire
supérieure, comme on s'en assura en injectant celle-
ci. Les veines pulmonaires étaient disposées à la
manière ordinaire, et se distribuaient également à
toute l'étendue des poumons, quoique les lobes

inférieurs ne reçussent de vaisseaux artériels que de la pulmonaire abdominale, et que l'artère pulmonaire supérieure ne se distribuât qu'aux lobes supérieurs. Cette observation très-curieuse, dont aucun anatomiste n'avait cité d'exemples, est due à M. Maugars d'Angers (1).

De nombreuses artères se distribuent aux organes volumineux et multipliés que contient l'abdomen. Ces organes sont ou parenchymateux, ou membraneux. Dans les premiers, on voit presque partout une artère très-grosse se porter perpendiculairement à l'organe, et pénétrer son tissu par plusieurs branches épanouies qui se subdivisent ensuite. C'est ce qu'on observe au foie, à la rate, aux reins. Ces derniers organes sont surtout remarquables par la grosseur des artères qu'ils reçoivent, proportionnellement à leur volume, et par la brièveté de ces artères, qui pénètrent le tissu de l'organe presque aussitôt après leur origine de l'aorte. On ne peut nier qu'il n'en résulte une impulsion circulatoire plus vive, que par conséquent les reins ne soient excités plus énergiquement que beaucoup d'autres organes; et on est assez fondé à trouver ici, avec plusieurs auteurs, un rapport sensible entre la disposition artérielle et la promptitude de la sécrétion urinaire.

Les artères qui se distribuent aux organes membraneux, c'est-à-dire à ceux qui constituent la plus

_____

(1) *Voy.* le *Journal de médecine* de MM. Corvisart, Leroux et Boyer, pluviôse an X. L'auteur a joint à son observation le dessin de cette artère extraordinaire.

grande partie du tube digestif, se comportent d'une manière fort différente. Toutes forment, soit par elles-mêmes, soit par leurs principales divisions, des arcades vasculaires le long des organes auxquels elles appartiennent; et ce sont ces arcades qui fournissent par leur convexité les rameaux distribués immédiatement aux organes eux-mêmes. Renfermées dans les replis péritonéaux qui soutiennent les diverses portions du tube digestif, et fixées à ces replis, ces arcades artérielles n'adhèrent point à l'intestin lui-même, qui se trouve plus ou moins rapproché ou éloigné d'elles, suivant les divers degrés de sa dilatation ou de sa contraction.

L'estomac est de toutes les parties du conduit digestif celle qui reçoit le plus grand nombre de vaisseaux. Deux arcades artérielles embrassent ses deux courbures, et les rameaux qu'elles fournissent viennent en deux sens opposés s'entre-croiser et s'anastomoser ensemble entre les tuniques musculeuse et muqueuse de cet organe. Au contraire, l'intestin grêle ne reçoit de vaisseaux que par un seul côté, et il en est de même des gros intestins. Il y a donc un mouvement circulatoire beaucoup plus énergique sur l'estomac que sur les intestins, considération intéressante que le physiologiste ne doit point oublier dans l'étude des phénomènes digestifs.

Les artères que fournit encore l'aorte abdominale, soit au diaphragme, soit aux capsules surrénales, soit aux organes génitaux, n'ont dans leur disposition générale rien d'assez remarquable pour que nous croyions devoir y revenir ici.

V. DES ARTÈRES PAR LESQUELLES L'AORTE SE TERMINE.

Artères iliaques primitives.

Parvenue sur le corps de la quatrième vertèbre lombaire, ou sur le fibro-cartilage qui réunit la quatrième à la cinquième, l'aorte finit en donnant naissance à deux gros troncs vasculaires nommés *artères iliaques primitives*.

Ces artères, égales en volume et en longueur, s'écartent l'une de l'autre à angle aigu, et se dirigent obliquement en dehors, en bas et un peu en avant, en s'éloignant progressivement de la cinquième vertèbre, sur laquelle elles reposaient d'abord. Elles passent au-devant des parties latérales de la base du sacrum, et se divisent chacune, près des symphyses sacro-iliaques, en deux artères considérables nommées *hypogastrique* et *iliaque externe* ou *artère du membre inférieur*.

Dans ce court trajet, les deux iliaques primitives, côtoyées en dehors par les psoas, correspondent en dedans à un intervalle celluleux qui les sépare l'une de l'autre. En devant, la droite est recouverte en grande partie par la veine cave inférieure; le péritoine seul recouvre la gauche. Aucune branche n'est fournie par l'une ni par l'autre.

ARTICLE PREMIER.

ARTÈRE HYPOGASTRIQUE OU PELVIENNE.

Elle se dirige un peu obliquement en avant, en bas et en dedans, s'enfonce bientôt dans l'excavation du bassin, en prenant une direction presque verticale, et aussitôt se divise en une multitude de branches que l'on peut distinguer, pour la commodité de la description, en postérieures, antérieures, internes et inférieures.

§ Ier. *Branches postérieures.*

Ce sont les artères ilio-lombaire, sacrée latérale et fessière.

1°. *Artère ilio-lombaire.*

Elle naît tantôt de l'hypogastrique elle-même, au niveau de la base du sacrum; tantôt un peu plus bas, de la fessière. Son volume est variable. Dirigée horizontalement en arrière et en dehors, elle se porte vers la ligne obtuse qui borne en devant la base du sacrum, couverte dans ce petit trajet par le psoas, et passant au-dessus du nerf obturateur si elle vient de l'hypogastrique, au-dessous de lui si elle vient de la fessière; puis elle se divise en deux branches principales.

L'une remonte verticalement sous le psoas, entre l'os ilium et la dernière vertèbre des lombes, et

s'anastomose bientôt avec une branche de la cinquième ou de la quatrième artère lombaire; elle
donne des rameàux nombreux au muscle psoas et en
dehors au muscle iliaque.

L'autre branche, dirigée transversalement entre
le psoas et l'iliaque, se subdivise aussitôt en deux
ordres de rameaux. Les uns, superficiels, se répandent sur le muscle iliaque, couverts par le péritoine,
donnent plusieurs ramuscules à ce muscle, ainsi
qu'au tissu graisseux qui le recouvre, et vont vers
la crête iliaque s'anastomoser soit avec les lombaires,
soit avec la circonflexe iliaque. Souvent ces rameaux
superficiels sont fournis par la quatrième lombaire.
Les rameaux profonds s'enfoncent dans l'épaisseur
du muscle iliaque, auquel ils se distribuent en tout
sens. Plusieurs passent entre le muscle et l'os, et se
ramifient sur le périoste de la fosse iliaque. Ceux-ci
fournissent le rameau nourricier de l'os, qui s'introduit dans son tissu spongieux par un conduit
particulier. Souvent ce rameau, assez volumineux,
naît primitivement de l'artère elle-même.

2°. *Artère sacrée latérale.*

Tantôt il n'y en a qu'une, tantôt, et souvent, il
s'en trouve deux. Elles naissent plus souvent de l'ilio-
lombaire ou de la fessière que de l'hypogastrique
elle-même.

Lorsqu'il n'y en a qu'une, elle descend un peu
obliquement sur la partie latérale et antérieure du
sacrum, au-devant des trous sacrés, en se rapprochant progressivement de la sacrée moyenne, avec

laquelle elle s'anastomose enfin sur le coccyx. Souvent elle ne se prolonge point aussi bas, mais se plonge dans le troisième ou le quatrième trou sacré pour se distribuer à la moelle et aux muscles postérieurs de l'épine, et donne seulement un rameau qui continue à se porter inférieurement au-devant du sacrum, sur lequel il se perd.

Dans son trajet, la sacrée latérale donne des rameaux internes et des rameaux postérieurs. Les premiers se portent transversalement sur le sacrum, et s'unissent à ceux de la sacrée moyenne. Leur nombre est variable.

Les rameaux postérieurs s'introduisent dans le canal du sacrum par les trous sacrés antérieurs. Chacun d'eux se divise bientôt en deux rameaux secondaires, dont l'un se porte sur la face postérieure du corps de la fausse vertèbre, l'autre sort par le trou sacré postérieur et se perd dans les muscles de l'épine. L'un et l'autre, à leur origine, fournissent des ramuscules aux nerfs de la moelle.

Ces rameaux postérieurs sont au nombre de cinq, tous fournis par la sacrée latérale quand elle occupe toute la hauteur du sacrum. Quand cette artère naît au-dessous du premier trou sacré, l'ilio-lombaire fournit le premier de ces rameaux.

Lorsqu'il y a deux sacrées latérales du même côté, la supérieure naît de l'hypogastrique, se dirige transversalement sur le sacrum, et se divise bientôt en deux branches, dont l'une remonte vers le premier trou sacré, l'autre descend vers le second. La sacrée inférieure, née de la fessière, se porte aussi transversalement, communique par un rameau avec la sacrée moyenne, s'introduit elle-même dans le troisième trou sacré en donnant une branche qui continue à se porter en bas au-devant du sacrum jusqu'au coccyx, et qui fournit les rameaux des quatrième et cinquième trous. Tous ces rameaux, introduits dans le canal sacré, se comportent ensuite comme nous l'avons dit plus haut.

Au reste, rien n'est plus variable que la disposition des artères sacrées latérales. J'ai indiqué celles de ces variétés que j'ai observées; on en trouvera sans doute beaucoup d'autres en observant soi-même.

3°. Artère fessière.

Son volume est considérable. Elle naît de l'hypogastrique, un peu au-dessous des précédentes, que souvent elle fournit; d'autres fois elle part d'un tronc qui lui est commun avec l'ischiatique. Dirigée aussitôt en bas, en dehors et en arrière, elle passe, après un demi-pouce de trajet, au-dessus et derrière le muscle pyramidal, sort par la grande échancrure sciatique et gagne la partie postérieure du bassin, où, couverte par le grand fessier et placée sur le bord postérieur du petit, elle se divise en deux branches. Le nerf fessier la suit exactement.

Dans le bassin, la fessière donne de petits rameaux en nombre incertain qui vont au rectum. Très-souvent elle fournit, outre les sacrées latérales, l'obturatrice, l'ischiatique ou la honteuse interne.

Des deux branches volumineuses qui terminent la fessière au dehors du bassin, l'une remonte et se porte un peu en dehors entre le grand et le moyen fessiers, donne dans ce trajet un grand nombre de rameaux considérables qui se répandent, les uns sur la surface antérieure du grand fessier, les autres sur la surface postérieure du moyen. Une couche graisseuse épaisse sépare ces deux ordres de rameaux, qui, lorsqu'on écarte les deux fessiers, demeurent adhérens à l'un et à l'autre.

L'autre branche, plus profonde, donne d'abord un rameau nourricier postérieur à l'os des îles, se porte ensuite transversalement en dehors entre le moyen et le petit fessiers, et se divise bientôt en trois branches secondaires, dont une supérieure, une moyenne et une inférieure. La supérieure remonte obliquement en dehors, se rapproche de la crête iliaque, et forme, en se recourbant, une grande arcade qui répond à l'attache supérieure demi-circulaire du petit fessier. Cette arcade, terminée près de l'épine antérieure supérieure de l'os des îles, fournit, par sa convexité, de nombreux rameaux au moyen fessier, qui la recouvre; elle en fournit d'autres par sa concavité au petit fessier, sur lequel elle appuie. La branche moyenne, beaucoup plus grosse, se dirige transversalement en dehors sur le petit fessier, dont une grande quantité de graisse la sépare, donne dans ce trajet un grand nombre de rameaux qui remontent dans le moyen fessier et s'y perdent; puis elle se recourbe inférieurement, et va se jeter tout entière par plusieurs divisions dans ce même moyen fessier près de son attache au grand trochanter. La branche inférieure, semblable en volume à la supérieure, donne d'abord quelques rameaux, soit au muscle pyramidal, soit à la partie postérieure du petit fessier; ensuite elle se porte transversalement sur ce dernier muscle en s'inclinant un peu en bas. Bientôt elle traverse l'épaisseur des fibres du petit fessier, se place entre lui et l'os des îles, continue à se porter transversalement en dehors jusque sous le muscle tenseur de l'aponévrose fémorale, et finit en se perdant dans les moyen et petit fessiers. Quelquefois cependant elle continue son trajet, se contourne sur l'attache supérieure du droit antérieur de la cuisse, et va s'anastomoser avec une grosse branche externe superficielle fournie par l'artère fémorale.

§ II. *Branches antérieures.*

Ce sont les artères ombilicale, vésicales et obturatrice.

1°. *Artère ombilicale.*

Cette artère, née en devant de l'hypogastrique, offre de grandes différences selon qu'on l'observe avant ou après la naissance. Toujours elle se dirige un peu obliquement en avant et en dedans jusque sur la partie latérale supérieure de la vessie, adhère à cet organe par du tissu cellulaire, et se recourbe aussitôt pour remonter derrière la partie antérieure des parois abdominales, renfermée dans un repli particulier du péritoine, et placée à côté de l'ouraque, dont elle se rapproche progressivement jusqu'à l'ombilic.

Cette artère n'est dilatée et perméable au sang

dans toute son étendue que chez le fœtus. Son volume est alors très-considérable, en sorte qu'elle forme essentiellement la continuation de l'hypogastrique, dont toutes les autres branches sont au contraire extrêmement ténues. Parvenue à l'ombilic, l'artère ombilicale sort par l'anneau et va au placenta.

Après la naissance, l'artère ombilicale, considérablement rétrécie dès son origine, est encore perméable au sang jusque sur la vessie, à laquelle elle fournit toujours deux ou trois branches. Mais son calibre intérieur diminue progressivement; et déjà, sur la vessie, ses parois, augmentées d'épaisseur, ne laissent plus apercevoir en dehors la couleur du sang ni des fluides injectés que le vaisseau contient, en sorte que les branches vésicales, entièrement remplies, semblent naître d'un ligament. Au-delà de la vessie l'artère ombilicale n'admet plus de sang, et réduite à l'état ligamenteux, elle finit à l'ombilic dans la cicatrice de l'anneau.

On conçoit que ces deux états de l'ombilicale changent tout-à-fait l'aspect général de l'hypogastrique. Chez le fœtus, ce tronc artériel forme sur les côtés de l'excavation du bassin une grande courbure pour remonter ensuite sur les parois abdominales. La convexité de cette courbure donne naissance à toutes les branches alors ténues qui se plongent dans le bassin. Après la naissance, au contraire, l'hypogastrique paraît se terminer également par toutes les branches pelviennes dilatées, et l'ombilicale ne peut plus être regardée comme sa continuation.

Ajoutons à ceci que, chez le fœtus, l'artère hypogastrique, nommée alors tout entière *ombilicale*, forme la principale division de l'iliaque primitive, et l'emporte de beaucoup pour le calibre sur l'iliaque externe, encore peu dilatée. On reviendra plus en détail sur cet article dans l'histoire du fœtus.

2°. *Artères vésicales.*

Les vésicales, en nombre très-variable, ont différentes origines. Toujours l'artère ombilicale en fournit deux ou trois qui descendent sur le côté de la vessie et se ramifient entre ses tuniques. D'autres naissent de l'hémorrhoïdale moyenne, de la honteuse interne, de l'obturatrice, etc. Ordinairement l'hypogastrique en fournit une qui naît, soit à côté de l'ombilicale, soit par un tronc commun avec elle. Cette artère gagne la vessie près de son bas-fond et lui donne de nombreux rameaux, ainsi qu'au commencement de l'urètre, et chez l'homme à la prostate, aux vésicules séminales, au conduit déférent.

3°. *Artère obturatrice.*

Assez souvent elle vient de l'épigastrique, et alors elle descend verticalement derrière le pubis jusqu'au trou ovale.

Lorsque l'hypogastrique la fournit, elle naît tantôt de l'hypogastrique elle-même, tantôt et plus souvent d'une de ses branches, comme l'ischiatique, la honteuse interne ou même la fessière. Dirigée en avant et en dehors, elle se contourne horizontalement dans l'excavation du bassin sur le muscle obturateur interne jusqu'à son arcade aponévrotique, par laquelle elle sort conjointement avec le nerf obturateur pour gagner la partie supérieure interne de la cuisse.

Près de son origine, l'obturatrice donne une branche assez considérable qui se porte transversalement en dehors, passe sous le nerf obturateur, remonte un peu, et s'engage entre la fosse iliaque et le muscle du même nom, auquel elle se distribue. L'obturatrice donne ensuite un assez grand nombre de petits rameaux au muscle obturateur interne, en passant sur lui. Avant de s'engager dans l'arcade aponévrotique, elle donne une branche remarquable qui se porte derrière le pubis en remontant un peu, répand quelques rameaux sur le périoste, et s'anastomose avec une branche de l'obturatrice opposée.

En passant par l'arcade aponévrotique, l'obturatrice se divise en deux branches.

L'une, externe, descend en côtoyant la partie externe du trou ovale, placée entre les deux muscles obturateurs. Tantôt elle se distribue entièrement à l'un et à l'autre, et finit près de la tubérosité de l'ischion; tantôt, parvenue à cette tubérosité, elle se recourbe en dehors, et cachée par le muscle carré, se porte transversalement à la partie postérieure de la cuisse, où elle donne plusieurs rameaux à la capsule articulaire, et finit en s'anastomosant avec la branche descendante de l'ischiatique. Dans

son trajet, cette branche externe fournit ordinairement un rameau qui pénètre dans la cavité coty-
loïde par son échancrure inférieure, et se distribue
au corps celluleux rougeâtre qui occupe la partie
postérieure de cette cavité. Ce rameau, d'après la
disposition connue de la membrane synoviale, ne
se trouve point, comme on le suppose ordinairement, renfermé dans l'articulation.

L'autre branche, interne, se porte horizontalement en avant et en dedans au-delà de l'obturateur
externe, donne à ce muscle et aux adducteurs, puis
tantôt s'anastomose avec un rameau de la circonflexe interne, tantôt traverse les muscles et va se
perdre, chez l'homme, dans le scrotum, chez la
femme, dans les grandes lèvres. En traversant le
trou ovale, elle donne ordinairement un rameau
qui descend le long de la partie interne de ce trou,
et s'anastomose avec la branche externe, de manière
à former sur la circonférence du trou ovale un cercle artériel complet.

§ III. *Branches internes.*

Ces branches, dont une seule se trouve chez
l'homme, sont l'hémorrhoïdale moyenne, l'utérine
et la vaginale.

1°. *Artère hémorrhoïdale moyenne.*

Elle n'est pas constante. On la trouve plus souvent chez la femme que chez l'homme. Sa grosseur
et son origine varient beaucoup. Née tantôt de

l'hypogastrique, tantôt de l'ischiatique ou de la honteuse interne, elle se porte obliquement de haut en bas sur la partie antérieure du rectum, entre lui et le bas-fond de la vessie chez l'homme, entre lui et le vagin chez la femme. Divisée aussitôt en un grand nombre de rameaux, elle se distribue principalement au rectum, en s'anastomosant en haut avec la mésentérique inférieure, en bas avec les rameaux hémorrhoïdaux de la honteuse interne. Elle envoie plusieurs rameaux chez l'homme à la vessie, aux vésicules séminales, à la prostate, chez la femme au vagin.

2°. *Artère utérine.*

Elle est plus ou moins volumineuse suivant les différens états de la matrice. Née de l'hypogastrique, tantôt isolément, tantôt par un tronc commun à elle et à l'ombilicale, quelquefois produite par la honteuse interne, elle se porte aussitôt sur la partie latérale et supérieure du vagin, entre lui et la vessie, en fournissant à l'une et à l'autre plusieurs rameaux assez considérables. Ensuite elle remonte sur la partie latérale de la matrice, renfermée dans le repli péritonéal qui constitue le ligament large, et formant un grand nombre de flexuosités. Dans ce trajet, elle donne un grand nombre de rameaux volumineux, qui se portent transversalement sur les surfaces antérieure et postérieure de la matrice, pénètrent par divers points le tissu de cet organe, et s'y distribuent en s'anastomosant avec l'utérine opposée. Parvenue au niveau de la trompe, elle se divise en plusieurs branches, dont les unes vont en devant au ligament rond, les autres à la trompe, les plus grosses à l'ovaire, sur lequel elles s'anastomosent sensiblement avec les spermatiques.

3°. Artère vaginale.

Souvent elle manque, et le vagin ne reçoit que des rameaux nombreux fournis par l'utérine, les vésicales, l'hémorrhoïdale moyenne. Lorsqu'elle existe, elle vient de la honteuse, de l'hémorrhoïdale, de l'ombilicale, quelquefois de l'obturatrice. Dirigée obliquement en bas et en devant, elle donne d'abord un rameau assez considérable à la partie latérale inférieure de la vessie; ensuite elle se porte sur le côté du vagin en se rapprochant de sa partie inférieure, et se prolonge en devant jusqu'à l'orifice de ce conduit, auquel elle fournit dans ce trajet de nombreux rameaux.

§ IV. Branches inférieures.

Ce sont les deux artères ischiatique et honteuse interne. Leur volume et leur direction les font regarder ordinairement comme les terminaisons principales de l'hypogastrique.

1°. Artère ischiatique.

Elle naît de l'hypogastrique, tantôt isolément, tantôt par un tronc commun avec la fessière ou avec la honteuse. Son volume, inférieur à celui de

la fessière, surpasse presque toujours celui de la
honteuse, que souvent elle fournit. Dirigée presque
verticalement en bas, entre le rectum et les parois
du bassin, elle sort de cette cavité par la partie inférieure de la grande échancrure sciatique, entre le
muscle pyramidal et le petit ligament sacro-sciatique;
puis se divise en plusieurs branches.

Dans le bassin, l'ischiatique donne souvent la honteuse, l'obturatrice, ou l'hémorrhoïdale moyenne.
Elle donne aussi d'autres rameaux peu importans
au rectum, à la vessie, etc.

Sortie du bassin, l'ischiatique donne aussitôt une
branche très-grosse qui se porte obliquement en dedans et en bas en suivant l'attache du grand fessier,
qui le recouvre, gagne la partie latérale du sacrum
et se perd dans les muscles postérieurs de l'épine;
ensuite l'artère se porte obliquement en bas et en
dehors, et se divise bientôt en trois ou quatre branches. Les unes se répandent sur le grand fessier dans
sa moitié inférieure, et s'y distribuent en entier. La
dernière descend avec le nerf sciatique jusqu'au milieu de la partie postérieure de la cuisse, en donnant
des rameaux aux jumeaux, à l'obturateur interne,
au carré, puis aux fléchisseurs de la jambe, et finit
en s'anastomosant avec les musculaires perforantes
et les circonflexes.

2°. Artère honteuse interne.

Elle est un peu antérieure dans son origine à l'ischiatique, qui souvent la fournit ou qui naît d'un
tronc commun avec elle. Son volume est tantôt égal,

tantôt et souvent inférieur, quelquefois supérieur à celui de l'ischiatique. Dirigée verticalement en bas, tantôt droite, tantôt formant de légères flexuosités, elle sort du bassin par la partie inférieure de la grande échancrure sciatique, entre le muscle pyramidal et le bord postérieur du muscle releveur de l'anus réuni au petit ligament sacro-sciatique. Dans ce passage, la honteuse, voisine de l'ischiatique, n'en est séparée que par une couche graisseuse assez épaisse; mais bientôt elle se porte en bas et en dedans, et rentre dans le bassin, entre les deux ligamens sacro-sciatiques, en se recourbant sur le petit, qu'elle embrasse en dehors. Placée ensuite sur la face interne de l'ischion, entre l'obturateur interne, sur lequel elle appuie, et l'aponévrose qui sépare ce muscle du releveur de l'anus, elle se dirige presque horizontalement en avant et en dedans jusqu'auprès de l'attache commune des muscles ischio-caverneux et transverse du périnée. Là elle se divise en deux branches.

Dans le bassin, la honteuse interne fournit souvent quelques-unes des autres branches principales de l'hypogastrique, telles que l'hémorrhoïdale moyenne, l'obturatrice, etc. Du reste, elle ne donne que des rameaux peu remarquables à la vessie, aux vésicules séminales, à la prostate, au rectum.

Depuis son passage entre les ligamens jusqu'à sa division, la honteuse donne un grand nombre de branches, toutes d'un volume médiocre. Les unes descendent sur la tubérosité de l'ischion, et se perdent dans l'attache commune des muscles fléchisseurs de la jambe; les autres, plus consise portent transversalement en dedans, au milieu de la graisse abondante qui environne le rectum, et vont se distribuer soit au sphincter cutané, soit plus profondément au releveur de l'anus.

Des deux branches qui terminent la honteuse chez l'homme, l'une peut être nommée *périnéale*, l'autre *pénienne*.

a. *Branche périnéale.* C'est la plus petite. Elle s'engage au-dessous du muscle transverse, entre lui et la peau, se porte en avant dans le tissu graisseux qui remplit l'espace triangulaire des muscles du périnée, en se rapprochant toujours du raphé, et donnant de nombreux rameaux au sphincter, au transverse, aux ischio et bulbo-caverneux et à la peau. Ceux qui vont au sphincter et à la portion inférieure du rectum sont ceux qu'on nomme *rameaux hémorrhoïdaux inférieurs*. Enfin elle s'enfonce, tantôt par un, tantôt par plusieurs rameaux, dans la cloison du dartos, auquel elle se distribue ainsi qu'à la peau du scrotum et de la verge.

b. *Branche pénienne.* Son volume la fait regarder comme la continuation principale de la honteuse. Elle traverse l'épaisseur du muscle transverse, et remonte ensuite au-dessus de lui le long de la branche ascendante de l'ischion, cachée par le muscle ischio-caverneux, jusqu'à l'intervalle celluleux triangulaire qui sépare les deux corps caverneux à leur attache au pubis. Près de son origine, elle donne une branche secondaire plus ou moins grosse, connue ordinairement sous le nom d'*artère transverse du périnée*, laquelle remonte au-dessus et le long du muscle dont elle prend le nom, jusqu'au bulbe de l'urètre, s'enfonce dans la portion spongieuse de ce canal et s'y subdivise en une foule de rameaux. J'ai vu cette branche égaler en volume la branche pénienne elle-même.

Cette branche pénienne, dans le reste de son trajet, donne de nombreux rameaux au muscle obturateur interne, aux ischio-caverneux et transverse, et aux glandes de Cowper.

Parvenue dans l'intervalle des deux corps caverneux, la branche pénienne se divise en deux rameaux, l'un caverneux, l'autre dorsal.

Le rameau caverneux s'enfonce dans le corps caverneux qui lui correspond, en traversant sa membrane fibreuse, et se divise aussitôt en plusieurs rameaux secondaires qui suivent la longueur de ce corps en donnant en tout sens au tissu spongieux qui le remplit une foule de ramuscules, dont quelques-uns traversent la membrane et pénètrent dans la portion spongieuse de l'urètre.

Le rameau dorsal traverse le ligament suspenseur de la verge, et se place sur la face dorsale de cet organe, qu'il suit parallèlement au rameau dorsal du côté opposé, en formant quelques flexuosités et donnant des ramuscules multipliés, soit à la membrane fibreuse, soit à la peau. Parvenu près du gland, le rameau dorsal se subdivise et s'enfonce dans le tissu de ce corps, où il finit.

Quelquefois la branche transverse du périnée naît de la honteuse elle-même en même temps que la branche périnéale. Elle traverse alors l'épaisseur du muscle transverse près de son attache fixe, pour se comporter ensuite comme nous l'avons dit.

Nous avons considéré la honteuse interne chez l'homme, parce que c'est là que sa distribution est la plus étendue et que ses rapports sont plus essentiels à connaître exactement.

Chez la femme, elle se divise de même auprès du muscle transverse en branches périnéale et *clitoridienne*. La première donne au sphincter et au constricteur du vagin, et va finir dans la grande lèvre; l'autre remonte le long de l'ischion jusqu'à l'intervalle des corps caverneux du clitoris, et s'y divise en deux rameaux, dont l'un pénètre le corps caverneux, l'autre se porte sur la face dorsale du clitoris et se termine à son extrémité.

ARTICLE DEUXIÈME.

ARTÈRE DU MEMBRE INFÉRIEUR.

Un seul tronc artériel, né de l'iliaque primitive au même endroit que l'hypogastrique, va fournir à tout le membre inférieur les vaisseaux qui lui appartiennent. Renfermé d'abord dans le bassin, il en sort par l'arcade crurale, descend le long de la partie interne de la cuisse, et se contournant toujours, se trouve enfin dans le milieu de l'espace poplité, gagne la jambe et s'y divise. Les rapports intéressans qu'il présente et les nombreux rameaux qu'il donne dans les diverses parties de son trajet obligent de le considérer comme formé de plusieurs portions distinctes et continues, désignées sous les noms d'*artères iliaque externe*, *fémorale* et *po-plitée.*

§ Ier. *Artère iliaque externe.*

Née de l'iliaque primitive, elle descend oblique-ment en dehors en côtoyant le psoas, sur lequel elle est immédiatement appliquée, jusqu'à l'arcade crurale, par laquelle elle sort avec lui du bassin. En dehors elle répond au psoas, en dedans et un peu en arrière à la veine iliaque externe; dans le reste de son contour le péritoine la recouvre. Ordinairement elle est droite, quelquefois cependant elle forme une ou plusieurs courbures plus ou moins étendues.

Dans son trajet, l'iliaque externe ne donne que quelques rameaux peu remarquables au psoas et aux glandes lymphatiques voisines; mais avant son passage par l'arcade, elle fournit deux artères assez considérables, l'épigastrique et la circonflexe iliaque.

1₀. *Artère épigastrique.*

Elle naît de la partie interne de l'iliaque, un peu avant qu'elle n'approche de l'arcade crurale, se dirige aussitôt en dedans et un peu en avant en formant quelques flexuosités, s'engage sous le cordon sper-matique, dont elle croise la direction, et remonte verticalement en dedans de lui, derrière la partie supérieure externe de l'anneau inguinal, appliquée immédiatement sur l'aponévrose abdominale, le

long du bord externe du muscle droit, sur lequel
elle se place ensuite. Ainsi le cordon spermatique se
trouve embrassé, à son côté interne, par l'artère recourbée autour de lui; et lorsqu'on repousse ce cordon à la partie interne de l'anneau, il entraîne nécessairement avec lui l'artère dans le même sens;
remarque importante, comme l'on sait, pour l'opération de la hernie inguinale.

Parvenue sur le muscle droit, l'épigastrique continue à remonter verticalement entre lui et le péritoine jusqu'auprès de l'ombilic, où elle s'anastomose
par plusieurs rameaux avec la thoracique interne et
avec l'épigastrique opposée.

Près de son origine, l'épigastrique fournit assez
souvent, comme nous l'avons dit, l'artère obturatrice, qui, pour l'ordinaire, vient de l'hypogastrique.
Dans ce cas, l'origine de l'obturatrice répond au
niveau de l'arcade crurale : j'ai même vu cette artère
former dans l'arcade une courbure considérable
avant de descendre derrière le pubis. Lorsque l'obturatrice vient de l'hypogastrique, l'épigastrique lui
envoie ordinairement un rameau anastomotique qui
descend derrière le pubis.

L'épigastrique fournit aussi dans cet endroit plusieurs rameaux, soit au péritoine, soit au cordon
spermatique. Un d'entre eux s'engage dans l'anneau
inguinal avec ce cordon, qu'il accompagne plus ou
moins loin en se distribuant au crémaster, au conduit déférent, et s'anastomose avec la spermatique.
Chez la femme, il suit le ligament rond, auquel il se
distribue.

Dans le reste de son trajet, l'épigastrique fournit

latéralement de nombreuses branches, soit au muscle droit, sur lequel elle se trouve, soit surtout en
dehors aux autres muscles abdominaux. Ces dernières branches communiquent avec les lombaires et les
intercostales inférieures.

2°. *Artère circonflexe iliaque.*

C'est elle qu'on nomme ordinairement *iliaque*
antérieure ou *abdominale*. Elle naît de la partie
externe de l'iliaque, tantôt au - dessous, tantôt
au niveau de l'épigastrique, qu'elle égale à peu
près en volume. Cachée par le péritoine et par
beaucoup de graisse, elle se porte obliquement en
haut et en dehors en se recourbant un peu, placée sur le muscle iliaque près de son bord externe
jusqu'au-dessus de l'épine antérieure supérieure
de l'os des îles. Là elle continue à se recourber en
arrière, et bientôt se divise en deux branches principales.

Dans ce trajet, la circonflexe iliaque fournit un
grand nombre de rameaux soit externes, soit internes. Les externes remontent tous obliquement et
vont se plonger et se perdre dans le muscle transverse. Les internes se portent dans différentes directions sur le muscle iliaque, s'y perdent et s'y
anastomosent avec l'iléo-lombaire.

Des deux branches qui terminent la circonflexe
iliaque, l'une est externe, l'autre interne.

La branche externe traverse presque aussitôt l'attache du muscle transverse à la crête iliaque, se
porte entre ce muscle et le petit oblique en formant

plusieurs flexuosités, et se perd enfin dans l'un et dans l'autre, ainsi que dans le grand oblique.

La branche interne suit pendant quelque temps la crête iliaque, remonte ensuite un peu et traverse l'attache aponévrotique du transverse pour finir dans ce muscle et dans le petit oblique par plusieurs rameaux.

§ II. *Artère fémorale.*

L'artère fémorale commence au-dessous du ligament de Fallope, à peu près au milieu de l'espace qui sépare l'épine antérieure supérieure de l'os des îles d'avec l'épine du pubis. Dirigée un peu obliquement à la partie antérieure interne de la cuisse, elle s'engage, vers le tiers inférieur de ce membre, dans une arcade aponévrotique du muscle grand adducteur et y prend le nom d'*artère poplitée*.

L'étendue de l'artère fémorale est donc déterminée en haut par l'arcade crurale, en bas par la fin du grand adducteur. Ses rapports sont importans et faciles à reconnaître :

En devant, l'artère fémorale répond d'abord à l'aponévrose et aux tégumens, dans le grand espace triangulaire que circonscrivent en haut l'arcade crurale, en dehors le couturier, en dedans les muscles moyen adducteur et grêle interne. Mais elle en est éloignée par une grande quantité de graisse et par les glandes inguinales profondes. Plus bas, le couturier la recouvre en croisant obliquement sa direction jusqu'à l'endroit où elle perd son nom.

En arrière, la fémorale, appuyée à son passage

par l'arcade crurale sur le pubis, dont elle est séparée par le muscle pectiné, correspond, dans tout le
reste de son étendue, soit au pectiné, soit aux petit
et moyen adducteurs, dont elle est séparée par une
plus ou moins grande quantité de graisse.

En dehors, contiguë d'abord au nerf crural et
appliquée sur les muscles iliaque et psoas, correspondant ensuite à une assez grande distance au
muscle couturier, elle est enfin en bas immédiatement appliquée sur la portion interne du crural, qui
la sépare du fémur.

En dedans, contiguë à la veine crurale, elle répond d'abord d'une manière éloignée au bord interne du moyen adducteur, sur lequel elle est appliquée en bas. D'après ces détails, on voit, 1° que
l'artère fémorale n'est appuyée sur des portions osseuses qu'en deux endroits, à l'arcade crurale, où
elle répond en arrière au pubis, et à la partie inférieure de la cuisse, où elle répond en dehors au fémur. 2°. Que l'appui osseux supérieur est, d'un côté,
le plus immédiat, puisque le seul muscle pectiné, mé-
diocrement épais, est interposé entre l'artère et l'os;
de l'autre, le plus voisin des tégumens, vu la saillie
antérieure du pubis et le défaut absolu de muscles
devant l'artère; tandis qu'en bas cette même artère,
séparée du fémur par l'épaisseur considérable de la
portion interne du crural, se trouve d'ailleurs éloignée des tégumens soit par le couturier, soit par la
saillie des muscles moyen adducteur et grêle interne. 3°. Que l'artère fémorale, contiguë en haut à
plusieurs muscles, enveloppée en bas de tous côtés
par des muscles épais et forts, se trouve, dans le

milieu de son trajet, éloignée de tout organe solide par une graisse abondante.

Les deux premières considérations sont essentielles à remarquer, puisqu'elles servent de base à la pratique chirurgicale quant au choix du lieu où la compression doit être appliquée pour se rendre maître du sang dans diverses opérations.

Les branches que donne la fémorale peuvent se distinguer en internes, externes, antérieures et postérieures.

1°. *Branches internes.*

Les plus remarquables sont les *honteuses superficielles*, au nombre de deux, distinguées en sous-cutanée et sous-aponévrotique.

La *sous-cutanée* naît de la fémorale, un peu au-dessous de l'arcade crurale. Dirigée transversalement en dedans, entre la peau et l'aponévrose, elle se divise avant d'arriver aux parties génitales en deux rameaux : l'un remonte vers le pubis, et se perd dans la peau de la partie inférieure de l'abdomen en s'unissant aux rameaux de l'épigastrique et de la sous-cutanée abdominale. L'autre se porte à la peau du scrotum et de la verge, et s'y distribue par une foule de ramuscules qui s'étendent jusqu'au prépuce, et s'anastomosent avec ceux des branches dorsales de la verge fournies par la honteuse interne. Chez la femme, ce dernier rameau se distribue dans l'épaisseur de la grande lèvre.

La *sous-aponévrotique* naît un peu plus bas, tantôt de l'artère fémorale, tantôt de l'artère musculaire profonde. Dirigée d'abord un peu obliquement en bas, entre l'aponévrose et les muscles, elle se porte bientôt transversalement, traverse l'aponévrose, et va se distribuer chez l'homme au scrotum, chez la femme à la grande lèvre, en s'anastomosant avec le rameau inférieur de la précédente. Dans son trajet, elle passe quelquefois derrière la veine saphène interne.

Les autres branches internes, plus volumineuses que les précédentes, sont variables pour le nombre, le volume et la disposition. Elles vont soit aux muscles droit interne et moyen adducteur, soit aux tégumens, et s'y distribuent sans offrir rien de remarquable.

2°. *Branches externes.*

On en trouve une très-volumineuse que l'on peut nommer *musculaire externe superficielle*. Née de la fémorale, à peu près au même endroit que l'artère musculaire profonde, et souvent de celle-ci, elle se porte transversalement en dehors entre le couturier et le droit antérieur, et se divise aussitôt en rameaux ascendans et descendans.

Les premiers se dirigent obliquement en haut et en dehors, s'enfoncent entre le muscle iliaque et les couturier et tenseur aponévrotique réunis, en se distribuant soit à eux, soit au moyen fessier, dans lequel ils se terminent.

Les seconds, plus considérables, se dirigent obliquement en bas, et se terminent soit dans le couturier, soit dans le droit antérieur. Il en est un qu'on peut suivre jusqu'à la partie inférieure de ce dernier muscle.

Les autres branches externes sont en petit nombre et aucune n'est constante. Quelques-unes naissent immédiatement au-dessous de l'arcade crurale, et se jettent transversalement dans les muscles psoas et iliaque. Les autres, nées dans toute l'étendue de l'artère fémorale, se portent sur le muscle crural et s'y perdent.

3 . *Branches antérieures.*

On en trouve constamment une aussi remarquable par sa ténuité que par sa longueur; on la nomme *sous-cutanée abdominale.* Elle naît immédiatement au-dessous de l'arcade crurale, et remonte aussitôt un peu obliquement en dehors, entre l'aponévrose abdominale et la peau, jusqu'à peu de distance de l'anneau ombilical. Ses rameaux multipliés et ténus se jettent d'abord dans les glandes inguinales superficielles, puis se répandent sous la peau de l'abdomen, où ils s'anastomosent en dedans avec la sous-cutanée opposée, en dehors avec l'épigastrique.

Les branches antérieures que donne la fémorale dans l'espace triangulaire antérieur de la cuisse sont toutes fort petites et cutanées. Plus bas, elle en fournit de plus-volumineuses au muscle couturier, qui la recouvre.

Branches postérieures. — Artère musculaire profonde.

La fémorale donne en arrière, dans toute son étendue, surtout inférieurement, un assez grand nombre de branches musculaires qui vont se jeter soit dans le crural, soit dans les adducteurs. Mais aucune ne peut entrer en comparaison avec l'*artère musculaire profonde,* qui semble par son volume être une subdivision primitive de la fémorale elle-même, quoiqu'elle lui soit toujours un peu inférieure.

Cette artère naît de la fémorale, un pouce et demi à peu près ou deux pouces au-dessous de l'arcade crurale. Elle descend obliquement en arrière jusqu'à l'attache supérieure de la partie moyenne du muscle crural ; là elle se détourne en dedans, et descend sur les muscles moyen et petit adducteurs près de leur attache, en côtoyant le fémur jusqu'au milieu de la longueur de la cuisse. Diminuée de volume, elle traverse alors l'aponévrose d'insertion du moyen adducteur, gagne la partie postérieure de la cuisse, et se termine par deux grosses branches, d'un côté dans la courte portion du biceps, de l'autre dans le demi-aponévrotique.

Les branches que fournit la musculaire profonde dans son trajet sont : en dehors la circonflexe externe, en dedans la circonflexe interne, en arrière les perforantes ou musculaires postérieures.

a. *Branche circonflexe externe.* Elle naît de la profonde, à l'endroit où elle change de direction pour devenir interne. Son volume est tantôt médiocre, tantôt égal à celui de la profonde, dont elle paraît alors être une bifurcation. Dirigée un peu obliquement en dehors et en bas, derrière le muscle droit antérieur, elle se divise bientôt en deux branches secondaires, l'une transversale, l'autre descendante.

La branche transversale continue son trajet sous le droit antérieur et se divise en plusieurs rameaux, dont les uns remontent obliquement sur le col du fémur près de son union avec le grand trochanter et se perdent à la capsule; les autres s'engagent sous la portion externe du crural, auquel ils se distribuent en contournant le fémur en arrière; les derniers, plus volumineux, se portent directement en dehors, et se perdent, soit dans le droit antérieur, soit dans le tenseur aponévrotique.

La branche descendante, beaucoup plus grosse, appartient tout entière au crural. Ses rameaux, très-volumineux, descendent, les uns verticalement dans la portion moyenne de ce muscle, les autres obliquement en dehors dans sa portion externe. On les suit jusqu'à la partie inférieure de la cuisse.

b. *Branche circonflexe interne.* Elle naît de la profonde à l'endroit même où celle-ci naît de la fémorale. Son volume est assez considérable. Engagée aussitôt entre le pectiné et le tendon des psoas et iliaque, elle contourne le fémur à la base de son col, en côtoyant l'obturateur externe, recouverte par les petit et grand adducteurs, et donnant plusieurs rameaux à tous ces muscles. Parvenue à la partie postérieure de l'os, elle se divise en deux rameaux, l'un ascendant, l'autre transversal.

Le premier remonte obliquement sur le col du

fémur, au-devant du carré crural, et va se plonger dans la cavité digitale du grand trochanter, où il se termine. Ses ramuscules appartiennent principalement au carré, aux jumeaux et à l'obturateur interne.

Le rameau transversal, plus volumineux, se dirige quelque temps en dehors, entre le muscle carré et le fémur. Bientôt il se divise en deux rameaux secondaires, qui traversent le carré en s'écartant l'un de l'autre. L'un va gagner l'attache commune des muscles demi-tendineux, demi-aponévrotique et biceps, et descend sur la partie antérieure de ce dernier muscle, auquel il se distribue enfin ; l'autre se porte vers l'attache supérieure du grand adducteur, sur lequel il se distribue en entier en s'anastomosant avec les branches perforantes.

c. *Branches perforantes* ou *musculaires postérieures.* On en compte ordinairement trois ; souvent il n'y en a que deux. Nées de la profonde, elles traversent toutes aussitôt les muscles adducteurs près de leur attache au fémur, et se portent à la partie postérieure de la cuisse pour se perdre dans les muscles épais de cette région.

La première est la plus considérable. Elle naît au-dessous du petit trochanter, vers la fin du tiers supérieur de la cuisse, et traverse les aponévroses d'insertion des muscles petit et grand adducteurs. Parvenue à la partie postérieure de la cuisse, elle donne d'abord quelques rameaux au muscle grand fessier près de son attache inférieure, puis se dirige obliquement en bas et en dehors jusque dans l'intervalle des muscles fléchisseurs de la jambe. Là, elle fournit quelques rameaux ascendans qui se jet-

tent dans ces muscles, et vont en haut s'anastomoser avec la circonflexe interne. Mais ses rameaux.
principaux accompagnent inférieurement ces mêmes.
muscles, dans lesquels ils se terminent, aussi bien
que dans le grand adducteur et dans la portion
externe du crural.

La seconde perforante naît beaucoup plus bas
que la précédente, à laquelle elle est inférieure pour
le volume. Elle traverse les moyen et grand adducteurs, se divise ensuite en rameaux ascendans qui
s'anastomosent avec ceux de la première, et rameaux
descendans qui se réunissent à la troisième. Tous se
distribuent aux mêmes muscles. C'est ordinairement de celle-ci que naît le rameau nourricier du
fémur.

La troisième perforante, plus petite encore que la
seconde, naît à peu de distance de l'endroit où la
profonde elle-même se porte en arrière, et traverse
le grand adducteur à peu près en même temps. Sa
distribution est aussi la même, et n'a rien de remarquable.

Outre ces branches, la profonde donne encore
dans tout son trajet un grand nombre de rameaux
internes, plus ou moins volumineux, qui se portent aux muscles adducteurs et droit interne,
dans lesquels ils se perdent.

§ III. *Artère poplitée.*

C'est le nom que prend la fémorale en traversant
le muscle grand adducteur pour se porter à la partie postérieure de la cuisse.

Cette artère descend un peu obliquement de dedans en dehors dans le creux du jarret, et s'étend ainsi depuis le commencement du tiers inférieur de la cuisse jusqu'à la fin du quart supérieur de la jambe, où elle finit en se divisant. Son volume est égal à celui qu'elle avait étant fémorale.

En arrière, là poplitée, recouverte dans la plus grande partie de son étendue par le nerf sciatique et par la veine poplitée, correspond d'abord au muscle demi-aponévrotique, plus bas à la graisse abondante qui, dans l'espace poplité, la sépare de l'aponévrose et de la peau, plus bas encore aux muscles jumeaux, jambier grêle et soléaire.

En devant, elle répond dans tout l'espace poplité au fémur dont une graisse assez abondante la sépare ; plus bas, à l'articulation du genou, au niveau des ligamens croisés, puis au muscle poplité.

En dehors, voisine d'abord du biceps, elle en est ensuite fort écartée par la graisse ; plus bas, elle répond immédiatement au jumeau externe, au jambier grêle et au soléaire.

En dedans, elle avoisine d'abord le demi-aponévrotique, dont elle est ensuite écartée par un espace graisseux moins large que celui qui la sépare du biceps ; plus bas, elle répond au tronc nerveux tibial et au jumeau interne.

D'après ces rapports, on voit, 1° que la poplitée, environnée en haut d'une manière assez lâche par les muscles, entourée immédiatement en bas par des muscles forts et épais, est plongée de toutes parts, dans la plus grande partie de son trajet, au milieu d'une graisse abondante ; 2° que dans tout l'espace poplité elle appuie sur le fémur sans autre intermède que la graisse; 3° que cependant sa compression est difficile en cet endroit, vu la saillie latérale des muscles demi-aponévrotique et biceps, qui l'éloignent beaucoup de l'aponévrose et de la peau. D'ailleurs, cette compression comprend nécessairement le nerf sciatique avec l'artère, et porte toujours sur le premier avant de porter sur la seconde.

Pour décrire avec plus d'ordre les branches de la poplitée, il faut considérer cette artère dans l'espace poplité, et à la partie supérieure de la jambe.

A. *Branches que donne l'Artère poplitée dans le creux du jarret.*

Elle ne donne que trois branches remarquables connues sous le nom d'*articulaires supérieures*, et distinguées en interne, externe et moyenne.

Branches articulaires supérieures.

a. *Branche articulaire supérieure interne.* Elle est considérable et varie beaucoup dans son point d'origine.

Souvent elle naît de la poplitée renfermée encore dans le grand adducteur, ou même de la fémorale au-dessus de ce muscle. Elle descend alors en côtoyant le tendon, et bientôt se divise en deux branches secondaires, l'une transverse, l'autre descendante.

La première s'enfonce dans la portion interne du muscle crural, et bientôt y prend une direction oblique en bas et en dehors, jusqu'à l'endroit où cette portion se réunit au tendon du droit antérieur. Ses rameaux, répandus en tous sens dans ce vaste muscle, s'y anastomosent avec ceux de la circonflexe externe.

La seconde branche côtoie le tendon du grand adducteur jusqu'à son attache au condyle interne du fémur, où elle finit. Ses rameaux, répandus transversalement en dedans sur le fémur, se distribuent soit au muscle crural, soit au périoste de l'os. Les derniers s'enfoncent dans l'articulation du genou, et s'anastomosent avec ceux de l'articulaire supérieure externe.

D'autres fois, l'articulaire supérieure interne naît immédiatement au niveau du condyle correspondant, se porte transversalement sur lui, et passe sous le tendon du grand adducteur pour gagner la partie antérieure du fémur. Près du tendon, elle fournit un rameau ascendant qui se porte obliquement entre le fémur et le muscle crural, et se distribue à ce muscle et au périoste. Puis elle se divise en plusieurs rameaux divergens qui embrassent le condyle et se répandent autour de la rotule en s'anastomosant derrière le tendon du crural avec les rameaux de l'articulaire externe.

Enfin il n'est point rare de trouver deux articulaires supérieures internes, distribuées, l'une de la première, l'autre de la seconde manière, sauf quelques variétés qu'il serait impossible de spécifier toutes en détail.

b. *Branche articulaire supérieure externe.* Elle naît au-dessus du condyle interne, dont elle est plus ou

moins rapprochée. Dirigée transversalement en dehors, elle passe sous le muscle biceps en se contournant sur le fémur. Bientôt elle se divise en deux
gros rameaux.

L'un, supérieur, suit la direction de la branche,
et s'engage entre le fémur et le muscle crural, auquel il se distribue en entier.

L'autre descend obliquement en avant sur le condyle du fémur, au-dessous de l'aponévrose, jusqu'à
la circonférence de la rotule. Il finit sur cet os en
s'anastomosant avec l'articulaire supérieure interne.
Ses ramuscules se répandent soit en avant sur le
muscle crural, soit en arrière sur le condyle et sur
l'attache inférieure du biceps, auquel la branche elle-
même donne quelques rameaux avant sa division.

c. *Branche articulaire supérieure moyenne.* Elle
naît antérieurement de la poplitée, tantôt au-dessus,
tantôt au niveau de l'articulation. Quand elle naît
au-dessus, elle descend verticalement, et dans tous
les cas traverse bientôt horizontalement d'arrière
en avant l'aponévrose dont cette articulation est recouverte. Alors elle se divise en deux rameaux,
dont l'un descend derrière les ligamens croisés, et
se perd dans le tissu cellulaire qui les sépare de l'a-
ponévrose; l'autre suit la direction horizontale de
la branche, et se plonge dans l'espace qui sépare
les deux condyles du fémur en se perdant dans le
tissu cellulaire rougeâtre qui occupe cet espace. Il
est facile de voir qu'aucun de ces rameaux ne traverse la membrane synoviale, et ne pénètre dans
l'articulation proprement dite.

B. *Branche que l'Artère poplitée donne au haut de la jambe.*

Elle s'étend depuis la partie supérieure des muscles jumeaux jusqu'au niveau de l'ouverture supérieure du ligament interosseux.

Les branches qu'elle donne sont : en arrière les deux jumelles, sur les côtés les articulaires inférieures distinguées en interne et externe.

1o. *Branches jumelles.*

Elles sont constantes. Nées de la partie postérieure et un peu latérale de la poplitée, elles sont séparées l'une de l'autre à leur origine par le nerf sciatique. L'externe naît souvent un peu plus bas que l'interne, et se portant obliquement en arrière, gagne le milieu de la face antérieure du jumeau correspondant. L'interne, un peu plus élevée dans son origine, se porte sur le bord externe du jumeau de son côté. L'une et l'autre descendent sur ces muscles en conservant avec eux les mêmes rapports généraux, mais en s'enfonçant toujours plus dans leur épaisseur. On les suit sans peine jusqu'à l'endroit où ces muscles se réunissent au soléaire par une aponévrose commune.

Près de leur origine, ces branches donnent quelques rameaux, soit au jambier grêle, soit au poplité. Du reste, elles se perdent entièrement dans les jumeaux en s'anastomosant entre elles.

2₀. *Branches articulaires inférieures.*

a. *Branche articulaire inférieure interne.* Elle naît assez haut de l'artère, au-dessus du muscle poplité, descend obliquement en dedans, au-dessous de la tubérosité interne du tibia, qu'elle contourne, cachée d'abord par le nerf sciatique, dévié de son côté, et par le jumeau interne, puis engagée entre le ligament latéral interne de l'articulation et le tibia. Elle devient ensuite transversale, passe sous les tendons des couturier, droit interne et demi-tendineux, et remonte le long du ligament de la rotule jusqu'auprès de cet os, où elle se réunit avec un rameau de l'articulaire inférieure externe.

Quelques-uns de ses rameaux vont au muscle poplité et au jumeau interne. Les autres se perdent sur le périoste du tibia.

b. *Branche articulaire inférieure externe.* Elle naît plus bas que la précédente, et se trouve cachée dans son origine par le muscle jambier grêle. Dirigée obliquement en haut et en dehors, elle côtoie le soléaire près de son attache, placée entre le poplité et le jumeau externe, puis s'engage sous le tendon du biceps et le ligament latéral externe de l'articulation. Alors devenue transversale, elle côtoie le bord convexe du fibro-cartilage semi-lunaire, et se porte ainsi jusqu'à la partie postérieure du ligament de la rotule. Là, elle se divise en deux rameaux dont l'un se perd dans le tissu cellulaire graisseux interposé entre ce ligament et le tibia; l'autre remonte le long du ligament pour s'anastomoser sur la rotule avec l'articulaire inférieure interne.

Dans la première partie de son trajet, cette branche fournit des rameaux au jambier grêle, au poplité et au soléaire. Dans la seconde, elle en donne supérieurement au condyle externe du fémur, inférieurement à la partie supérieure externe du tibia.

G. *Branches de terminaison de l'Artère poplitée.*

Après avoir fourni les articulaires inférieures, la poplitée descend verticalement derrière le muscle poplité, placée près de la tête du péroné, en donnant en dehors des rameaux assez volumineux au muscle soléaire près de son attache. Parvenue au-dessous du bord inférieur du poplité, elle se divise en artère tibiale antérieure et tronc tibial postérieur.

1°. *Artère tibiale antérieure.*

Elle prend une direction horizontale, donne quelques rameaux au jambier postérieur et au grand fléchisseur des orteils, et traverse aussitôt le ligament interosseux. Placée dès lors à la partie antérieure de la jambe, elle se recourbe en bas, descend obliquement entre les muscles de cette région en se rapprochant progressivement du tibia, sur lequel elle se trouve enfin située inférieurement, puis passe sous le ligament annulaire supérieur du tarse, entre le grand extenseur des orteils et l'extenseur du gros orteil, et prend le nom de *pédieuse.*

En arrière, la tibiale répond au ligament interosseux par ses deux tiers supérieurs, et par son tiers inférieur au tibia. En devant, elle répond à la réunion des muscles antérieurs de la jambe; et tout à fait en bas aux deux extenseurs seulement. En dedans, appliquée d'abord contre le jambier antérieur, elle répond inférieurement au tibia. En dehors, elle répond supérieurement au grand péronier et au grand extenseur des orteils; et depuis le milieu de la jambe jusqu'en bas, au seul extenseur du gros orteil. Le nerf tibial antérieur recouvre l'artère en devant dans presque toute son étendue.

Aussitôt que la tibiale antérieure a traversé le ligament interosseux, elle donne une assez grosse branche qui remonte obliquement en dedans entre le tibia et l'attache du jambier antérieur, donne à ce muscle beaucoup de rameaux, puis traverse l'aponévrose tibiale, et va à la partie inférieure du genou se terminer à la peau en s'anastomosant avec les articulaires inférieures.

Dans tout le reste de son trajet, la tibiale fournit latéralement un grand nombre de rameaux aux muscles péroniers, jambier antérieur et extenseurs. Elle donne aussi plusieurs rameaux postérieurs qui traversent le ligament interosseux, et vont se jeter dans les muscles postérieurs profonds de la jambe. Aucun de ces rameaux ne mérite d'être décrit en particulier.

Vers la partie inférieure de la jambe, la tibiale donne ordinairement deux rameaux plus constans dans leur disposition. L'un, interne, passe transversalement derrière le tendon du jambier antérieur, gagne le malléole interne, et descend sur la partie voisine du tarse et de l'articulation du pied, où il se divise en ramuscules ténus qui communiquent avec ceux de la tibiale postérieure. L'autre, externe, passe derrière le tendon commun à l'extenseur des orteils et au petit péronier., descend le long de la malléole externe, et se divise en rameaux plus ou moins ténus qui se perdent sur l'articulation du pied et sur le tarse, en communiquant avec la péronière et avec la plantaire externe.

Artère pédieuse.

. Cette artère, qui n'est que la continuation de la tibiale antérieure, commence au niveau de l'articulation du pied, se porte horizontalement en avant sur la partie supérieure et interne du tarse, couverte d'abord par l'extenseur du gros orteil, puis placée en dehors de son tendon, en dedans du muscle petit extenseur commun ou pédieux jusqu'à l'intervalle des deux premiers os du métatarse. Là elle s'engage sous le premier tendon du muscle pédieux, puis traverse verticalement le muscle interosseux correspondant, et gagne la plante du pied, où elle se divise en deux branches.

. Dans son trajet, la pédieuse donne des branches internes et externes.

Les internes, assez nombreuses, mais peu remarquables, se répandent sur le bord interne du pied et s'y ramifient en s'anastomosant avec la plantaire interne.

. Les externes, plus multipliées, se répandent sur la face supérieure du pied et se distribuent principalement au muscle pédieux. Deux d'entre elles, nommées *tarsienne* et *métatarsienne*, méritent une description particulière.

a. *Branche tarsienne.* Elle naît de la pédieuse, près de son origine, au niveau de la tête du scaphoïde, se dirige obliquement en avant et en dehors, s'engage bientôt sous le muscle pédieux, et, couverte par lui, se recourbe sur le tarse pour se porter directement vers le bord externe du pied, où elle passe sous le tendon du grand péronier, et finit par quelques rameaux anastomosés avec la plantaire externe. Elle donne dans ce trajet beaucoup de rameaux, soit au pédieux qui la recouvre, soit aux ligamens du tarse. Un d'eux, plus volumineux, s'enfonce dans l'espace qui sépare les os scaphoïde et calcanéum, et se distribue aux portions ligamenteuses qui remplissent cet espace.

b. *Branche métatarsienne.* Elle naît de la pédieuse, près de l'endroit où cette artère s'enfonce dans l'espace interosseux. Inférieure en volume à la tarsienne, elle fournit des rameaux plus remarquables. Dirigée obliquement en avant et en dehors, elle s'engage tout de suite sous le premier tendon du muscle pédieux, dont elle croise la direction, puis se recourbe en dehors et suit transversalement l'articulation du métatarse avec le tarse jusqu'au bord interne du pied. Dans ce trajet, elle donne des rameaux postérieurs et antérieurs.

Les *rameaux postérieurs*, peu importans et en nombre incertain, se répandent sur le tarse et s'y perdent en se distribuant principalement au muscle pédieux.

Les *rameaux antérieurs*, au nombre de trois, se portent dans les second, troisième et quatrième espaces interosseux, communiquent avec quelques rameaux perforans de l'arcade plantaire, puis suivent en devant les espaces interosseux, où ils se trouvent appliqués sur les muscles interosseux dorsaux, jusqu'aux articulations des orteils. Là, ils communiquent avec les rameaux perforans antérieurs de l'arcade plantaire, et se divisent ensuite chacun en deux rameaux qui suivent les bords correspondans des orteils depuis le bord externe du second jusqu'au bord interne du dernier, et se perdent enfin dans la peau.

Immédiatement avant de s'enfoncer dans le premier espace interosseux, la pédieuse donne une branche assez grosse qui côtoie en dehors le premier os du métatarse jusqu'à son articulation avec le gros orteil. Là, elle se divise en deux rameaux, dont l'un suit le bord externe du premier orteil, l'autre le bord interne du second. L'une et l'autre finissent dans les tégumens.

Parvenue à la plante du pied, la pédieuse se détourne en dehors, s'engage entre l'accessoire du grand fléchisseur et les interosseux plantaires, et se divise aussitôt en deux branches d'égal volume.

L'une suit en avant l'intervalle des deux premiers os du métatarse, placée entre les muscles adducteur oblique et petit fléchisseur du gros orteil, auxquels elle donne des rameaux, dont un, plus volumineux, contourne le gros orteil et gagne son bord interne qu'elle suit jusqu'à l'extrémité de ce doigt; puis elle traverse le petit fléchisseur et se divise en deux rameaux, dont l'un suit le bord externe du gros orteil, l'autre le bord interne du second.

La seconde branche continue à se porter en dehors, en suivant le trajet primitif de la pédieuse, et s'anastomose bientôt avec la plantaire externe en concourant ainsi à former l'arcade plantaire.

J'ai vu la première de ces deux branches se comporter différemment, et aller gagner l'intervalle des troisième et quatrième os du métatarse, pour se distribuer par deux rameaux aux côtés externe du troisième orteil et interne du quatrième. Dans ce sujet, les deux premiers orteils et le bord interne du troisième ne reçoivent que les rameaux collatéraux fournis sur le dos du pied par la pédieuse.

2o. *Tronc tibial postérieur.*

Il descend derrière le ligament interosseux, au-devant du nerf tibial postérieur, et après quelques lignes de trajet se divise en deux artères nommées *péronière et tibiale postérieure.*

a. *Artère péronière.*

C'est la moins volumineuse. Née du tronc tibial, elle se dirige un peu obliquement en dehors, se place sur le bord interne du péroné, qu'elle suit verticalement jusqu'au tiers inférieur de la jambe, placée d'abord sur le muscle jambier postérieur, puis renfermée entre ses fibres, et recouverte en arrière en partie par le fléchisseur du gros orteil, et dans toute son étendue par les muscles soléaire et jumeaux.

Dans tout ce trajet, la péronière fournit un grand nombre de rameaux, soit externes et postérieurs, soit internes.

Les externes et postérieurs sont les plus volumineux. Dirigés obliquement en bas, ils se jettent tous dans les soléaire et jumeaux, quelques-uns même sortent en dehors, entre ces muscles et le péroné, pour se perdre dans les tégumens.

Les rameaux internes, plus petits, se répandent dans les muscles jambier postérieur, grand fléchisseur des orteils et grand fléchisseur du gros orteil. Un d'eux, né tout-à-fait en bas de la péronière, se porte transversalement au-devant des muscles fléchisseurs pour aller s'anastomoser avec la tibiale postérieure.

Parvenue au tiers inférieur de la jambe, la péronière se divise en deux branches, l'une postérieure, l'autre antérieure.

Branche postérieure. Elle suit le trajet primitif de l'artère, en se portant sur la face postérieure du péroné, puis sur l'articulation du pied jusqu'au côté externe du calcanéum, et en distribuant de nombreux rameaux aux muscles jambier postérieur et fléchisseur, aux grand et moyen péroniers, à l'articulation. Parvenue sur le côté du calcanéum, elle se divise en plusieurs rameaux qui se répandent dans le tissu cellulaire graisseux abondant de cette partie et aux tégumens, en se prolongeant plus ou moins sur le bord externe du pied. Un d'entre eux s'engage transversalement sous la malléole externe, et va en devant s'anastomoser avec le rameau externe inférieur de la tibiale antérieure.

Branche antérieure. Elle traverse le ligament interosseux, donne aussitôt quelques rameaux au muscle petit péronier, sous lequel elle se trouve,

- descend ensuite au-devant du ligament, puis sur l'articulation péronéo-tibiale, là se recourbe en avant et en dedans et va s'anastomoser avec l'artère tibiale antérieure. La petite arcade qu'elle forme donne des rameaux plus ou moins nombreux, qui descendent sur l'articulation du pied et sur sa région dorsale s'y ramifient et se perdent dans le muscle pédieux.

Cette branche antérieure manque quelquefois; ailleurs elle est très-volumineuse. J'ai vu, sur un sujet, la péronière elle-même traverser le ligament interosseux et aller former l'artère pédieuse, la tibiale antérieure finissant entre les muscles antérieurs de la jambe : ce cas est assez rare.

b. *Artère tibiale postérieure.*

C'est la plus volumineuse et la moins profonde des deux. Née du tronc tibial postérieur, elle se dirige un peu obliquement en dedans, se place au côté interne du nerf tibial postérieur, et se recourbe légèrement sur elle-même pour descendre ensuite verticalement entre les deux couches musculaires postérieures de la jambe jusque sous la voûte du calcanéum, où elle se divise en deux branches. En devant, elle répond supérieurement à l'intervalle des deux os de la jambe et au jambier postérieur, plus bas au grand fléchisseur des orteils et au tibia seulement. En arrière, recouverte dans ses deux tiers supérieurs par les muscles jumeaux et soléaire, elle côtoie par son tiers inférieur le bord interne du tendon d'Achille, et tout-à-fait en bas n'est plus recouverte que par l'aponévrose tibiale et par la peau.

Dans son trajet, la tibiale postérieure fournit des rameaux peu nombreux et peu considérables. Les muscles soléaire et jumeaux sont ceux qui en reçoivent le moins, souvent même elle ne leur en donne aucun. Presque tous se distribuent latéralement aux muscles jambier postérieur et fléchisseurs, au périoste du tibia et à la peau. C'est elle qui fournit au tibia son rameau nourricier, un des plus volumineux de cette espèce. Souvent il vient de la poplitée ou du tronc tibial postérieur.

Parvenue sous la voûte du calcanéum, la tibiale postérieure donne quelques rameaux aux muscles adducteur du gros orteil, petit fléchisseur des orteils et à la peau. Puis elle se divise en deux branches volumineuses, qui sont les artères plantaires interne et externe.

Artère plantaire interne. C'est la moins volumineuse. Cachée dans son origine par le ligament annulaire interne, elle se porte horizontalement en avant sous le muscle adducteur du gros orteil, contre lequel elle est immédiatement appliquée, se détourne ensuite un peu en dedans, continue à se porter en avant sous le petit fléchisseur du même orteil, et finit en s'anastomosant par plusieurs divisions avec les premiers rameaux collatéraux.

Dès son origine, la plantaire interne fournit des rameaux nombreux, soit à l'articulation du pied avec la jambe, soit aux muscles superficiels de la plante du pied. Quelques-uns de ces rameaux, plus considérables que les autres, s'engagent au-dessus des muscles profonds, et vont se répandre sur les ligamens nombreux qui unissent inférieurement entre eux les os du tarse.

Dans le reste de son trajet, la plantaire interne distribue principalement ses rameaux au muscle adducteur du gros orteil. Plusieurs, cependant, se portent en dehors, donnent au petit fléchisseur commun, et traversent l'aponévrose plantaire pour se perdre dans le tissu graisseux abondant et dans les tégumens de la plante du pied.

Artère plantaire externe. Son volume et son étendue la font regarder comme la principale continuation de la tibiale postérieure. Née au même endroit que la précédente, elle se porte obliquement en bas et en dehors, en suivant la face interne concave du calcanéum, et passe entre le petit fléchisseur commun et l'accessoire du grand fléchisseur. Parvenue à la plante du pied, elle se recourbe légèrement sur elle-même pour se porter horizontalement en avant, toujours placée entre les muscles petit fléchisseur et accessoire jusqu'à l'extrémité antérieure du tarse et au niveau de l'origine du court fléchisseur du petit orteil. Là, elle se recourbe beaucoup plus en dedans et en haut, en s'enfonçant entre le grand fléchisseur commun et les interosseux, se rapproche de l'extrémité postérieure du premier os du métatarse, et forme ainsi, en s'anastomosant avec la pédieuse, l'arcade plantaire, arcade dirigée obliquement en haut et en avant, répondant au métatarse par sa convexité, et au tarse par sa concavité.

Ainsi l'artère plantaire externe, dirigée d'abord obliquement en dehors et en bas, puis horizontalement en devant, puis très-obliquement en dedans, en avant et en haut, présente dans son ensemble une grande courbure dont la convexité répond à la partie externe de la plante du pied, la concavité à sa partie moyenne interne, en sorte que les points d'origine et de terminaison de ce vaisseau se trouvent à peu près sur la même ligne.

Peu après son origine, la plantaire externe donne une branche assez grosse qui descend verticalement sur la partie interne du calcanéum jusqu'à la partie inférieure de cet os, en se distribuant aux attaches des muscles adducteur du gros orteil et petit fléchisseur commun des orteils.

Depuis cet endroit jusqu'à celui où la plantaire externe s'enfonce sous les interosseux pour former l'arcade plantaire, cette artère donne beaucoup de rameaux, dont les uns se répandent dans les muscles fléchisseurs communs, accessoire, adducteur du petit orteil; les autres traversent l'aponévrose plantaire, et vont se perdre aux tégumens.

L'arcade plantaire fournit un grand nombre de branches qu'on peut distinguer en supérieures, inférieures, postérieures et antérieures.

Les supérieures, au nombre de trois, traversent verticalement les espaces interosseux, en donnant des rameaux aux muscles qui les remplissent, et vont sur le dos du pied s'anastomoser avec les rameaux de la branche métatarsienne fournie par la pédieuse. On les nomme ordinairement *perforantes postérieures*.

Les inférieures et les postérieures, peu remarquables, se répandent soit dans les muscles super

ficiels de la plante du pied, soit au muscle accessoire et aux ligamens inférieurs du tarse.

Les antérieures, très-volumineuses, sont pour
l'ordinaire au nombre de quatre. La première, dirigée obliquement en dehors, se porte sous le court
fléchisseur du petit orteil, lui donne de nombreux
rameaux, et finit sur le bord externe de ce même
orteil, dont elle forme le rameau collatéral externe.
Les trois autres suivent horizontalement en avant
les trois derniers espaces interosseux, en donnant
des rameaux soit aux muscles qui les remplissent,
soit aux lombricaux. Parvenues vers l'extrémité
antérieure du métatarse, ces branches s'engagent
au-dessus du muscle abducteur transverse du gros
orteil, et donnent chacune deux petits rameaux qu'on
a nommés *perforans antérieurs*, parce qu'ils traversent verticalement les espaces interosseux pour
s'anastomoser avec les rameaux interosseux de la
branche métatarsienne. Enfin les trois branches,
après avoir franchi le muscle abducteur transverse,
se divisent chacune en deux rameaux qui suivent
les bords correspondans des orteils, depuis le bord
interne du petit jusqu'au bord externe du second.
Ces rameaux s'anastomosent ensemble par arcades
aux extrémités des orteils, en donnant des ramuscules plus ou moins nombreux aux gaînes tendineuses et à la peau.

Remarques sur la disposition générale des Artères du Bassin et des Membres inférieurs.

L'iliaque primitive, fournie par l'aorte, se divise.

presque aussitôt en deux troncs secondaires, fort inégaux en volume et surtout en longueur.

L'un de ces troncs s'enfonce dans le bassin et se divise sur-le-champ en une multitude de branches qui s'écartent sous diverses directions. Ces branches peuvent être rapportées à deux classes. Les unes appartiennent spécialement aux organes contenus dans le bassin, comme l'hémorrhoïdale, les vési-cales, la honteuse, et, chez la femme, l'utérine et la vaginale. Les autres appartiennent aux parois mêmes du bassin et aux muscles qui le recouvrent, soit en dedans, soit en dehors : ce sont les ilio-lombaires, sacrées latérales, fessière, ischiatique et obturatrice. Les sacrées latérales fournissent en outre les rameaux de la partie inférieure de la moelle, et continuent ainsi le système artériel spinal formé plus haut par les vertébrales, intercostales et lombaires.

De toutes ces branches, la seule sur laquelle je crois devoir fixer ici l'attention, c'est l'ischiatique. Prolongée à la partie postérieure de la cuisse, en suivant le trajet du nerf sciatique, elle établit, par ses anastomoses avec les circonflexes, la communication la plus directe entre le tronc hypogastrique et le tronc fémoral, et peut concourir à entretenir la circulation dans le membre inférieur, lorsque l'artère fémorale a été liée vers le milieu de son trajet.

L'autre tronc fourni par l'iliaque primitive est beaucoup plus considérable. Il suit le psoas, sort du bassin, et se continue sans se diviser jusqu'à la partie supérieure et postérieure de la jambe. Avant de quitter le bassin, il communique directement avec la sous-clavière par l'artère épigastrique, qui fournit en même temps aux muscles abdominaux une grande partie de leurs branches artérielles, conjointement avec la circonflexe iliaque née à peu près au même endroit.

Le même tronc artériel, dans sa portion fémorale, nous offre des traits de ressemblance très-marqués avec l'artère brachiale. Ses branches principales naissent de sa partie supérieure, et il en fournit peu dans le reste de son trajet. Parmi ces branches, on en trouve trois très-considérables. Deux, nommées *circonflexes*, embrassent le fémur, comme les circonflexes brachiales embrassent l'humérus. La troisième, sous le nom d'*artère profonde*, descend le long des adducteurs, et appartient tout entière, par ses rameaux, aux muscles postérieurs du membre, comme la branche interne profonde de la brachiale appartient tout entière au brachial postérieur.

Cette disposition analogue des artères brachiale et fémorale permet d'appliquer à l'une les mêmes considérations pratiques qu'on a faites sur l'autre. Ainsi la connaissance du point d'origine de la profonde et des circonflexes prouve la possibilité de lier l'artère fémorale dans la plus grande partie de son trajet, sans que la circulation soit interrompue dans le membre inférieur.

On pourrait comparer aussi, quoiqu'avec moins d'exactitude, la disposition des branches articulaires de la poplitée avec celle des récurrentes fournies à l'articulation du coude par les radiale et cubitale.

Trois artères principales terminent inférieure-

ment le tronc fémoral devenu poplité, et se portent
à la jambe. Une seule occupe la partie antérieure
garnie de moins de muscles, et les deux autres occupent la partie postérieure, où les muscles les plus
forts sont réunis. Ces trois artères ne se ressemblent
point dans leur mode de distribution. La tibiale
antérieure répand bien ses rameaux aux muscles
dans l'intervalle desquels elle descend, comme la
péronière les distribue aux muscles postérieurs et
profonds qu'elle traverse; mais la tibiale postérieure
fournit très-peu de branches aux deux couches
musculaires entre lesquelles elle est interposée.
Destinée presque exclusivement au pied, elle s'y
rend directement, et ne commence à se diviser que
quand elle y est arrivée. C'est de la poplitée que les
muscles jumeaux et soléaires reçoivent immédiatement les branches artérielles principales qui leur
appartiennent.

Au pied comme à la main, les rameaux artériels,
peu volumineux et peu multipliés sur la région dorsale, se réunissent presque tous du côté des muscles
fléchisseurs. Mais une seule arcade artérielle occupe
la plante du pied; tandis que la main en présente
deux, quoique le pied présente ici le même nombre
proportionnel de muscles que la main. Il y a donc
au pied une impulsion circulatoire moins considérable et moins énergique; et il est difficile de ne pas
trouver ici un rapport sensible entre le nombre des
vaisseaux et la quantité des mouvemens musculaires.
Le pied, en effet, n'est susceptible que de mouvemens très-bornés; tandis que ceux de la main sont
très-nombreux, très-étendus et très-variés.

SYSTÈME VEINEUX.

CONSIDÉRATIONS-GÉNÉRALES.

Les veines, conduits naturels du sang noir, forment, dans l'économie, deux systèmes tout-à-fait distincts. L'un, général, commence dans tous les organes par des ramuscules fort ténus, et finit dans le cœur par deux troncs volumineux. L'autre, borné à l'abdomen, naît de même par une infinité de rameaux sur les organes digestifs et dans la rate. Ces rameaux, successivement diminués en nombre et accrus en volume, se réduisent enfin à un seul tronc qui gagne le foie et s'y termine en se divisant de nouveau.

Le système veineux général, destiné à rapporter de tous les organes au cœur le sang que le cœur a transmis à tous les organes par le système artériel, doit être regardé comme la seconde partie du grand appareil circulatoire. Le système veineux abdominal, au contraire, destiné à porter au foie le sang des organes digestifs et de la rate, doit être considéré comme un appareil circulatoire particulier; et de même que le cœur est l'organe central et le terme du système veineux général, le foie est l'organe central et le terme du système veineux abdominal.

C'est d'après cette considération purement anatomique, et abstraction faite de toute opinion physiologique sur les usages encore douteux du sang de la *veine-porte*, que nous nous sommes décidés à renvoyer la description du système veineux abdominal à l'article *du Foie*. Il ne sera donc question dans ce moment que du système veineux général.

J'ai dit que les veines formaient, par leur ensemble comme par leurs fonctions, la seconde partie du grand appareil circulatoire. Sous ce point de vue, on peut les comparer aux artères, qui forment la première partie du même appareil. Mais les veines diffèrent des artères sous trois rapports essentiels : 1° par leur nombre, 2° par leur disposition, 3° par leur organisation.

1°. Par leur nombre. Chaque artère est accompagnée au moins par une veine qui se divise comme elle, et fournit une égale quantité de rameaux : il y a donc autant de veines que d'artères. Mais, 1° souvent une artère est accompagnée, soit dans son tronc, soit dans ses divisions, par deux veines d'égal volume : ainsi on trouve deux veines brachiales, deux radiales, deux cubitales. 2°. Presque toujours les veines présentent un nombre de divisions fort supérieur à celui des divisions artérielles : les veines spermatiques, les vésicales, en offrent des exemples frappans. 3°. Il y a plusieurs ordres de veines qui ne correspondent à aucune artère : telles sont, au membre supérieur, les veines céphalique, basilique, cubitales superficielles; au membre inférieur, les veines saphènes. Il y a donc beaucoup plus de veines que d'artères.

2°. Par leur disposition. En général, les veines qui accompagnent les artères leur sont immédiatement contiguës, se divisent aux mêmes endroits, se distribuent de la même manière, quel que soit le nombre de leurs rameaux. On ne décrit point alors ces veines, dont le trajet est suffisamment indiqué par celui des artères déjà décrites. Mais 1° souvent les artères sont très-flexueuses, tandis que les veines sont presque toujours droites. La veine alors s'éloigne de l'artère en plusieurs endroits, et cet éloignement est quelquefois considérable. On en trouvera un exemple sensible dans la veine faciale, comparée à l'artère de même nom. Dans ces cas, les divisions veineuses plus multipliées, leurs anastomoses plus fréquentes suppléent à ce défaut de flexuosités. 2°. Quelquefois les troncs veineux diffèrent absolument des troncs artériels pour la disposition, quoique les branches qu'ils fournissent correspondent exactement à celles que les troncs artériels ont fournies. Ainsi, dans le thorax, à l'origine même du système veineux, les veines caves n'ont aucun rapport de disposition avec l'aorte, et c'est de l'intercostale supérieure gauche, de l'azygos et de la demi-azygos que naissent les veines destinées à accompagner immédiatement les artères intercostales aortiques. 3°. Quelquefois, sur un même organe, les veines principales se trouvent du côté opposé aux artères, quoiqu'elles leur correspondent immédiatement pour les fonctions. Ainsi, au cerveau, les troncs artériels occupent la base de l'organe, et les troncs veineux les plus considérables et les plus gros en occupent la surface convexe. Ainsi, au foie, l'artère

hépatique pénètre en bas, les veines hépatiques
sortent en arrière. 4°. Enfin, les veines superficielles
qui, telles que la veine céphalique, les veines saphènes, ne correspondent à aucune artère, ont
évidemment une disposition qui leur est propre,
et l'on ne peut se dispenser de les décrire en particulier.

3°. Par leur organisation. Les veines sont formées
à l'extérieur par un tissu propre, lâche, extensible,
formé de fibres longitudinales plus ou moins apparentes, plus ou moins rapprochées. C'est au peu de
consistance de ce tissu qu'est due la flaccidité ordinaire des veines lorsque le sang cesse de les remplir. C'est à son extensibilité qu'est dû le volume
énorme que les veines acquièrent par les injections, moyen très-infidèle, que cette seule raison
devrait faire proscrire dans l'étude du système veineux, tandis qu'il est si avantageux dans celle du
système artériel. Comment, en effet, reconnaître
les rapports des veines avec les organes environnans,
lorsque, distendues trois fois au-delà de leur calibre
naturel, elles occupent beaucoup plus d'espace
qu'elles n'en occupaient dans l'état de vie? Ajoutons
que les injections sont ici presque toujours inutiles:
le sang qui stagne après la mort dans les veines, et
dont la couleur s'aperçoit au travers de leurs parois,
permet facilement de les reconnaître, même dans
leurs divisions les plus ténues. Lorsqu'une veine
est vide, on s'assure sans peine de son existence et
de son trajet en y faisant passer avec le doigt le
sang des veines les plus voisines; et cette injection
naturelle est la meilleure qu'on puisse employer, à

moins qu'on ne veuille poursuivre les veines jusque
dans le tissu des os.

A l'intérieur, les veines sont formées par une
membrane mince, extensible, jamais ossifiée. Cette
membrane n'appartient pas seulement aux veines
proprement dites : c'est elle qui tapisse les cavités
droites du cœur et l'artère pulmonaire; c'est elle
qui, prolongée dans les sinus cérébraux, s'y trouve
interposée entre le sang et la dure-mère. Elle seule,
par conséquent, s'étend à toutes les parties du système à sang noir; et selon que divers tissus lui sont
ajoutés en dehors, il résulte de cette union un organe musculeux, une artère, une veine ou un sinus.
C'est là l'idée qu'on doit se faire de cette membrane.
Considérée dans les veines, elle y forme de temps en
temps sur elle-même des replis semi-lunaires connus sous le nom de *valvules.* Ces valvules, quelquefois isolées, souvent disposées deux à deux,
rarement trois à trois, sont surtout nombreuses
dans les divisions de la veine cave inférieure, un peu
moins dans la supérieure; elles sont nulles dans les
sinus cérébraux et dans quelques veines particulières. Elles empêchent le sang de rétrograder pendant son trajet vers le cœur, et favorisent ainsi la circulation. Mais, par la même raison, elles empêchent
les fluides injectés dans les veines de se porter librement des troncs vers les rameaux; ce qui augmente
les difficultés et les inconvéniens de ce genre de
préparations anatomiques.

Je ne m'arrêterai pas davantage sur la disposition
et sur l'organisation des veines. Tout ceci a été traité
avec le plus grand détail dans *l'Anatomie géné-*

rale, et le lecteur me saura gré sans doute de l'y
renvoyer (1).

Pour se conformer dans la description à l'ordre
circulatoire, le seul naturel, il faudrait prendre les
veines à leurs origines multipliées et ténues dans le
système capillaire, suivre leurs rameaux à mesure
qu'ils se réunissent en branches plus volumineuses,
et finir par les veines caves et cardiaques. Cette méthode n'est pas impraticable; mais on conçoit qu'en
portant l'attention sur une multitude d'objets à la
fois pour la ramener ensuite du plus composé au
plus simple, elle jetterait beaucoup de confusion
dans l'esprit de ceux qui commencent, et leur rendrait fastidieuse une étude que la méthode inverse
rend extrêmement facile. Nous nous conformerons
donc à l'usage reçu, et nous supposerons que les
troncs veineux partent du cœur pour se diviser en
avançant vers les organes. La moindre réflexion
suffit pour empêcher que cette supposition ne donne
lieu à de fausses idées physiologiques.

Tout le système veineux général est compris sous
les divisions suivantes :

1°. Les veines cardiaques.

2°. La veine cave supérieure.

3°. La veine cave inférieure.

4°. Les veines iliaques primitives, suite de la
veine cave inférieure.

Nous ne comprenons pas dans cette description

(1) *Voy*. l'*Anatomie générale* de Bichat, augmentée de notes
par Béclard et par M. Blandin, 4 vol. in-8°, 1829.

les veines pulmonaires, parce qu'elles appartiennent au système à sang rouge, et qu'elles ont été
examinées en détail à l'occasion du poumon. Nous
n'y comprendrons pas non plus la veine ombilicale,
qui appartient entièrement à l'histoire du fœtus.

I. DES VEINES CARDIAQUES.

On les distingue en postérieures et antérieures.
Les premières, ordinairement au nombre de deux,
sont les plus considérables et les plus importantes.
Toutes naissent de l'oreillette droite.

1°. *Veines cardiaques postérieures.*

Elles naissent ensemble de la partie postérieure et
inférieure de l'oreillette droite, au-dessous de l'embouchure de la veine cave inférieure, près de la
cloison commune des oreillettes. On peut distinguer
ces veines en grande et petite.

a. *La grande veine cardiaque postérieure* se dirige
aussitôt obliquement à gauche et en bas, entre les
parois des oreillettes et la membrane séreuse du péricarde, et après un trajet d'un pouce à peu près,
parvient à la base du ventricule aortique. Là, elle
change de direction, devient horizontale, s'engage
dans le sillon qui sépare les oreillettes d'avec les
ventricules, suit ce sillon à gauche jusqu'au bord
obtus du cœur, plongée dans une grande quantité
de graisse, et répandant sur la face plane du cœur
des rameaux plus ou moins nombreux. Elle con-

tourne ensuite le bord obtus du cœur en se dirigeant obliquement en bas, et descend dans le sillon graisseux qui se trouve près de ce bord, sur la face convexe, en accompagnant la branche correspondante de l'artère cardiaque postérieure, dont elle est séparée par un peu de graisse. Elle finit vers le sommet du cœur, en s'anastomosant par plusieurs rameaux avec la seconde cardiaque postérieure et avec les cardiaques antérieures.

b. *La petite veine cardiaque postérieure*, née au même endroit que la précédente, descend verticalement sur la paroi de l'oreillette jusqu'à la base des ventricules, en donnant de nombreux rameaux soit à l'oreillette, soit au ventricule droit. Elle s'engage ensuite dans le sillon qui, sur la face plane du cœur, répond à la cloison commune des ventricules, parcourt ce sillon dans toute son étendue en donnant beaucoup de rameaux soit aux deux ventricules, soit à leur cloison, et sur le sommet du cœur s'anastomose par plusieurs branches avec la veine précédente et avec les cardiaques antérieures.

Je reviens un moment sur la disposition des veines cardiaques postérieures à leur ouverture dans l'oreillette droite, et je considère ces vaisseaux, non plus du tronc aux rameaux, comme la description l'exigeait, mais des rameaux au tronc, comme l'ordre de la circulation le demande.

J'ai dit que ces deux veines naissaient ou plutôt aboutissaient au même endroit. Cependant, pour l'ordinaire, elles ont chacune une embouchure distincte et isolée. La petite remonte verticalement depuis la face plane du cœur jusqu'à l'oreillette, où elle s'ouvre dans la même direction. La grande se porte *obliquement de gauche à droite*, depuis sa distribution aux ventricules jusqu'à l'oreillette, où elle s'ouvre dans le même sens oblique au-dessus de la précédente.

Mais dans l'oreillette, une valvule commune formée par un repli de la membrane interne, recouvre ces deux ouvertures. Cette valvule, verticale suivant sa longueur, *obliquement* dirigée *de droite à gauche* suivant sa largeur, regarde, par son bord libre concave, la cloison des oreillettes, et se perd en dehors sur les parois de l'oreillette droite par son bord adhérent. Un stylet introduit sous cette valvule se dirige de gauche à droite, mais ne pénètre ni dans l'une ni dans l'autre veine, et se trouve bientôt arrêté. Pour l'introduire dans la grosse veine cardiaque, il faut le porter le plus haut possible sous la valvule, et le renverser ensuite de droite à gauche en repliant fortement la valvule sur elle-même : il pénètre alors avec facilité. Pour l'introduire dans la petite veine cardiaque, il faut le porter à la partie inférieure de la valvule, et le diriger ensuite verticalement de haut en bas.

On voit donc 1° que la valvule des veines cardiaques ne se trouve disposée dans le sens ni de l'une ni de l'autre ouverture veineuse; 2° qu'elle a même une direction tout-à-fait opposée à celle de la grande veine cardiaque. Cette disposition, très-évidente lorsque la valvule des veines cardiaques est bien développée, l'est beaucoup moins quand cette valvule a peu de largeur, ce qui arrive assez fréquemment.

2°. *Veines cardiaques antérieures.*

Elles sont beaucoup plus petites et variables en nombre. Souvent cependant un seul tronc les fournit. Ce tronc naît de la partie antérieure et inférieure de l'oreillette droite. Son ouverture dans cette cavité est couverte en partie par une espèce de valvule épaisse, ou plutôt par un petit faisceau charnu analogue aux valvules par sa forme, et présentant en haut son bord libre et concave. Dirigé verticalement en bas, ce petit tronc veineux franchit le sillon qui sépare les oreillettes des ventricules, en passant au-devant de l'artère cardiaque postérieure qui occupe ce sillon; et parvenu sur le ventricule droit, il se divise en deux ou trois branches, qui descendent en se ramifiant sur la face convexe du cœur, pour se terminer près du sommet de cet organe, en s'anastomosant avec les veines cardiaques postérieures.

Des veines plus petites encore, appartenant soit aux oreillettes, soit aux parois des artères aorte et pulmonaire, viennent s'ouvrir isolément dans différens points de l'oreillette droite.

II. DE LA VEINE CAVE SUPÉRIEURE.

La veine cave supérieure naît de l'oreillette droite en haut et en dehors, cachée en partie antérieurement par l'appendice flottante de cette cavité. Elle est continue de toutes parts avec les parois de l'oreillette, principalement à droite avec la veine cave inférieure, dont l'origine a lieu au même endroit. Renfermée dans le péricarde, dont la membrane séreuse l'enveloppe, elle remonte verticalement, placée à droite de l'aorte, de laquelle un petit espace la sépare ; et après deux pouces à peu près de trajet, elle sort de cette cavité, dont la portion fibreuse l'enveloppe et l'accompagne pendant quelque temps, en lui formant une espèce de gaîne plus ou moins prolongée et identifiée avec ses parois. Elle continue à se porter en haut, légèrement inclinée à droite et en arrière jusqu'au niveau du cartilage de la première côte, un peu au-dessus de la grande courbure aortique ; et là, elle se divise en deux gros troncs nommés *veines sous-clavières.*

Depuis sa sortie du péricarde jusqu'à sa division, la veine cave supérieure répond, en devant, au thymus et au tissu cellulaire qui remplit l'écartement supérieur du médiastin ; en arrière, à la veine pulmonaire droite supérieure et en partie à l'aorte ; à droite, au poumon, dont elle n'est séparée que par la portion médiastine de la plèvre ; à gauche, à la portion de péricarde prolongée sur l'aorte. On voit donc que la veine cave supérieure se trouve tout-à-fait à droite, et ne correspond point du tout à la ligne médiane.

Tant que la veine cave supérieure est renfermée dans le péricarde, elle ne fournit aucune branche. Depuis sa sortie du péricarde jusqu'à sa terminaison elle donne en devant la veine thoracique interne droite, la thyroïdienne inférieure droite, et plusieurs veines plus petites nommées *thymique, médiastine, péricardine, diaphragmatique supérieure droite;* en

arrière elle fournit une veine beaucoup plus considérable nommée *azygos*.

1°. *Veine thoracique interne droite.*

Elle naît antérieurement de la veine cave, un peu
avant sa division, quelquefois au niveau même de
cette division, tantôt isolément, tantôt par un tronc
commun à elle et à la thyroïdienne inférieure. Dirigée obliquement en avant, en dehors et en bas, elle
se porte à la partie postérieure des cartilages costaux
près du sternum, immédiatement appliquée sur l'artère de même nom qu'elle, suit exactement cette artère soit par son tronc, soit par le nombre et par la
disposition de ses rameaux, et finit près de l'ombilic
en s'anastomosant avec la veine épigastrique.

2o. *Veine thyroïdienne inférieure droite.*

Elle naît tantôt de la veine cave, au niveau de sa
division, tantôt du commencement de la veine sous-
clavière droite. Dirigée obliquement en haut et en
dedans, derrière les muscles sterno-thyroïdiens et
sterno-hyoïdiens, au-devant de l'artère innominée
et du nerf vague, elle gagne la partie inférieure de
la glande thyroïde, et se recourbant à gauche, s'a-
nastomose par arcade avec la veine thyroïdienne
inférieure gauche. Dans ce trajet, elle donne un grand
nombre de rameaux au thymus, au médiastin et aux
muscles qui la recouvrent. Nous reviendrons sur son
mode de terminaison en décrivant la thyroïdienne
inférieure gauche.

Je ne parle point des veines thymique, médiastine, diaphragmatique supérieure droites, fournies par la veine cave; leur distribution, absolument semblable à celle des artères qu'elles suivent, est suffisamment indiquée par leur nom.

3°. *Veine azygos.*

Elle naît de la veine cave, immédiatement au-dessus de la bronche droite, se porte en arrière et à droite, entre l'œsophage, dont elle croise la direction, et le feuillet correspondant du médiastin postérieur. Dans ce trajet, elle se recourbe inférieurement, et parvenue sur la partie latérale antérieure de la colonne vertébrale, elle prend une direction verticale. Parallèle alors à l'aorte et à l'œsophage, placée un peu en dehors de celui-ci et toujours subjacente à la plèvre droite, elle descend sur la colonne vertébrale jusqu'à la partie inférieure du thorax, sort de cette cavité, tantôt par l'ouverture aortique du diaphragme, tantôt en dehors de cette ouverture en traversant les attaches du diaphragme à la première vertèbre lombaire. Arrivée dans l'abdomen, elle finit tantôt en s'anastomosant tout entière avec la veine cave inférieure, tantôt en se divisant en deux branches qui s'écartent à angle aigu, se portent sur les côtés de la colonne vertébrale en se recourbant un peu en haut, et s'anastomosent avec les premières veines lombaires.

Près de son origine, l'azygos donne par la convexité de sa courbure *la veine bronchique droite*, toujours peu volumineuse. Cette veine donne des ramuscules à l'œsophage, et se porte ensuite sur la bronche, dont elle suit les divisions dans le poumon. Quelquefois elle naît de la veine cave supérieure.

D'autres petites veines, nées au même endroit de l'azygos, vont se distribuer à la trachée, aux glandes bronchiques et au péricarde.

L'azygos, depuis qu'elle est parvenue sur le corps des vertèbres jusqu'à sa sortie du thorax, donne *en devant* plusieurs rameaux à l'aorte et à l'œsophage. Quelques-unes de ces veines œsophagiennes sont assez volumineuses, surtout inférieurement.

A droite, l'azygos donne des branches beaucoup plus considérables : ce sont les *veines intercostales inférieures droites*. La première naît encore de la courbure de l'azygos près de sa fin. Elle remonte obliquement en arrière jusqu'au troisième espace intercostal, auquel elle appartient et où elle se comporte comme les suivantes. Lorsque la veine intercostale supérieure droite, ordinairement fournie par la sous-clavière, n'existe pas, celle dont nous parlons là supplée en fournissant une branche plus ou moins volumineuse qui remonte sur les second et premier espaces, et leur distribue ses rameaux.

Les autres intercostales suivent exactement le trajet et la distribution des artères, qu'elles égalent en nombre. Leurs branches postérieures, introduites dans le canal vertébral par les trous de conjugaison, vont se jeter dans les sinus vertébraux.

A gauche, l'azygos donne, à peu près vers le milieu de son trajet, c'est-à-dire vers la sixième ou septième côte, une veine considérable nommée *demi-azygos*. Cette veine passe derrière l'œsophage et l'aorte, se recourbe inférieurement, et descend ensuite parallèlement à l'azygos sur la partie latérale gauche du corps des vertèbres. Elle sort du thorax, ou avec l'aorte ou par une ouverture particulière, et finit en s'anastomosant tantôt avec la première veine lombaire, tantôt avec la rénale, quelquefois avec la veine cave inférieure, ailleurs enfin avec l'azygos elle-même.

La demi-azygos fournit toutes les veines inter-costales inférieures gauches des espaces auxquels elle correspond. Elle donne aussi des rameaux à l'œsophage, à l'aorte, au diaphragme.

Telle est la distribution la plus ordinaire de l'azygos. Cette grande veine présente plusieurs variétés selon les individus. Quelquefois elle fournit elle-même une partie des veines intercostales gauches; ailleurs elle donne deux demi-azygos, l'intercostale supérieure gauche se prolongeant alors beaucoup moins bas qu'à l'ordinaire.

§ I. *Des veines sous-clavières.*

Ces deux veines, nées ensemble de la veine cave supérieure, se dirigent obliquement en haut et en dehors, sortent du thorax; et parvenues au-dessus de la première côte et de la clavicule, au niveau de l'attache du scalène antérieur, se recourbent chacune en dehors pour se porter transversalement au-devant de ce muscle au-delà, duquel elles prennent le nom d'*axillaires*.

Mais la veine cave supérieure se trouvant à droite, et fournissant elle-même plusieurs veines à la partie

droite du thorax et du cou, les deux sous-clavières
diffèrent nécessairement entre elles en longueur, en
direction, en rapports, et enfin en volume.

1°. En longueur et en direction. La sous-clavière
droite, fort courte, se rapproche plus de la direction
verticale; tandis que la gauche, beaucoup plus longue, et aussi plus oblique, est plus rapprochée de la
position horizontale. Leur direction devient la même
lorsqu'elles se recourbent pour passer au-devant des
scalènes.

2°. En rapports. La sous-clavière droite correspond en devant à une petite portion du sternum,
au cartilage de la première côte, à l'articulation
sterno-claviculaire, et à l'attache inférieure du
sterno-mastoïdien; en arrière et en dehors, à la portion médiastine de la plèvre droite, au nerf vague,
à l'artère sous-clavière droite et au scalène antérieur;
en dedans à l'aorte.

La sous-clavière gauche correspond en devant à
presque toute la largeur du sternum et aux muscles
qui s'y implantent, puis, comme la droite, à la première côte, à l'articulation sterno-claviculaire et à
l'attache du sterno-mastoïdien. En arrière, elle recouvre l'artère innominée, la courbure aortique, le
nerf vague, puis la portion médiastine de la plèvre
gauche, l'artère sous-clavière gauche, et le scalène
antérieur.

3°. En volume. Le calibre de la sous-clavière
gauche est presque toujours supérieur à celui de la
droite.

Les sous-clavières donnent naissance, chacune de
son côté, en bas à l'intercostale supérieure, en haut

à la vertébrale et aux veines jugulaires externe et interne. La gauche fournit en outre les veines thoracique interne et thyroïdienne inférieure gauches. Elle donne aussi les veines thymique, médiastine et diaphragmatique supérieure, qui, à droite, naissent de la veine cave.

Veines fournies par la seule sous-clavière gauche.

1°. *Veine thoracique interne gauche.*

Elle naît en devant et un peu en bas de la sous-clavière, tantôt isolément, tantôt et souvent au même endroit que la veine intercostale supérieure. Dirigée obliquement en avant, en bas et en dedans, elle gagne la partie postérieure des cartilages costaux près du sternum, et descend ensuite immédiatement contiguë à l'artère, dont elle suit toutes les divisions.

2°. *Veine thyroïdienne inférieure gauche.*

Elle naît de la partie postérieure et inférieure de la sous-clavière, confondue dans son origine avec l'intercostale supérieure, remonte obliquement en dedans, couverte par le tronc même de la sous-clavière, appliquée sur l'artère carotide primitive, sur le nerf vague, et enfin sur la trachée, dont une grande quantité de graisse la sépare. Parvenue à la partie inférieure de la glande thyroïde, elle se recourbe en dedans, devient transversale et s'anastomose avec la thyroïdienne inférieure droite.

Cette anastomose des deux veines thyroïdiennes inférieures forme au-devant de la trachée une arcade de laquelle partent supérieurement de nombreux rameaux. Les plus considérables paraissent appartenir à la thyroïdienne gauche. Tous remontent presque verticalement au-devant de la glande thyroïde, formant entre eux des anastomoses plus ou moins fréquentes, et vont se répandre, soit dans cette glande, soit dans les muscles qui la recouvrent et sur les côtés de la trachée en communiquant avec les veines thyroïdiennes supérieures fournies par la jugulaire interne. L'ensemble de ses rameaux est nommé par quelques anatomistes *plexus thyroïdien.*

Les veines thymique, médiastine, diaphragmatique supérieure gauches n'ont rien de plus remarquable que les droites.

Veines fournies par les deux sous-clavières.

1°. *Veines intercostales supérieures.*

La droite manque assez souvent et a toujours peu de volume et d'étendue. Née en arrière et en bas de la sous-clavière, au même endroit que la vertébrale, elle s'enfonce dans le thorax et se porte sur les deux premiers espaces intercostaux ; rarement elle va jusqu'au troisième. Ses branches, distribuées à ces deux espaces, s'y comportent comme les intercostales inférieures, branches de l'azygos.

La gauche, constante, est toujours considérable ,

égale même à peu près pour l'ordinaire le volume de la veine azygos. Née, comme la droite, de la sous-clavière, au niveau de la vertébrale et souvent par un tronc commun avec celle-ci, elle s'enfonce dans le thorax, derrière le poumon, derrière et en dehors de l'aorte ; et prenant bientôt une direction verticale, descend, subjacente à la plèvre, sur le côté du corps des vertèbres jusqu'au sixième ou septième espace intercostal, quelquefois jusqu'au huitième. Là, elle finit par la dernière des branches intercostales qu'elle-même fournit, et par quelques rameaux anastomosés, soit avec l'azygos, soit avec la demi-azygos.

Depuis son origine jusque vers la troisième vertèbre dorsale, l'intercostale supérieure gauche donne *la veine bronchique gauche*, distribuée comme la droite. Elle donne aussi quelques rameaux à l'œsophage, à l'aorte, aux glandes bronchiques, au péricarde et quelquefois au thymus.

Vers la troisième vertèbre dorsale, l'intercostale supérieure gauche fournit, par la convexité de la petite courbure qu'elle présente, trois ou quatre branches assez grosses qui remontent presque verticalement au second et premier espaces intercostaux, et s'y distribuent.

Dans le reste de son trajet, elle donne toutes les veines intercostales des espaces auxquels elle répond. Ces veines, aussi bien que celles du côté droit, suivent exactement le trajet des artères.

On voit que le côté gauche des parois du thorax reçoit toutes ses veines soit de l'intercostale supérieure, soit de la demi-azygos. Plus la première se

prolonge en bas, plus l'origine de la seconde est
inférieure. L'une et l'autre réunies remplacent exactement l'azygos.

3°. *Veine vertébrale.*

Elle naît en arrière de la sous-clavière, un peu au-
dessous de l'origine de la jugulaire interne, et se dirige
aussitôt un peu obliquement en arrière et en haut.
Son volume est assez considérable. La droite passe
derrière l'artère sous-clavière droite et le nerf récur-
rent, la gauche au-devant de l'artère sous-clavière
gauche; chacune ensuite remonte entre le scalène
et le grand droit antérieur, contiguë à l'artère vertébrale, et parvenue au niveau de la septième vertèbre
cervicale, se divise en deux branches, l'une externe,
l'autre interne.

La branche externe remonte au-devant des apophyses transverses cervicales jusqu'à l'occiput. De
ses rameaux, les uns se distribuent aux muscles et
aux tégumens voisins, les autres communiquent
avec la branche interne par les intervalles des apophyses transverses. C'est elle qui communique avec
le sinus latéral par un rameau que le trou mastoïdien postérieur transmet dans le crâne. Quelquefois
cette branche externe manque absolument.

La branche interne, beaucoup plus volumineuse,
donne un rameau qui accompagne en arrière l'a-
tère cervicale profonde, rameau qui naît quelquefois
de la sous-clavière ou de l'axillaire; puis elle s'engage
avec l'artère vertébrale dans le canal des apophyses
transverses et le parcourt dans toute son étendue.

Au niveau de chaque intervalle des vertèbres, elle
donne en dehors un rameau qui va se perdre dans
les muscles du cou; en dedans, elle en donne un
autre qui communique avec les sinus vertébraux.

Près du grand trou occipital, cette branche sort,
en arrière, de son canal, au-dessus de l'atlas, et se
jette dans les muscles voisins, où elle finit. Un de ses
rameaux entre dans le crâne par le trou condyloïdien postérieur et se jette dans le sinus latéral. Ce
rameau n'est point constant.

3°. *Veine jugulaire externe.*

Elle naît ordinairement par un seul tronc, quelquefois par deux branches bientôt réunies, de la
partie supérieure de la sous-clavière, plus en dehors
que la jugulaire interne, à laquelle elle est fort inférieure en volume. A son origine, elle se trouve en
dehors du sterno-mastoïdien près du bord externe
de ce muscle. Dirigée presque verticalement, elle
remonte sous le muscle peaucier, dont une assez
grande quantité de graisse la sépare d'abord, puis
s'engage sous l'omoplat-hyoïdien, dont elle croise
la direction; et après l'avoir dépassé, devient plus
superficielle, continue à remonter sous le peaucier,
en se rapprochant toujours plus du bord externe
du sterno-mastoïdien, sur lequel elle se trouve enfin
placée et qu'elle croise obliquement vers son tiers
supérieur, vu la direction verticale qu'elle conserve,
tandis que ce muscle est oblique en arrière et en
haut. Parvenue au-dessus et en dedans du sterno-
mastoïdien, elle s'enfonce sous la glande parotide

pour finir comme nous le dirons tout à l'heure.

Ainsi, là jugulaire externe, assez profondément cachée dans la moitié inférieure de son trajet, devient beaucoup plus superficielle dans la moitié supérieure, où elle se trouve entre le sterno-mastoïdien et le peaucier, qui seule la sépare des tégumens. Sa direction, opposée à celle du premier de ces deux muscles, correspond assez exactement à celle des fibres du second. Ces détails sont utiles à connaître, dans la pratique chirurgicale, pour déterminer, soit l'endroit où il est le plus facile d'ouvrir la veine jugulaire, soit la direction la plus convenable à donner à l'incision (1).

Près de son origine, la veine jugulaire externe fournit, en dehors, plusieurs branches assez volumineuses, qui se plongent dans le grand espace triangulaire graisseux borné par le sterno-mastoïdien, le trapèze et la clavicule. Ces branches suivent les divisions des artères scapulaires postérieure et supérieure, se répandent par conséquent aux muscles de l'épaule, et n'offrent rien de remarquable. Souvent une de ces branches se porte dans un sens rétrograde en dehors et en bas, passe sous la clavicule, et va s'anastomoser avec la veine céphalique.

Au même endroit, la jugulaire externe fournit souvent en dedans plusieurs veines plus ou moins

(1) Plusieurs praticiens recommandent d'ouvrir la veine jugulaire dans la direction des fibres du sterno-mastoïdien, afin de couper transversalement celles du peaucier, dont la rétraction laisse l'ouverture plus libre et favorise la sortie du sang.

considérables qui se portent transversalement sous
la peau, en suivant la clavicule jusqu'à l'échancrure
supérieure du sternum. Là, elles s'anastomosent ensemble par un grand nombre de rameaux irréguliè-
ment disposés, et forment ainsi au-devant des
muscles sterno-hyoïdiens un plexus remarquable.
De ce plexus naissent quatre ou cinq veines assez
grosses qui remontent verticalement à la partie
moyenne antérieure du cou, sur les muscles sterno-
hyoïdiens, en communiquant plus ou moins fréquemment ensemble, et en répandant en dehors,
sur la région superficielle du cou, plusieurs rameaux qui se jettent dans le tronc même de la jugulaire externe. Au-dessus de l'os hyoïde, ces veines se ramifient et finissent, soit en se distribuant
aux muscles de cette partie, soit en s'anastomosant
avec les veines faciales.

Dans le reste de son trajet jusqu'à la glande parotide, la jugulaire externe donne peu de branches.
Presque toutes gagnent la partie postérieure du cou
et se perdent aux muscles de cette région. Avant de
s'engager sous la glande parotide, elle fournit en
dehors la *veine auriculaire postérieure*, qui se
porte derrière le pavillon de l'oreille, et s'y divise
en plusieurs rameaux distribués comme ceux de l'artère du même nom.

Enfin, la jugulaire externe s'enfonce sous la
glande parotide, et presque aussitôt donne une
branche grosse et courte, qui se porte profondément en dedans, au-dessus du muscle digastrique,
et va s'anastomoser avec la veine jugulaire interne.
La jugulaire externe continue ensuite son trajet ver

tical en accompagnant l'artère carotide externe et donnant de nombreux rameaux à la glande parotide, au milieu de laquelle elle se trouve. Près du col du condyle, elle se divise en veine maxillaire interne et temporale.

Très-souvent, la veine jugulaire externe paraît finir par la grosse branche anastomotique qu'elle envoie à l'interne. C'est alors du milieu de cette branche horizontale que naît un tronc veineux nouveau, destiné à accompagner l'artère carotide, et à fournir les veines maxillaire interne et temporale par sa division.

Veine maxillaire interne.

Née du tronc veineux qui suit l'artère carotide externe, elle s'engage sous le col du condyle, et suit exactement, par ses divisions, celles de l'artère, excepté la méningée, qui n'a point de veine satellite. Elle donne aussi plusieurs petites branches qui, réunies à celles des veines faciale et pharyngienne, forment, vers les côtés du pharynx, un plexus veineux plus ou moins considérable, auquel viennent se rendre plusieurs rameaux anastomotiques sortis du crâne par les trous de sa base, et connus sous le nom de *veines émissaires*.

Veine temporale.

Elle remonte au-devant de l'oreille avec l'artère, dont elle suit exactement la disposition. Ainsi, elle donne en devant une branche faciale transverse, en arrière des auriculaires antérieures, plus haut une temporale moyenne; enfin, sur le crâne, elle se divise en branche antérieure et branche postérieure, anastomosées soit avec les branches semblables opposées, soit avec les veines frontales et occipitales.

4°. De la Veine jugulaire interne.

Cette veine, de laquelle dépendent presque toutes celles du crâne et de la face, offre un volume très-considérable. Elle naît de la sous-clavière, au moment où celle-ci se recourbe en sortant du thorax pour devenir transversale. Puis elle remonte presque verticalement à la partie antérieure et latérale du cou jusqu'au niveau de la partie supérieure du larynx, donne, en cet endroit, plusieurs branches importantes, et se comporte ensuite comme nous le dirons plus tard.

Dans ce trajet, la jugulaire interne, recouverte en devant et en dehors par le sterno-mastoïdien et l'omoplat-hyoïdien, plus immédiatement par un tissu cellulaire abondant, par des glandes lymphatiques et par l'anse du nerf hypoglosse, répond, en arrière, d'abord au scalène antérieur et à l'origine de l'artère sous-clavière, plus haut au muscle grand droit antérieur de la tête et à la colonne vertébrale. En dedans, elle côtoie l'artère carotide primitive, qu'elle recouvre en partie ainsi que le nerf vague. Elle donne à ces diverses parties, et même à la peau, de petits rameaux plus ou moins nombreux. Elle donne aussi à la glande thyroïde quelques branches qu'on nomme *veines thyroïdiennes moyennes*.

Les veines que donne la jugulaire interne, au niveau du larynx, sont la thyroïdienne supérieure, la
faciale, la linguale, la pharyngienne et l'occipitale.

a. *Veine thyroïdienne supérieure.*

Elle naît de la jugulaire interne, au niveau du
bord supérieur du larynx, tantôt isolément, et
quelquefois alors par deux branches distinctes bientôt réunies, tantôt par un tronc commun avec la
linguale et la faciale. Dirigée obliquement en bas,
en dedans et en avant, elle fournit presque aussitôt
une branche laryngée qui s'enfonce dans le larynx
en suivant le rameau artériel de même nom. Elle
passe ensuite tantôt derrière le sterno-thyroïdien,
tantôt entre lui et le sterno-hyoïdien, suit le bord
supérieur de la glande thyroïde, et se recourbe
pour s'anastomoser par arcade avec la veine semblable opposée. Leurs rameaux communs se perdent
dans la glande et communiquent avec les thyroïdiennes inférieures. Plusieurs se répandent dans les muscles voisins et sur la partie correspondante du larynx
et de la trachée.

Assez souvent c'est la veine thyroïdienne supérieure qui fournit la *ranine*, destinée à la langue.

b. *Veine faciale.*

Elle naît un peu au-dessus de la précédente, se
dirige obliquement en haut, en avant et en dedans;
entre le peaucier et la glande sous-maxillaire, jusqu'au bord inférieur de la mâchoire, sur lequel elle

se réfléchit entre le masseter et le triangulaire. Continue à l'artère faciale dans cet endroit, elle remonte obliquement aussi sur la face, mais sans former de flexuosités sensibles comme cette artère, dont elle s'éloigne par là même dans la plus grande partie de son trajet. Elle passe sous le grand zygomatique, assez éloignée de la commissure, arrive sur le côté de la racine du nez, où elle prend le nom d'*angulaire*, et se trouve tantôt sous-cutanée, tantôt couverte par les muscles élévateur, commun et palpébral; enfin elle remonte plus ou moins verticalement entre le muscle frontal et la peau en prenant le nom de *veine frontale*.

Depuis son origine jusqu'à sa réflexion sur le bord maxillaire, la veine faciale fournit les veines palatine inférieure, sous-mentale, ranine. Ces branches ne diffèrent presque point des branches artérielles dont elles portent le nom et auxquelles elles correspondent. La *palatine inférieure* remonte verticalement sur les côtés du pharynx, et se distribue principalement aux amygdales et au voile du palais. La *sous-mentale*, souvent produite par la thyroïdienne supérieure ou par la linguale, côtoie horizontalement en devant le bord maxillaire, placée entre le mylo-hyoïdien, le digastrique et la glande sous-maxillaire, et distribuée à toutes ces parties par de nombreux rameaux dont un accompagne le conduit excréteur de la glande et va se perdre à la langue. La *ranine*, souvent produite par la thyroïdienne supérieure, quelquefois née isolément de la jugulaire interne, remonte entre le mylo-hyoïdien et l'hyoglosse, en suivant le nerf hypoglosse, et va

se répandre à la partie inférieure de la langue jusqu'à son sommet : quelquefois elle s'anastomose
tout entière sous le mylo-hyoïdien avec la veine
linguale.

Dans son trajet à la face, la veine faciale donne
de toutes parts, et surtout en dedans, de nombreux
rameaux qui répondent à ceux de l'artère, mais qui
sont ordinairement plus petits, plus multipliés et
plus irrégulièrement disposés.

Devenue *angulaire*, la même veine communique
avec la veine ophthalmique par une grosse branche
et quelquefois par plusieurs autres plus petites,
au-dessus du tendon direct du palpébral; ensuite,
devenue *frontale*, elle remonte sur le front, ordinairement sous-cutanée, et se porte jusqu'au sommet de la tête en s'anastomosant avec la frontale
opposée et avec les temporales.

Quelquefois la veine angulaire, au lieu de se
porter elle-même sur le front, y envoie seulement
deux ou trois branches, puis se recourbe en dehors,
s'engage entre l'arcade orbitaire et le muscle sourcilier, et traverse la couche fibreuse de la paupière
pour s'anastomoser elle-même avec les divisions de
l'ophthalmique.

c. *Veine linguale.*

Elle varie beaucoup en volume. Née de la jugulaire interne, tantôt isolément, tantôt par un tronc
commun avec la pharyngienne, elle se porte horizontalement le long du bord supérieur de l'os
hyoïde, au-devant du muscle hyoglosse, remonte

ensuite entre lui et le mylo-hyoïdien, puis entre
le génio-glosse et la glande sublinguale. Là elle s'a-
nastomose avec la ranine et continue à se porter en
devant jusqu'au sommet de la langue. Elle fournit
des rameaux très-multipliés dont les uns se distribuent à la glande sublinguale, les autres, couverts
par les rameaux du nerf hypoglosse, remontent
verticalement sur le génio-glosse et se perdent dans
le tissu propre de la langue. Plusieurs vont à la
base de cet organe former, par leurs fréquentes
anastomoses, un réseau très-dense, apparent sous
la membrane muqueuse et prolongé jusque sur
l'épiglotte.

d. *Veine pharyngienne.*

Elle naît de la jugulaire interne au même endroit
que la linguale; quelquefois c'est la thyroïdienne
qui la fournit. Son volume est assez considérable.
Elle remonte verticalement sur la partie latérale du
pharynx et lui donne de nombreux rameaux dont
les uns transverses, les autres obliques en bas, se
répandent sur sa paroi postérieure et s'anastomosent
avec ceux de la pharyngienne opposée, en formant
un plexus plus ou moins compliqué.

Quelquefois il y a deux pharyngiennes du même
côté : l'une naît de la jugulaire interne, l'autre de la
thyroïdienne supérieure. Elles se comportent à peu
près de même, et s'anastomosent fréquemment ensemble de manière à former un plexus sur les côtés
du pharynx, au-devant de la colonne vertébrale.

e. *Veine occipitale.*

Elle vient tantôt de la jugulaire interne, tantôt de l'externe; quelquefois de la vertébrale. Son trajet est absolûment semblable à celui de l'artère qu'elle accompagne au-dessous du splénius, et avec laquelle elle devient sous-cutanée en arrière, pour se répandre par un grand nombre de rameaux à la partie postérieure du crâne en s'anastomosant avec l'occipitale opposée, avec les temporales, et même avec les frontales.

Lorsque la veine jugulaire interne a fourni les branches dont nous venons de parler, elle se détourne un peu en arrière, remonte avec l'artère carotide interne derrière l'apophyse styloïde et ses muscles jusqu'au trou déchiré postérieur, par lequel elle pénètre dans le crâne.

Souvent la jugulaire interne, parvenue au niveau du larynx, se divise, comme l'artère carotide primitive, en deux grosses branches. L'une, externe, est le tronc commun d'où partent toutes celles que nous venons de décrire. L'autre, interne, remonte et se porte dans le crâne.

En entrant dans le crâne par le trou déchiré postérieur, la veine jugulaire interne se dilate en tout sens, et cette portion dilatée répond à une cavité creusée en cet endroit sur les os temporal et occipital réunis: C'est ce renflement, plus considérable ordinairement à droite qu'à gauche, qu'on nomme *golfe de la veine jugulaire.*

§ III. *Du Système veineux cérébral, suite de la veine jugulaire interne.*

La veine jugulaire interne se dépouille de son tissu propre au niveau du trou déchiré, aux bords duquel ce tissu adhère, et la membrane interne seule pénètre dans le crâne par cette ouverture, en sorte que, dans la fosse nommée *golfe de la jugulaire*, la membrane veineuse est déjà immédiatement appliquée sur la dure-mère. Cette locution commune que nous avons employée nous-mêmes, *la jugulaire entre dans le crâne*, ne doit donc point se prendre dans un sens rigoureux : elle est exacte si l'on considère la membrane commune du système à sang noir ; elle serait fausse si on l'entendait du tissu extérieur qui constitue les veines proprement dites.

C'est donc au golfe de la jugulaire que commence un nouveau système à sang noir, véritable continuation de celui qui est au dehors du crâne, mais différent de lui sous plusieurs rapports. C'est toujours la membrane interne des veines qui le constitue immédiatement ; mais la membrane externe ne s'y trouve plus : elle est remplacée par les lames de la dure-mère écartées entre elles et formant des conduits de diverse figure suivant la disposition des os auxquels ces lames sont fixées. Ces conduits nommés *sinus* sont disposés d'une manière symétrique et régulière, puisqu'ils dépendent nécessairement de la disposition symétrique du crâne, de la dure-mère et du cerveau. Les plus larges occupent les fosses occipitales et la voûte du crâne; les plus étroits occupent les bords du rocher et le milieu du sphénoïde.

Les lames fibreuses épaisses qui constituent les parois des sinus étant fixées de toutes parts plus ou moins immédiatement à des parties osseuses , et se trouvant dans un état continuel et nécessaire de tension sur tous leurs points, on conçoit que les sinus sont également incapables et de changer de place et de se resserrer sur eux-mêmes de manière à diminuer de calibre. L'inspection anatomique suffit donc pour démontrer l'impossibilité de la contraction des sinus, admise par quelques auteurs anciens; et sans prononcer absolument sur l'inertie de ces conduits, on est forcé de convenir que du moins ils ne peuvent exécuter aucun mouvement sensible.

Presque tous les sinus, considérés dans leur intérieur, offrent des brides irrégulièrement disposées et tendues en différens sens d'une paroi à l'autre. Ces brides sont ordinairement formées par des faisceaux fibreux de la dure-mère. Mais la cavité n'en offre pas moins dans toute son étendue un aspect lisse et poli dû à la membrane veineuse; et cet aspect lisse s'observe même sur les brides dont nous parlons, la membrane veineuse se repliant sur elles pour les envelopper chacune en particulier. Au reste, quoique ces brides intérieures soient très-ordinaires, elles ne sont point constantes; plusieurs sinus n'en présentent aucune, comme nous le verrons dans les détails.

C'est aux sinus que viennent se rendre toutes les veines de la dure-mère et toutes celles du cerveau.

Ces dernières sont les plus considérables. Nous examinerons avec soin leur disposition, et surtout la manière dont elles s'ouvrent dans les sinus, spécialement dans le longitudinal, celui de tous qui en reçoit le plus.

Dans la description des sinus nous suivrons encore l'ordre accoutumé, et nous supposerons que ces conduits partent du golfe de la jugulaire pour se répandre dans l'intérieur du crâne. Dans la description des veines cérébrales, nous suivrons au contraire l'ordre naturel de la circulation. Cette différence de méthode est fondée, 1° sur l'avantage d'indiquer par l'uniformité de la marche descriptive la continuité des sinus avec la veine jugulaire interne; 2° sur ce que les veines cérébrales, peu remarquables en général dans leurs distributions particulières, si on en excepte les veines des ventricules, sont au contraire très-intéressantes à considérer quant à leur mode d'ouverture dans les sinus, ce qui ne pourrait se faire commodément si l'on commençait par les troncs pour finir par les rameaux. En supposant, au reste, qu'il pût résulter quelque légère confusion de cette diversité de méthode, elle sera entièrement dissipée par la récapitulation abrégée que nous ferons ensuite de tout le système veineux cérébral considéré suivant l'ordre circulatoire.

Il y a dans le crâne quatre grands sinus dont les autres paraissent n'être que des dépendances : on peut du moins les envisager ainsi pour faciliter la description :

1° et 2°. Les deux sinus latéraux, qui commen-

cent au golfe de la jugulaire et finissent sur la protubérance occipitale interne, dans une cavité de la
dure-mère que je nommerai *confluent des sinus;*

3°. Le sinus longitudinal, qui naît du confluent
des sinus, et règne tout le long du bord convexe de
la faux ;

4°. Le sinus droit, qui commence au confluent
des sinus, et règne entre la base de la faux et la tente
du cervelet.

Les sinus latéraux donnent naissance en devant aux
sinus pétreux, qui se terminent eux-mêmes par le
sinus transverse et par les deux sinus caverneux,
desquels dépend le sinus coronaire. En arrière,
les sinus latéraux donnent naissance aux sinus occipitaux, qui remontent dans la faux cérébelleuse
et aboutissent au confluent des sinus. Dans leur
trajet, les sinus latéraux reçoivent les veines latérales et inférieures du cerveau et les veines inférieures du cervelet.

Le sinus droit reçoit la veine inférieure de la faux,
nommée ordinairement *sinus longitudinal inférieur.*
Il reçoit aussi les veines des cavités cérébrales ou
veines de Galien, et les veines supérieures du cervelet.

Le sinus longitudinal reçoit les veines supérieures
du cerveau.

Telle est l'exposition générale du système veineux
cérébral et de la marche que nous suivrons pour le
décrire. Nous y ajouterons les sinus vertébraux, qui
règnent le long du canal de l'épine, et qui présentent plusieurs caractères d'analogie avec les sinus
du crâne, quoiqu'ils en diffèrent sous des rapports

essentiels, et qu'ils n'aient avec eux nulle communication.

Chacun d'eux commence au golfe de la veine jugulaire, et se dirige ensuite obliquement en haut et en dehors le long de la base du rocher, sur la région mastoïdienne du temporal. Au niveau du bord supérieur du rocher il se recourbe, devient horizontal, et se porte en arrière et en dedans sur la partie moyenne de l'occipital, pour finir au niveau de la protubérance interne de cet os par une ouverture fort dilatée, vis-à-vis du sinus latéral opposé, dans le confluent des sinus.

Ce trajet et cette direction du sinus latéral sont suffisamment indiqués, comme l'on sait, sur une tête sèche par la gouttière à laquelle il correspond. On reconnaît par le même moyen la différence assez ordinaire de largeur des deux sinus : le droit l'emporte presque toujours sur le gauche.

Depuis le golfe de la jugulaire jusqu'au bord supérieur du rocher, le sinus latéral n'est formé que par deux lames de la dure-mère, dont l'une tapisse le crâne et par conséquent la gouttière, l'autre passé au-devant de cette même gouttière, qu'elle cache entièrement. Il résulte de là que, dans toute cette partie, la largeur et la forme de la gouttière latérale déterminent la largeur et la forme du sinus. Au contraire, depuis le bord supérieur du rocher jusqu'à la protubérance occipitale interne, le sinus, correspondant à la circonférence externe de la tente du cervelet, est formé par trois lames membraneuses, dont une tapisse le crâne, et les deux autres, écartées, appartiennent à la tente. Ici la largeur du sinus dépend moins de celle de sa gouttière : il est nécessairement triangulaire dans sa forme ; mais les lames qui le constituent deviennent fort épaisses près de son embouchure ; sa forme en est changée en cet endroit, et il s'ouvre dans le confluent par un orifice très-large et transversalement ovale.

Considéré dans son intérieur, le sinus latéral offre un aspect lisse et poli dû à la membrane veineuse qui le revêt et qui est la continuation de celle de la jugulaire. Ordinairement on n'y trouve aucune des brides dont nous avons parlé.

Dans la première partie de son trajet, le sinus latéral donne naissance en devant à deux sinus beaucoup plus petits desquels dépendent tous ceux de la partie antérieure du crâne : ce sont les sinus pétreux, distingués de chaque côté en inférieur et supérieur. En arrière, il donne naissance aux sinus occipitaux.

a.. *Sinus-pétreux nés en devant du Sinus latéral.*

Les sinus pétreux inférieurs naissent des sinus latéraux à leur origine et au niveau du golfe de la jugulaire. Ils remontent obliquement en avant et en dedans, le long du bord inférieur du rocher, entre ce bord et celui de l'occipital. Vers le sommet du rocher, ils communiquent en dedans entre eux par le sinus transverse, en dehors et en haut avec les sinus pétreux supérieur et caverneux. Assez larges à leur origine, rétrécis dans le milieu de leur trajet, ils s'élargissent considérablement à leur terminaison antérieure, où ils paraissent, non se diviser, mais former une cavité commune avec le sinus que nous venons de désigner.

La gouttière que présentent les bords réunis du rocher et de l'occipital détermine seule la largeur des sinus pétreux inférieurs. La dure-mère passe sur cette gouttière et la convertit en canal, mais ne paraît point la tapisser immédiatement : du moins lorsqu'on ouvre le sinus et qu'on examine avec soin le fond de la gouttière, on n'y trouve que la membrane veineuse, qui paraît immédiatement appliquée sur l'os. Cette membrane est-elle fortifiée par une lame méningée? on est assez porté à le croire; mais au moins cette lame est excessivement mince.

Les sinus pétreux supérieurs, moins larges, mais plus longs que les inférieurs, naissent des sinus latéraux à l'endroit où ceux-ci se recourbent pour se porter horizontalement en arrière. Ils règnent obliquement en avant et en dedans, tout le long du bord supérieur du rocher; et parvenus au sommet de cette éminence, ils s'unissent, en s'élargissant, avec les sinus caverneux et pétreux inférieurs. Une gouttière très-superficielle pratiquée sur l'os indique leur trajet, mais ne détermine ni leur largeur ni leur forme. Ces sinus, en effet, correspondent à l'attache de la tente du cervelet, et sont formés par l'écartement des deux lames de cette tente, fixées aux bords de la gouttière, qu'elles tapissent en même temps d'une manière très-sensible. Ils sont donc triangulaires, et semblent par leur disposition continuer antérieurement la portion horizontale des sinus latéraux.

Les sinus pétreux supérieurs et inférieurs offrent dans leur cavité l'aspect lisse dû à la membrane veineuse qui les revêt. Quelques brides fibreuses les traversent en différentes directions, mais elles sont peu multipliées.

- Il ne paraît pas que ces sinus reçoivent aucune veine remarquable de l'organe cérébral. Destinés principalement à établir une communication libre entre les sinus caverneux et les latéraux, ils reçoivent seulement dans leur trajet les veines méningées voisines.

Sinus transverse, réunion des Sinus pétreux.

Il occupe la partie supérieure de l'apophyse basilaire de l'occipital, et s'étend depuis la réunion des sinus pétreux et caverneux d'un côté jusqu'à la réunion des mêmes sinus du côté opposé. Sa largeur, toujours considérable, est sujette à varier. Il résulte d'une dépression plus ou moins profonde de l'apophyse basilaire, dépression que recouvre la dure-mère écartée en cet endroit de l'apophyse à laquelle elle adhère plus bas. Lorsqu'on ouvre ce sinus suivant sa longueur, en fendant transversalement la dure-mère, on ne voit point que cette membrane se divise sensiblement en deux lames pour tapisser immédiatement le fond du sinus en même temps qu'elle le ferme à l'extérieur. Il est probable cependant qu'une lame méningée très-mince recouvre la portion osseuse de cette cavité, et fortifie la membrane veineuse en s'identifiant avec elle.

On voit que le sinus transverse n'est autre chose que la réunion des sinus pétreux et caverneux. Comme ces derniers, il offre dans son intérieur un tissu filamenteux, réticulaire, rougeâtre, sur lequel nous allons bientôt revenir.

Sinus caverneux, nés de chaque côté de la réunion des Sinus pétreu et transverse.

Ces sinus, les plus compliqués de tous ceux du crâne quant à leur organisation, commencent dans l'espace qui sépare le sommet du rocher d'avec la lame carrée du sphénoïde, se portent horizontalement en devant sur les côtés de la fosse pituitaire, et finissent au-dessous des apophyses clinoïdes antérieures, en s'étendant obliquement en dehors, derrière le tiers interne de la fente sphénoïdale. Leur largeur est considérable; leur figure irrégulière ne permet aucune comparaison exacte. Formés en bas, dans presque toute leur longueur, par les gouttières latérales du corps du sphénoïde, qui les borne en dedans, ils dépendent essentiellement chacun de la dure-mère, qui, après avoir tapissé la fosse temporale interne, se divise en deux lames en approchant du corps du sphénoïde.

De ces deux lames, l'une, intérieure, tapisse immédiatement la gouttière sphénoïdale, puis en dedans se continue dans la fosse pituitaire, en devant se réfléchit de bas en haut derrière la fente sphénoïdale, et constitue la paroi antérieure du sinus, en arrière se prolonge dans les sinus pétreux et transverse où elle devient extrêmement mince, et enfin dans le canal carotidien, où elle se continue avec le périoste extérieur.

L'autre lame, extérieure, beaucoup plus épaisse, remonte verticalement sur le côté du sinus, dont elle constitue la paroi externe en se continuant en devant avec la portion de dure-mère qui bouche les deux tiers externes de la fente sphénoïdale, en arrière avec la tente du cervelet, ce qui la met dans un état habituel de tension. Cette paroi contient dans son épaisseur les nerfs moteur commun, pathétique et ophthalmique, disposés comme il a été dit précédemment (*Tom.* iii).

Devenue plus épaisse supérieurement, la lame extérieure se confond avec les deux prolongemens de la tente du cervelet fixés aux apophyses clinoïdes antérieure et postérieure, prolongemens qui seuls constituent la paroi supérieure du sinus. Enfin, la lame extérieure se continue sur la fosse pituitaire avec la lame profonde, et présente en cet endroit, en dedans de l'apophyse clinoïde antérieure, une ouverture par laquelle l'artère carotide interne sort du sinus pour se porter dans le crâne.

Telle est l'organisation extérieure du sinus caverneux. Sa cavité présente ordinairement des filamens rougeâtres, peu résistans, entre-croisés en différens sens d'une paroi à l'autre en forme de réseau. On les a comparés au tissu spongieux qui remplit les corps caverneux de la verge; de là même le nom qu'on a donné au sinus. Ces filamens sont-ils des fibres ténues de la dure-mère? ont-ils une nature propre et indépendante? ou sont-ils formés par la membrane veineuse, comme le pensaît Bichat? c'est ce qui me paraît assez difficile à décider.

On trouve sur les parois du sinus, et spécialement sur l'externe, une foule de faisceaux réellement fibreux, saillans, irrégulièrement disposés, analogues à ceux qu'on voit dans les autres sinus, et surtout dans le longitudinal.

Mais les objets les plus remarquables que présente le sinus caverneux sont l'artère carotide interne et le nerf moteur externe, qui le traversent. L'artère s'y introduit de bas en haut, en sortant du canal du rocher; le nerf y entre par un petit canal particulier de la dure-mère, à côté et en dehors du sinus pétreux inférieur, un peu au-dessous du sinus transverse. L'un et l'autre, placés contre la paroi interne du sinus, se portent ensuite en devant; l'artère en formant plusieurs flexuosités, le nerf en suivant un trajet horizontal au-dessous et en dehors de l'artère, à laquelle il est contigu. L'artère sort enfin par l'ouverture supérieure dont nous avons parlé tout à l'heure, et se porte dans le crâne; le nerf traverse la paroi antérieure du sinus pour entrer dans l'orbite.

Pendant leur trajet, l'artère et le nerf baignent-ils dans le sang du sinus, comme les anatomistes le supposent? Au premier aspect, on est porté à le croire, car le sinus présente une seule et unique cavité dans laquelle l'artère et le nerf ne paraissent séparés du sang par aucune cloison.

Mais, 1° peut-on penser que le sang veineux, qui partout ailleurs n'est en contact qu'avec une seule espèce de membrane exclusivement destinée à le contenir, soit ici, par une exception unique, en contact immédiat avec la dure-mère? 2°. La membrane veineuse, qui bien évidemment tapisse les autres sinus, et spécialement les pétreux et transverse, ne paraît point interrompue à l'entrée du caverneux, et se retrouve au-delà de ce sinus, soit dans la veine ophthalmique, soit dans le sinus coronaire. 3°. Si l'on examine en détail les parois du sinus caverneux, on trouve à toutes leurs parties cet aspect lisse qui ailleurs est certainement dû à la membrane veineuse. 4°. Si la membrane veineuse existe dans le sinus caverneux, comme les raisons précédentes le prouvent, il est impossible que l'artère et le nerf soient contenus dans la cavité de cette membrane, puisque les ouvertures qui transmettent dans le sinus l'artère et le nerf sont tout-à-fait différentes de celles par lesquelles la membrane veineuse s'y introduit. 5°. Enfin une inspection exacte démontre complétement que l'artère et le nerf sont tout-à-fait séparés du sang. En examinant, en effet, l'artère au moment où elle passe du canal carotidien dans le sinus, on voit dans le contour de l'ouverture du rocher une membrane fine se réfléchir de l'intérieur du sinus sur l'artère, et intercepter toute communication entre le sinus et le canal carotidien. Cette membrane, très-délicate, immédiatement appliquée ensuite soit sur le vaisseau, soit sur le nerf, semble confondue avec les parois de l'une et avec le névrilème de l'autre, d'autant plus qu'elle s'enfonce ordinairement dans leurs intervalles et se replie plusieurs fois pour les revêtir. Mais quelquefois, surtout quand l'artère est très-flexueuse, la membrane, au lieu de se replier ainsi, passe directement d'une courbure sur l'autre, et se montre alors tendue et transparente dans l'intervalle. J'ai observé ceci d'une manière sensible.

La membrane veineuse recouvre donc l'artère carotide et le nerf moteur externe, soit en passant sur eux, soit en leur formant une espèce de gaîne jusqu'à leur sortie du sinus. Là, elle se réfléchit de toutes parts dans l'intérieur du sinus, où elle est seule en contact immédiat avec le sang.

Outre un grand nombre de veines méningées, le sinus caverneux reçoit en devant la veine ophthalmique; en dedans et en haut, il communique avec le sinus coronaire.

La veine ophthalmique, dont les rameaux, distribués dans l'intérieur de l'orbite et de l'œil absolument comme ceux de l'artère, ne méritent point d'être décrits en particulier, sort en arrière de l'orbite par la partie interne élargie de la fente sphénoïdale, traverse la paroi antérieure du sinus caverneux, et s'ouvre dans son intérieur.

Sinus coronaire, placé entre les caverneux.

On en distingue ordinairement deux, l'un antérieur, l'autre postérieur; et l'on pourrait en ajouter deux latéraux; mais il n'y en a réellement qu'un formé de quatre portions réunies entre elles à angles plus ou moins marqués, et environnant de toutes parts la fosse pituitaire. La portion antérieure, transversale, occupe une saillie osseuse du sphénoïde placée derrière la gouttière commune des nerfs optiques. Cette portion aboutit par ses extrémités dans deux autres placées sur les côtés de la glande pituitaire et dirigées en arrière, où elles finissent dans la quatrième disposée transversalelement comme la première, tantôt au-devant de la lame carrée du sphénoïde, tantôt sur le bord saillant de cette lame. Cette dernière portion s'ouvre par ses extrémités dans les deux sinus caverneux.

Le sinus coronaire, fort étroit dans toutes ses parties, est formé partout par deux lames écartées de la dure-mère. Il reçoit, outre les veines méningées voisines, celles qui se distribuent à la glande pituitaire.

On voit, d'après ce que nous avons dit, que les sinus coronaires, caverneux et transverses, qui occupent la partie antérieure et moyenne de la base du crâne, aboutissent tous dans la première portion des sinus latéraux, par le moyen des sinus pétreux supérieurs et inférieurs, qui ne doivent être regardés que comme des conduits de communication. Nous reviendrons là-dessus en jetant un coup d'œil sur l'ensemble du système veineux cérébral.

b. *Sinus occipitaux, nés en arrière de chaque Sinus latéral.*

Leur origine répond au golfe de la jugulaire. Ils se dirigent obliquement en dedans et en arrière, sur les côtés du grand trou occipital, remontent ensuite dans l'épaisseur de la faux cérébelleuse en se rapprochant l'un de l'autre, et devenus enfin parallèles, s'ouvrent chacun en particulier dans la partie inférieure du confluent des sinus.

Les sinus occipitaux, formés dans toute leur étendue par deux lames écartées de la dure-mère, sont ordinairement fort étroits sur les côtés du trou occipital, et s'élargissent progressivement en approchant de leurs embouchures. Ils reçoivent les veines méningées de la faux cérébelleuse et des fosses occipitales inférieures.

c. *Veines que le Sinus latéral reçoit dans la deuxième partie de son trajet.*

Le sinus latéral, dans la seconde partie de son trajet, c'est-à-dire, depuis le bord supérieur du rocher jusqu'à la protubérance occipitale interne, reçoit en haut les veines latérales et inférieures du cerveau, en bas les veines cérébelleuses inférieures.

Veines latérales et inférieures du cerveau. Des veines nombreuses naissent par des ramuscules ténus de la partie latérale de chaque hémisphère cérébral. Leurs origines correspondent à peu près au niveau de la ligne demi-circulaire temporale du crâne; et sont tout-à-fait distinctes de celles des veines supérieures, qui partent à peu près du même endroit. Elles descendent en arrière et en dehors sur l'hémisphère, en formant successivement des troncs plus volumineux qui bientôt se réduisent à deux ou trois. A ceux-ci vient s'en joindre un autre, lequel, résultant des veines nées à la surface inférieure du lobe postérieur, règne quelque temps sur le bord externe de ce lobe, et l'abandonne ensuite pour se porter en dehors.

Ces trois ou quatre troncs veineux rapprochés

abandonnent ensemble le cerveau ; et, environnés chacun par une gaîne arachnoïdienne, se dirigent un peu obliquement en avant, pour gagner la partie supérieure du sinus latéral vers le commencement de sa portion horizontale, derrière la base du rocher. Ils pénètrent isolément dans ce sinus, en traversant chacun la lame supérieure de la tente du cervelet, dans l'endroit où elle se réfléchit en haut pour continuer à tapisser le crâne. On voit les faisceaux fibreux de la dure-mère s'écarter sensiblement entre eux dans l'endroit où chaque veine les traverse.

Veines cérébelleuses inférieures. Répandues sur la face inférieure convexe des deux lobes du cervelet, elles se réunissent de chaque côté en deux ou trois troncs, qui se recourbent sur la grande circonférence de cet organe, et remontent verticalement pour pénétrer dans le sinus latéral correspondant, à des distances assez grandes les unes des autres, en traversant la lame inférieure de la tente du cervelet.

Confluent des sinus.

Dans l'endroit où les lames de la faux cérébrale, écartées les unes des autres, vont d'un côté tapisser la surface du crâne, de l'autre se continuer avec la la lame inférieure de la tente du cervelet, qui elle-même donne naissance en bas à la faux cérébelleuse, il reste entre ces portions membraneuses un espace assez large qui correspond à la protubérance interne de l'occipital. Cet espace, de forme irrégulière, n'appartient proprement à aucun sinus, et chacune des lames qui le forment s'épaissit tellement qu'il en résulte une cavité particulière à laquelle les sinus viennent aboutir, mais qui n'est la continuation ni des uns ni des autres. Je la nomme *confluént des sinus*, plutôt pour lui donner un nom quelconque que pour exprimer une idée physiologique exacte ; car, d'après l'ordre naturel de la circulation veineuse cérébrale, les colonnes sanguines du sinus longitudinal et du sinus droit sont les seules qui viennent se rencontrer dans cette cavité. On sait que les anciens la nommaient *pressoir d'Hérophyle*.

Cette cavité, lisse et polie, tapissée par la même membrane veineuse commune, présente six ouvertures. Deux latérales, très-larges, transversalement ovales, offrant chacune dans leur contour un bourrelet épais, correspondent aux sinus latéraux. Une supérieure, à peu près triangulaire, conduit dans le sinus longitudinal. Une quatrième, antérieure, ordinairement arrondie, répond au sinus droit. Enfin deux inférieures, plus ou moins larges, répondent aux sinus occipitaux.

On voit que le seul endroit où le confluent des sinus ne présente aucune ouverture, c'est sa partie postérieure. Là, il correspond à l'occipital et se trouve formé par la lame méningée, qui tapisse immédiatement cet os. C'est là aussi le seul endroit où l'on puisse ouvrir la cavité dont je parle, de manière à s'en faire une juste image. On la détruit en partie lorsqu'on l'ouvre à l'intérieur du crâne, puisqu'il faut nécessairement alors fendre ou le sinus longitudinal, ou le droit, ou un des latéraux. Au

contraire, en ouvrant en arrière la lame méningée
qui recouvre l'occipital, on laisse intacts tous les
orifices de ces sinus, et on reconnaît sans peine,
comme je l'ai dit, que la cavité membraneuse commune à laquelle ils se terminent est tout-à-fait
distincte des uns et des autres. Cette préparation
anatomique est extrêmement facile, depuis qu'on a
adopté dans les amphithéâtres l'excellente méthode
d'employer, pour ouvrir le crâne, le marteau au
lieu de la scie. On n'a qu'à briser en arrière l'occipital dans une certaine étendue qui comprenne sa
protubérance ; et en enlevant les pièces osseuses,
on découvre la lame crânienne de la dure-mère,
qu'on incise verticalement dans l'endroit où la faux
cérébrale et la tente du cervelet se réunissent.

3°. *Sinus longitudinal.*

Il commence à la partie supérieure du confluent
des sinus, immédiatement au-dessus de la tente du
cervelet, remonte d'abord presque verticalement sur
l'occipital, et règne ensuite tout le long du bord
convexe de la faux, jusqu'à l'apophyse crista-galli,
où il finit par un cul-de-sac : ainsi il répond exactement à la ligne médiane comme la faux elle-même.
Très-large en arrière, il devient progressivement
plus étroit en se prolongeant antérieurement. Sa
direction et son trajet sont indiqués sur une tête
sèche par la gouttière à laquelle il donne son nom ;
mais la profondeur de cette gouttière ne détermine
point la largeur du sinus. Il est formé, en effet, par
trois lames méningées, dont une tapisse la gouttière,

tandis que les deux autres s'écartent de la première
pour se porter obliquement dans l'intérieur du crâne
en se rapprochant l'une de l'autre, et former ensuite
la faux par leur réunion mutuelle. Le sinus longitudinal est donc triangulaire, de telle sorte que la
base du triangle répond au crâne, et le sommet à
la faux : on voit très-bien cette forme en ouvrant
le sinus suivant sa longueur. C'est surtout sous les
parois de ce sinus et autour des embouchures veineuses, qu'on trouve en grande quantité ces granulations blanchâtres nommées ordinairement *glandes
de Pacchioni* (1).

_ L'intérieur du sinus, partout lisse et poli, tapissé
par la membrane veineuse, offre une assez grande
quantité de brides qui s'étendent d'une paroi à l'autre
dans différentes directions. De ces brides, les unes
sont dues, comme nous le dirons bientôt, aux replis
que forme la membrane de chaque veine à son embouchure; les autres sont évidemment des faisceaux
fibreux de la dure-mère tendus entre les parois.
Mais l'aspect lisse que présente chacun de ces faisceaux indique assez que la membrane commune du
sinus se replie sur eux et les revêt en particulier.

Le sinus longitudinal reçoit du côté du crâne un
assez grand nombre de veines, dont les unes, branches des veines frontales, viennent de l'extérieur,
et pénètrent par les petits trous multipliés de la
suture sagittale; les autres viennent du tissu diploïque des os eux-mêmes. C'est à ces veines qu'il faut
rapporter en partie l'adhérence toujours très-mar-

(1) *Voy.* le tome III, page 64.

quée de la dure-mère au crâne le long du sinus longitudinal, et les gouttelettes sanguines qui restent
sur cette membrane dans le même endroit, lorsqu'on
a enlevé avec effort la voûte du crâne.

Des veines de la dure-mère viennent aussi se
rendre dans le même sinus. Mais c'est du cerveau que
ce conduit reçoit les veines les plus remarquables
et les plus volumineuses.

Veines cérébrales supérieures. Ces veines, répandues irrégulièrement sur la face convexe de l'un et
de l'autre hémisphère, paraissent naître de la substance cérébrale par une foule de ramifications plus
ou moins ténues, vers les confins des régions temporales. Flexueuses dans leur trajet et placées principalement dans les anfractuosités, elles se rapprochent de la ligne médiane en se réunissant en troncs
successivement plus volumineux et moins multipliés.
Ces troncs n'occupent plus les anfractuosités seules;
plusieurs passent sur les circonvolutions. Les plus
gros et les plus nombreux sont réunis à la partie
postérieure et moyenne du cerveau : en devant on
n'en trouve qu'un petit nombre. Vers le bord interne
de l'hémisphère, ils reçoivent les veines de la surface
plane qui viennent plus ou moins verticalement se
réunir à eux; puis ils quittent le cerveau, et enve-
loppés chacun par une gaîne particulière de l'arachnoïde, qui jusque là les avait recouverts, ils gagnent
en se recourbant en devant les parties latérales et
inférieures du sinus. On les voit s'engager entre les
fibres membraneuses, et suivre plus ou moins long-
temps d'arrière en avant la paroi du sinus avant de
s'ouvrir dans son intérieur. Souvent ce trajet est

d'un demi-pouce, surtout à la partie postérieure, en sorte que les embouchures veineuses sont extrêmement obliques. À mesure qu'on se rapproche de la région frontale, les troncs veineux deviennent moins obliques, suivent moins long-temps la paroi membraneuse, et leur embouchure dans le sinus est plus rapprochée de l'angle droit, qu'elle n'offre cependant jamais.

Presque toutes les veines s'ouvrent obliquement d'arrière en avant, sens inverse du cours du sang dans le sinus. Quelques-unes cependant s'ouvrent d'avant en arrière en offrant la même obliquité.

Si on examine dans le sinus même la disposition des ouvertures veineuses, on reconnaît facilement que la membrane des veines se continue sans interruption dans la cavité du sinus pour le tapisser, que par conséquent le sang n'est nulle part en contact avec la dure-mère, comme les anatomistes semblent ordinairement le supposer.

On remarque aussi que, presque partout, les embouchures veineuses paraissent couvertes en grande partie par des replis membraneux en forme de valvules, continus en arrière avec les parois du sinus, et offrant en devant un bord libre concave. Un stylet, introduit très-obliquement d'avant en arrière sous ce bord libre, pénètre aisément jusque dans les veines, et permet de reconnaître exactement l'étendue du trajet que chacune parcourt dans la paroi du sinus avant de s'y ouvrir. On voit alors que le repli valvulaire paraît uniquement dû à la membrane interne du tronc veineux, prolongée librement d'un côté dans l'intérieur du sinus, et repliée ensuite sur elle-même en arrière. On aura une idée juste de ce mode d'introduction des veines dans le sinus longitudinal, et des replis valvulaires dont nous parlons, en se représentant le trajet oblique que parcourent les uretères entre les membranes de la vessie et l'espèce de valvule qui couvre leur embouchure dans cet organe.

J'observe, au reste, 1° que quand les veines cérébrales supérieures ont un volume très-considérable, souvent les replis valvulaires sont moins marqués ou moins étendus; 2° que la largeur de ces replis étant toujours en raison directe de l'obliquité des ouvertures veineuses, ils sont en général moins sensibles à mesure qu'on se rapproche de la région frontale, où, comme nous l'avons dit, ces ouvertures veineuses sont plus rapprochées de l'angle droit.

4°. Sinus droit.

Il commence à la partie antérieure du confluent des sinus, règne tout le long de la base de la faux, au-dessus de la tente du cervelet, et finit au milieu de la circonférence interne de celle-ci. Sa direction, déterminée par celle de la tente du cervelet, est un peu oblique en haut et en avant. Formé, en bas, par la lame inférieure de la tente, en haut, par l'écartement des deux lames de la faux, il est triangulaire dans toute son étendue, quoique son ouverture postérieure soit ordinairement arrondie. Large en arrière, il se rétrécit beaucoup antérieurement.

Considéré dans son intérieur, le sinus droit offre
le même aspect que le sinus longitudinal. Des faisceaux fibreux multipliés le traversent dans toute
sorte de directions et font saillie sur ses parois, en
laissant cependant le milieu de sa cavité entièrement
libre. Ces faisceaux, très-rapprochés en devant,
deviennent moins nombreux et moins marqués en
arrière. Du reste, toute la cavité présente, même
sur l'extérieur des faisceaux, l'aspect lisse et poli, dû
à la membrane veineuse qui la revêt.

Des veines très-remarquables viennent aboutir
au sinus droit. Par son extrémité antérieure, il reçoit en haut la veine inférieure de la faux, en devant, et dans une direction horizontale les veines
des cavités cérébrales nommées ordinairement
veines de Galien. Par sa partie inférieure il reçoit,
vers le milieu de sa longueur, les veines cérébelleuses supérieures.

Veine inférieure de la faux. On la nomme communément *sinus longitudinal inférieur :* mais ce
n'est réellement qu'une veine d'un volume médiocre, logée dans un canal particulier que présente
la faux le long de son bord concave. Cette veine
n'existe point à l'extrémité antérieure de la faux;
elle commence vers le tiers moyen de cette cloison,
et résulte de la réunion de plusieurs veinules de la
faux elle-même. Fort étroite alors, elle devient progressivement plus grosse en arrière, où elle se divise enfin en deux branches. L'une continue à suivre
le bord concave de la faux, et se jette perpendiculairement dans le sinus droit, à son extrémité antérieure, au-dessus de l'ouverture des veines de Ga-

lien. L'autre se porte quelque temps en arrière dans
le milieu de la largeur de la faux, se recourbe enfin
en bas, et vient aboutir plus ou moins obliquement
dans le même sinus droit vers le milieu de sa longueur. L'embouchure de la première branche se
faisant à angle droit, n'offre point de repli valvulaire. Celle de la seconde, au contraire, en présente
ordinairement un très-marqué, dont le bord libre
se trouve en devant et en bas.

Cette veine reçoit toutes celles qui se distribuent
à la faux : le cerveau ne lui envoie que de fort petits rameaux. Quelquefois cependant on trouve deux
veines assez considérables de la surface interne des
hémisphères, qui viennent se jeter de l'un et de
l'autre côtés dans celle que nous décrivons.

Veines des cavités cérébrales. Ces veines, peu
multipliées si on les compare aux veines nombreuses
et considérables qui occupent l'extérieur du cerveau,
ont leurs principales origines dans la moitié inférieure des ventricules latéraux, où elles forment sur
les origines des nerfs optiques, sur les cornes
d'Ammon, et surtout dans les replis choroïdiens,
des réseaux assez denses auxquels viennent se rendre de nombreuses veinules nées de toutes parts
dans la substance cérébrale. Ces réseaux se réduisent
bientôt dans chaque ventricule à deux veines principales :

L'une, que je nommerai *veine du corps strié*, se
contourne obliquement en dedans et en avant dans
la rainure qui sépare la couche optique d'avec le
corps strié, en suivant exactement le trajet de la
bandelette demi-circulaire qui la recouvre. Elle par-

vient ainsi jusque auprès du pilier antérieur de la voûte. A elle viennent se rendre les rameaux veineux du corps strié.

L'autre veine, postérieure à la première, et beaucoup plus volumineuse, appartient dans toute son étendue à la toile choroïdienne, dont je lui donnerai le nom. Placée dans le repli extérieur de cette portion membraneuse, et côtoyant exactement avec lui le bord de la voûte à trois piliers, elle se contourne obliquement en avant et en dedans, sur la couche optique. Flexueuse dans ce trajet, elle reçoit un grand nombre de ramuscules, dont les uns viennent de la toile choroïdienne et de la voûte ; les autres, nés en grand nombre dans la substance médullaire, traversent verticalement de bas en haut la couche optique. Parvenue à quelque distance du pilier antérieur de la voûte, la *veine choroïdienne* se réunit à celle du corps strié. Le tronc veineux unique qui résulte des deux continue à se porter en devant, se recourbe ensuite horizontalement en dedans, sous la voûte, derrière son pilier antérieur, et changeant tout-à-fait de direction, se porte en arrière, sur le milieu de la toile choroïdienne et de la voûte, parallèle à la veine semblable opposée. A cette courbure vient se rendre un rameau plus ou moins gros, né de la partie antérieure et inférieure du corps calleux, et dirigé horizontalement en arrière, en passant au côté externe du pilier antérieur.

Ce sont ces deux troncs uniques résultant chacun de la veine choroïdienne et de celle du corps strié réunies, qu'on nomme *veines de Galien*. Elles suivent le milieu de la toile choroïdienne, placées dans le canal que forme la pie-mère en pénétrant dans les ventricules, et hors de celui que forme l'arachnoïde dans le premier pour aller tapisser les mêmes cavités. Parvenues au bord postérieur de la voûte et du corps calleux, elles sortent du cerveau, et rencontrent aussitôt l'extrémité antérieure du sinus droit, dans lequel elles s'introduisent. En y entrant, elles se croisent obliquement entre elles, en sorte que la veine droite va gagner la paroi gauche du sinus, et réciproquement pour la veine gauche. L'une et l'autre cheminent quelque temps dans l'épaisseur de ces parois, et s'ouvrent enfin obliquement dans la cavité du sinus, en présentant chacune à leur embouchure un repli valvulaire semblable à ceux dont nous avons parlé plus haut.

Veines cérébelleuses supérieures. Ces veines, répandues sur toute la surface supérieure des deux lobes du cervelet et nées de sa substance, se réunissent en deux ou trois troncs principaux, qui se dirigent un peu obliquement en haut et en avant, en suivant la saillie longitudinale que présente le cervelet sur la ligne médiane. Ils se recourbent bientôt sur eux-mêmes, quittent le cervelet, et pénètrent verticalement dans la partie inférieure du sinus droit, vers le milieu de sa longueur, au travers d'un écartement arrondi des fibres de la dure-mère. Quelques veines isolées se prolongeant davantage en avant et en haut vont se jeter dans les veines de Galien, près de leur terminaison au même sinus.

Trajet du sang dans le système veineux cérébral.

Nous divisons ici les sinus en ceux qui occupent la partie antérieure et inférieure du crâne, et ceux qui occupent sa partie supérieure et postérieure.

Parmi les premiers, les sinus caverneux sont les plus antérieurs et les plus considérables. En devant ils reçoivent le sang des veines ophthalmiques, en dedans celui du sinus coronaire. Ce sang qui, en arrière, communique librement d'un sinus caverneux à l'autre par le transverse, est enfin transmis par les sinus pétreux, tant supérieurs qu'inférieurs, dans les sinus latéraux et dans le golfe de la jugulaire.

Les sinus supérieur et postérieur sont beaucoup plus étendus et plus larges. Le longitudinal commence vers l'apophyse crista-galli, se porte en arrière en suivant la faux, et reçoit dans son trajet le sang de toutes les veines cérébrales supérieures. Il transmet ce sang dans le confluent des sinus, auquel il aboutit perpendiculairement.

Le sinus droit commence au milieu de la circonférence interne de la tente du cervelet. Là il reçoit les veines des cavités cérébrales et la veine inférieure de la faux. Dirigé en arrière, il reçoit encore en bas, vers le milieu de son trajet, les veines cérébelleuses supérieures, et transmet tout le sang que ces vaisseaux lui ont fourni dans le confluent des sinus, à la partie antérieure duquel il va s'ouvrir.

Les deux colonnes de sang des sinus longitudinal

et droit se rencontrent dans le confluent et en sortent aussitôt par quatre ouvertures. En bas, les deux sinus occipitaux reçoivent une partie de ce sang et le transmettent de chaque côté dans le golfe de la jugulaire par la voie la plus courte. Mais la plus grande partie de ce fluide s'échappe par les larges orifices des sinus latéraux, parcourt d'arrière en avant ces conduits, qui, dans leur trajet, reçoivent en bas, près du confluent, les veines cérébelleuses inférieures, en haut et près de la base du rocher, les veines latérales du cerveau. Tout ce sang arrive enfin aux golfes des veines jugulaires, en se mêlant à celui qu'ont apporté les sinus antérieurs de la base du crâne, et descend dans les veines jugulaires pour se porter à la veine cave et au cœur.

§ III. Des Sinus vertébraux.

Deux grands sinus occupent le canal de l'épine dans toute sa longueur, et se continuent sans interruption depuis le grand trou occipital jusqu'à l'extrémité inférieure du sacrum. Placés derrière les corps des vertèbres, sur les côtés du ligament vertébral postérieur, ils répondent en arrière à la dure-mère, dont ils sont tout-à-fait indépendans et à laquelle un tissu cellulaire fort lâche les unit. Aussi les trouve-t-on parfaitement intacts lorsqu'après avoir ouvert en arrière le canal des vertèbres on enlève en même temps où successivement et la moelle et la gaîne membraneuse que la dure-mère forme à cet organe.

Il y a donc une grande différence entre les sinus vertébraux et les sinus du crâne. Ceux-ci sont essentiellement formés, comme nous l'avons vu, par des lames écartées de la dure-mère, et la membrane veineuse prolongée dans ces écartemens, intimement adhérente à ces lames, ne peut point être considérée comme constituant la paroi solide des conduits sanguins. Les sinus vertébraux, au contraire, sont essentiellement formés comme les autres parties du système veineux général; et pour s'en faire une juste image, il faut se représenter deux grandes veines plus ou moins larges dans les divers points de leur étendue, parcourant de haut en bas le canal vertébral. Mais ces sinus ne se comportent pas tout-à-fait de même dans le canal vertébral proprement dit et dans le canal sacré : il faut donc les considérer séparément dans ces deux endroits.

1°. *Disposition des Sinus vertébraux dans le canal vertébral proprement dit.*

Ces sinus commencent sur les parties latérales du grand trou occipital, au niveau des trous condyloïdiens antérieurs, qui leur transmettent chacun une veine, branche de la jugulaire interne. Le tissu qui forme leurs parois adhère au contour de ce trou condyloïdien, tandis que leur membrane interne se continue avec celle de la veine. Ainsi ils n'ont aucune espèce de communication avec le système veineux cérébral. Ils descendent en se rapprochant un peu l'un de l'autre, et se continuent dans le canal de l'épine. Placés dès lors dans l'enfoncement qui résulte de l'union des corps des vertèbres avec les apophyses transverses et articulaires, ils occupent derrière les corps des vertèbres tout l'espace que laisse de chaque côté le ligament vertébral postérieur avec lequel leur membrane semble se continuer. Leur calibre est donc toujours en raison inverse de la largeur de ce ligament. Dans la région cervicale, où il est large, les sinus sont plus étroits : ils augmentent de capacité dans la dorsale et dans la lombaire, où le ligament se rétrécit. En général, ils sont plus évasés sur les corps des vertèbres, plus étroits sur les fibro-cartilages qui réunissent ces corps. Ceci est surtout sensible dans la région lombaire, où chaque sinus, alternativement resserré et dilaté à l'excès, semble offrir d'abord, non pas un conduit continu, mais une suite de sinus isolés, demi-circulaires, placés sur les corps des vertèbres, interrompus sur les fibro-cartilages, ayant leurs bords convexes tournés en dedans et enchâssés dans les bords concaves que présente aux mêmes endroits le ligament vertébral rétréci. Mais il est facile de reconnaître ici la continuité du sinus en l'ouvrant dans une de ses portions dilatées et en y introduisant un stylet qu'on dirige verticalement soit en haut, soit en bas : on pénètre sans aucune peine dans les portions dilatées voisines ; et, en fendant ensuite le sinus le long du stylet, on voit que ce sinus n'existe pas moins sur les fibro-cartilages que sur les portions osseuses.

Depuis leur origine jusqu'au canal sacré les sinus vertébraux, exactement moulés sur les portions osseuses auxquelles ils correspondent, n'ont d'autre forme que celle que ces portions osseuses leur donnent. Considérés dans leur intérieur, ils présentent le même aspect que les sinus du crâne. Comme eux ils paraissent traversés en divers sens par des brides membraneuses irrégulièrement disposées, seulement beaucoup plus ténues et moins résistantes. A voir la transparence de ces brides, on est porté à les regarder comme des prolongemens de la membrane veineuse; il n'est même guère possible de leur supposer une autre origine, puisque cette membrane veineuse, mince et délicate, n'adhère nulle part à la dure-mère, et que celle-ci étant tout-à-fait enlevée, le sinus demeure encore dans la plus parfaite intégrité.

En dedans, les sinus vertébraux communiquent entre eux par des prolongemens nombreux qui forment de véritables sinus transverses. Ces conduits anastomotiques occupent constamment le milieu du corps de chaque vertèbre. Ils traversent d'un sinus à l'autre en passant sous le ligament vertébral postérieur. Logés chacun dans une gouttière creusée aux dépens de la vertèbre, ils ont un calibre plus ou moins volumineux selon que cette gouttière est plus ou moins profonde, et cette profondeur est souvent étonnante, surtout dans la région lombaire. En examinant ces conduits dans leur trajet intérieur, après avoir fendu transversalement le ligament vertébral, on voit qu'ils reçoivent des veines très-considérables du tissu spongieux des vertèbres: c'est même là une des sources principales du sang des sinus.

En dehors, les sinus vertébraux communiquent

avec les branches postérieures des veines vertébrales, intercostales et lombaires. On voit distinctement les orifices de toutes ces veines, en ouvrant les
sinus suivant leur longueur. Chaque veine aboutit
au sinus dans l'intervalle de deux apophyses transverses; souvent même il y a deux veines pour un
seul intervalle.

En arrière, les sinus vertébraux ne reçoivent que
des veines méningées appartenant à la portion de
dure-mère qui enveloppe la moelle. Ces veines sont
très-multipliées, mais extrêmement ténues, et on
ne peut s'assurer de leur existence qu'au moment
même de la dissection. C'est alors qu'en détachant
doucement la dure-mère on voit une foule de ramuscules partir de la membrane, traverser le tissu
cellulaire lâche qui l'unit au sinus, et se terminer à
ces conduits. Au moment où l'on coupe ces ramuscules pour continuer la dissection, une petite quantité de sang s'épanche dans ce tissu cellulaire, et lui
donne une couleur rougeâtre qu'il n'avait point au-
paravant.

2°. *Disposition des Sinus vertébraux dans le canal sacré.*

En entrant dans le canal sacré, les sinus vertébraux diminuent beaucoup de volume et changent
d'aspect. Ce ne sont réellement plus des sinus; ce sont
deux simples veines cylindriques, de grosseur médiocre, qui, placées sur les côtés des fausses verté-
bres du sacrum et plongées dans une graisse assez
abondante, sont tout-à-fait isolées des parties osseuses et ne leur adhèrent nulle part. Elles descen-

dent en suivant la direction du canal et en se rapprochant par conséquent un peu l'une de l'autre
jusqu'à la partie inférieure de l'os, et finissent chacune par un rameau ténu qui paraît se perdre dans
les graisses.

Dans leur trajet, elles communiquent en dehors
d'une manière fort sensible, au niveau des trous sacrés antérieurs, avec les veines sacrées latérales,
branches de l'hypogastrique. En dedans, elles communiquent entre elles par quelques branches transversales. La dernière de ces branches est plus volumineuse que les autres; elle égale même chacune
des deux veines qu'elle unit, et cette espèce d'arcade
anastomotique paraît la terminaison principale de
l'une et de l'autre.

Les sinus vertébraux reçoivent en dedans le sang
de la dure-mère et du tissu spongieux des vertèbres.
Ils le transmettent en dehors dans les veines vertébrales, intercostales, lombaires et sacrées, qui le
portent ensuite dans les troncs auxquels elles appartiennent.

§ IV. *De la Veine axillaire.*

C'est le nom que prend la sous-clavière au-devant
du scalène antérieur, après avoir fourni la jugulaire
externe.

Cette veine se porte obliquement en dehors et en
bas au-dessous de la clavicule, descend ensuite dans
le creux de l'aisselle, toujours placée au-devant de
l'artère; et parvenue vers le tendon du grand pectoral, elle se divise en deux veines brachiales.

Dans son trajet, l'axillaire fournit les veines thoraciques externes, acromiale et scapulaire inférieure.
distribuées comme les artères du même nom. Mais
elle donne de plus deux veines considérables qui ne
répondent à aucun tronc artériel, et desquelles dépend tout le système veineux superficiel de l'avant-
bras et de la main. Ce sont les veines *céphalique* et
basilique.

1°. *Veine céphalique.*

Elle naît de l'axillaire, immédiatement après son
passage sous la clavicule, tantôt par un seul tronc,
tantôt par plusieurs branches bientôt réunies. Souvent, en cet endroit, elle communique par un rameau avec la jugulaire externe. Dirigée obliquement
en dehors, elle se porte dans l'intervalle graisseux
qui sépare le grand pectoral du deltoïde, et appliquée sur ce dernier muscle elle descend avec lui jusqu'à son tendon. Là, elle devient sous-cutanée et
descend verticalement à la partie externe et antérieure du bras jusqu'au pli du coude. Dans ce trajet,
elle donne un assez petit nombre de rameaux, dont
les uns se répandent sur les muscles du bras, les autres sont cutanés.

Quelquefois la céphalique ne naît point immédiatement de l'axillaire, mais de ses branches. On voit
alors plusieurs rameaux veineux sortir soit du grand
pectoral, soit du deltoïde, se réunir par anastomose
vers le tendon de ce dernier muscle, et donner
naissance à la céphalique, qui commence seulement
en cet endroit.

Parvenue au pli du coude, la céphalique donne deux branches. L'une, nommée *médiane céphalique*, ordinairement volumineuse, descend obliquement en dedans, et va vers le sommet de l'espace triangulaire formé en cet endroit par les faisceaux musculaires de l'avant-bras, se réunir à la médiane basilique, dont nous parlerons plus tard. L'autre, nommée *radiale superficielle*, moins grosse, descend le long de la partie externe antérieure de l'avant-bras jusque auprès du poignet, en répandant de toutes parts de nombreux rameaux qui s'étendent jusqu'à la partie postérieure de l'avant-bras.

La céphalique continue ensuite son trajet à la partie externe de l'avant-bras jusqu'à la main. Là, elle se détourne en dehors, se porte sur les muscles du premier espace interosseux, où elle prend le nom de *céphalique du pouce*; et se divise en une foule de rameaux, dont les uns se répandent sur les muscles du pouce, les autres vont sur le dos de la main concourir à former un réseau veineux sur lequel nous reviendrons bientôt.

Très-souvent la céphalique, au lieu de se distribuer ainsi, se termine presque en entier au pli du coude par la médiane céphalique, et répand seulement à la partie externe de l'avant-bras quelques rameaux fréquemment anastomosés. C'est alors la médiane commune qui va former en bas la céphalique du pouce.

2º. *Veine basilique.*

Elle est plus grosse que la céphalique. Née de l'axillaire, au niveau de sa division en brachiale, et profondément cachée en cet endroit dans le creux de l'aisselle, elle descend le long de la partie interne du bras, subjacente à l'aponévrose et côtoyant le nerf cubital, qu'elle recouvre. Dans ce trajet, elle ne donne que quelques rameaux anastomotiques aux veines brachiales. Un peu au-dessus de la tubérosité humérale interne, elle devient sous-cutanée et se divise en trois branches nommées *médiane basilique*, *cubitale antérieure*, et *cubitale postérieure*. Souvent la cubitale antérieure est fournie un peu plus bas par la médiane basilique, le tronc veineux se divisant alors en deux branches seulement.

a. *La médiane basilique* descend obliquement en dehors en côtoyant le tendon du biceps, et se réunit tantôt à angle aigu, tantôt par un rameau transversal, à la médiane céphalique. De leur anastomose naissent deux branches. L'une s'enfonce profondément sous le muscle grand pronateur, et va s'unir aux veines radiale et cubitale. L'autre, sous-cutanée, prend le nom de *médiane commune*. Elle descend sur la surface antérieure de l'avant-bras, en y répandant de toutes parts, et surtout en dehors, de nombreux rameaux anastomosés avec les céphalique et radiale superficielle. Souvent, comme nous l'avons dit, cette médiane commune, détournée elle-même en dehors, va suppléer inférieurement la céphalique.

b. *La cubitale antérieure*, plus ou moins volumineuse, descend au-devant de la tubérosité humérale, et tantôt continue à se porter le long de la partie antérieure interne de l'avant-bras en se subdivisant; tantôt se recourbe aussitôt en arrière au-dessous de la tubérosité, pour s'anastomoser avec la cubitale postérieure. Dans le dernier cas, l'arcade qu'elle forme donne par sa convexité une foule de rameaux qui descendent sur l'avant-bras en s'anastomosant ensemble. Ces rameaux, de quelque manière qu'ils soient produits, vont enfin gagner la paume de la main, où ils deviennent tout-à-fait cutanés.

c. *La cubitale postérieure*, toujours plus grosse que l'antérieure, se porte derrière ou sur la tubérosité humérale, et descend à la partie interne de l'avant-bras en se rapprochant insensiblement de sa surface postérieure, où elle se trouve enfin tout-à-fait près du poignet. Là, elle s'anastomose par de nombreux rameaux avec la céphalique et la radiale superficielle. Enfin elle descend sur le dos de la main près de son bord interne, et finit en se subdivisant. C'est dans cette dernière partie de son trajet qu'elle a été nommée autrefois veine *salvatelle*.

Les rameaux réunis des céphalique, radiale superficielle et cubitale postérieure, forment soit sur le poignet, soit sur le dos de la main, un réseau assez compliqué, surtout vers l'extrémité inférieure du métacarpe. Ce réseau donne naissance à des rameaux secondaires qui descendent sur la face postérieure des doigts et se perdent aux tégumens.

Telle est la disposition du système veineux superficiel de l'avant-bras et de la main. Elle est sujette à des variations infinies, au point qu'il est comme impossible de la trouver parfaitement semblable sur deux sujets, et même sur les deux membres du même sujet.

3₀. *Veines brachiales.*

Ces deux veines naissent de l'axillaire au même endroit que la basilique. Quelquefois on n'en trouve qu'une, mais elle ne tarde pas à se diviser. L'une et l'autre descendent en côtoyant l'artère et en l'embrassant de distance en distance par des rameaux anastomotiques qu'elles s'envoient réciproquement. Vers le pli du coude, chacune se divise en deux branches qui suivent l'artère radiale ou cubitale dans toutes ses distributions, en sorte que chaque division artérielle est accompagnée par deux divisions veineuses. Du reste, ce système veineux profond n'offre rien de remarquable.

III. DE LA VEINE CAVE INFÉRIEURE.

Cette veine, beaucoup plus considérable que la supérieure, naît en bas et en dehors de l'oreillette droite, et se trouve continue en cet endroit, soit avec les parois de l'oreillette proprement dite, soit avec celles de la veine cave supérieure. La disposition de son ouverture et la grande valvule qu'on y observe ont été examinées à l'occasion du cœur. Nous n'y reviendrons pas ici.

Partie de cet endroit et enveloppée à l'extérieur par la membrane séreuse du péricarde, la veine cave inférieure se dirige obliquement en dehors et en bas, et aussitôt traverse en même temps la

membrane fibreuse du péricarde et le diaphragme
par une ouverture particulière que ce muscle lui
présente. Ce passage a lieu à l'instant même où la
veine devient distincte de l'oreillette, et on ne peut
point dire que la veine parcoure dans le péricarde
un certain trajet avant de sortir, soit de ce sac membraneux, soit du thorax.

Introduite dans l'abdomen, la veine cave inférieure se trouve étroitement embrassée en devant et
sur les côtés par le foie, qui lui présente une échancrure particulière formée aux dépens du lobe droit
en dehors, et du lobule de Spigel en dedans. En
arrière, elle répond à la partie moyenne inférieure
du diaphragme. Quelquefois elle est environnée de
tous côtés par le foie et comme plongée dans sa substance. Mais partout il est facile de l'isoler de cet
organe, auquel elle n'adhère que par un tissu cellulaire lâche, excepté dans les endroits où elle lui
envoie des branches. Pendant son trajet derrière le
foie, elle forme une légère courbure dont la convexité est à droite, la concavité à gauche. Son
calibre, souvent un peu moindre que dans le reste
de son étendue, est aussi quelquefois beaucoup
plus considérable, surtout au niveau de la vésicule
biliaire.

Parvenue au-dessus du foie, la veine cave descend
verticalement sur la partie latérale droite du corps
des vertèbres lombaires jusqu'au fibro-cartilage qui
réunit la quatrième à la cinquième. Dans cette dernière partie de son trajet, elle est placée à droite
de l'aorte, et recouverte d'abord par le duodénum,
plus bas par le péritoine, tout-à-fait en bas par

l'artère iliaque primitive droite, au-dessous de laquelle elle finit en donnant les veines iliaques primitives.

Les branches que fournit la veine cave inférieure pendant son trajet dans l'abdomen sont : les veines diaphragmatiques inférieures, les hépatiques, les capsulaires, les rénales, les spermatiques et les lombaires.

1⁰. *Veines diaphragmatiques inférieures.*

On en compte ordinairement deux principales. Elles naissent tantôt de la veine cave au niveau de la surface convexe du foie, tantôt des veines hépatiques, et surtout de la supérieure. Leur distribution au diaphragme est tout-à-fait analogue à celle des artères diaphragmatiques inférieures qu'elles accompagnent. Plusieurs rameaux rentrent dans le thorax, entre les fibres du diaphragme ou par l'ouverture qui donne passage à la veine cave, et vont se distribuer à l'œsophage, au péricarde, etc.

La veine cave fournit en outre plusieurs rameaux isolés, qui vont se rendre transversalement aux appendices diaphragmatiques et s'y distribuent.

2⁰. *Veines hépatiques.*

Leur nombre est variable et leur volume très-inégal. Toujours plusieurs d'entre elles sont fort grosses. On peut distinguer les principales en celles qui appartiennent au lobe gauche et celles qui appartiennent au lobe droit.

Les premières naissent en devant de la veine cave, immédiatement après son entrée dans l'abdomen et au niveau de la surface convexe du foie. On en trouve deux ou trois. La plus considérable s'enfonce dans le milieu de ce lobe, règne pendant quelque temps dans son épaisseur, en conservant son volume et en distribuant de tous côtés de nombreux rameaux; enfin elle se subdivise. Les autres pénètrent dans le même lobe, près de son bord libre et du repli péritonéal qu'on a nommé *ligament latéral gauche du foie*. Elles se prolongent aussi quelque temps dans l'épaisseur du lobe et se divisent enfin.

Au même endroit où les veines du lobe gauche prennent leur origine, on voit naître de la veine cave une espèce de ligament qui se continue dans la partie postérieure du sillon longitudinal. C'est le reste du canal veineux qui, chez le fœtus, termine la veine ombilicale.

Les veines du lobe droit naissent beaucoup plus bas que les précédentes, un peu au-dessus du lobule de Spigel. Elles partent de la convexité de la courbure que forme en cet endroit la veine cave. Une d'entre elles l'emporte de beaucoup en volume sur les autres et sur celles du lobe gauche. Transversalement dirigée à droite, elle pénètre le grand lobe du foie vers le milieu de sa surface inférieure, se prolonge assez loin dans son intérieur, et se subdivise enfin pour s'y distribuer entièrement.

Entre ces deux ordres de veines, on trouve ordinairement une ou deux veines plus petites, qu'on pourrait nommer *hépatiques moyennes*. Elles pénètrent le lobe de Spigel par son côté droit et s'y distribuent.

Enfin des rameaux isolés, en nombre incertain, partent en divers points de la veine cave, et vont se perdre au foie sans affecter aucune disposition régulière et constante.

Chacune des veines hépatiques, en entrant dans le foie, s'environne d'une gaîne particulière que lui fournit la membrane propre de l'organe, membrane épaisse et solide, tout-à-fait distincte du péritoine, auquel elle est subjacente, et dont un tissu cellulaire lâche la sépare (1). Cette gaîne accompagne la veine dans toutes ses distributions et en fortifie les parois. Ceci est surtout sensible pour les veines du lobe gauche, les plus rapprochées de la face convexe, où la membrane dont nous parlons est plus forte et plus dense que partout ailleurs.

3o. *Veines capsulaires.*

On en trouve une de chaque côté. La droite naît assez ordinairement de la veine cave; quelquefois cependant c'est la rénale qui la fournit. La gauche naît presque constamment de la rénale vers le milieu

---

(1) Cette membrane sera examinée plus en détail à l'article du foie. On en doit la découverte et la première description exacte à M. Laennec, dont les travaux en anatomie pathologique et l'heureuse invention de l'*Auscultation médiate* ont si puissamment contribué aux progrès de l'art de guérir.

de sa longueur. L'une et l'autre, assez volumineuses, se dirigent transversalement en dehors, et chacune se porte au-devant de la capsule correspondante, dans un sillon que lui offre cette capsule, à laquelle elle distribue tous ses rameaux, ainsi qu'au tissu cellulaire abondant et graisseux qui environne le rein.

4°. *Veines rénales.*

Elles sont très-volumineuses et naissent de la veine cave presque à angle droit. La droite, un peu moins grosse que la gauche, se dirige un peu obliquement en bas et en dehors, au-devant de l'artère rénale. La gauche, plus volumineuse, est aussi plus longue de toute la largueur de l'aorte, au-devant de laquelle elle passe pour se porter ensuite au-devant de l'artère rénale, en suivant une direction transversale. Chacune, arrivée à la scissure du rein, se divise en plusieurs branches divergentes qui pénètrent l'organe dans toute son étendue, toujours placées au-devant des branches artérielles dont elles suivent la distribution.

Dans son trajet, la rénale droite ne donne ordinairement que quelques rameaux capsulaires et adipeux. La gauche fournit de plus en haut la veine capsulaire gauche, en bas la veine spermatique.

5°. *Veines spermatiques.*

Elles sont un peu plus volumineuses que les artères de même nom. La droite naît ordinairement de

la partie antérieure de la veine cave, au-dessous de
la rénale. La gauche naît de la partie inférieure de
la rénale, sur les parties latérales du corps des vertèbres. Leur origine a lieu tantôt par un seul tronc,
tantôt par deux branches bientôt réunies.

Chacune se dirige aussitôt un peu obliquement
en dehors entre le péritoine et le psoas, puis se recourbe légèrement pour se porter verticalement en
bas, toujours placée sur ce muscle. Vers le milieu
de son trajet et au-dessous du rein, la veine donne
un grand nombre de rameaux qui se portent transversalement en dehors au-devant de la graisse abondante du rein, et s'anastomosent fréquemment ensemble de manière à former un plexus veineux qu'on
a nommé *corps pampiniforme*. Souvent le tronc de
la veine finit par ce plexus, qui se prolonge ensuite
inférieurement. D'autres fois la veine demeure entière
après l'avoir formé. Parmi les rameaux qu'elle donne
en dehors, dans les régions lombaire et iliaque,
plusieurs remontent sur le péritoine, et vont s'anastomoser, soit dans le mésocolon, soit dans le mésentère, avec les veines mésentériques, branches
de la veine porte, ce qui établit une communication entre le système veineux général et le système
veineux abdominal.

La veine spermatique, parvenue près du détroit
supérieur du bassin, se comporte différemment
chez l'homme et chez la femme.

Chez l'homme, elle continue à se porter en dehors
en côtoyant le psoas, et bientôt s'unit au conduit
déférent pour sortir avec lui par l'anneau inguinal.
Dans cet endroit, elle est déjà divisée en plusieurs

branches rapprochées et anastomosées plus ou moins fréquemment ensemble. Ces branches, placées hors de la tunique vaginale comme le conduit déférent qu'elles enveloppent, descendent jusqu'au testicule, en donnant soit au conduit déférent, soit à l'extérieur de la tunique vaginale, de nombreux rameaux. Ces derniers s'anastomosent avec les rameaux beaucoup plus multipliés que la même tunique vaginale reçoit des plexus vésicaux, des veines dorsales de la verge, etc.

Près du testicule, les branches de la veine spermatique, beaucoup plus subdivisées, plus anastomosées, plus volumineuses, forment un plexus considérable. De ce plexus partent plusieurs branches très-grosses qui traversent la tunique albuginée au-devant de la tête de l'épididyme, pénètrent ainsi dans le testicule à sa partie supérieure et postérieure, et règnent quelque temps entre la membrane et la substance propre, dans laquelle elles se plongent enfin et se distribuent par une infinité de rameaux.

Le plexus lui-même gagne l'épididyme et se prolonge tout le long de la partie supérieure de ce corps, en lui fournissant de très-nombreuses branches, dont aucune ordinairement ne passe de l'épididyme au testicule, comme il est facile de s'en assurer en isolant l'épididyme, qui n'adhère au testicule que par un tissu cellulaire assez lâche. Mais vers l'extrémité mince de l'épididyme, le plexus veineux spermatique fournit une grosse branche qui traverse la tunique albuginée du testicule et se perd presque entièrement dans l'épaisseur de cette membrane, en fournissant seulement quelques rameaux à la substance même de l'organe.

Chez la femme, la veine spermatique, parvenue près du détroit supérieur, se détourne en dedans, s'enfonce dans le bassin, en passant sur l'artère iliaque externe, dont elle croise obliquement la direction, s'engage entre les deux feuillets du ligament large au niveau de leur duplicature, et se porte ainsi jusqu'à l'ovaire. Avant d'y arriver, elle donne une ou plusieurs branches volumineuses, qui vont gagner la trompe et le ligament rond, qu'elles suivent en se distribuant à eux. Parvenue à l'ovaire, la veine se divise en une infinité de rameaux qui forment à la partie inférieure de ce corps, en y pénétrant, un plexus très-serré. Ce plexus se prolonge jusque sur les côtés de la matrice, où les spermatiques s'anastomosent sensiblement avec les veines utérines.

6°. *Veines lombaires.*

Il y en a ordinairement quatre de chaque côté. Elles naissent tantôt séparément, tantôt par des troncs communs, des parties latérales et postérieure de la veine cave; quelquefois les iliaques primitives en fournissent une ou deux. Les gauches, qui passent sous l'aorte, sont plus longues que les droites. Toutes, dirigées transversalement sur les corps des vertèbres au-dessous du psoas, vont, comme les artères, se diviser chacune en branches postérieure et antérieure. La postérieure, introduite dans le canal de l'épine par le trou de conjugaison, va s'anastomoser avec le sinus vertébral de son côté. L'antérieure se porte en dehors dans les muscles de l'abdomen ou du bassin, et s'y perd en s'unissant aux veines intercostales, épigastrique, circonflexe, iliaque. Souvent, dans leur trajet, les lombaires communiquent entre elles, au-devant de la colonne vertébrale, par plusieurs rameaux.

7°. *Veine sacrée moyenne.*

Elle naît tantôt de la partie postérieure de la veine cave avant sa bifurcation, tantôt et souvent de la veine iliaque primitive gauche. Elle descend dans le bassin, se place au milieu du sacrum et se comporte ensuite comme l'artère du même nom. Son volume est peu considérable, et, le plus souvent, ses branches latérales ne s'introduisent point dans le canal sacré, mais s'anastomosent simplement avec les sacrées latérales.

IV. DES VEINES ILIAQUES PRIMITIVES.

Ces deux grosses veines naissent de la veine cave inférieure au niveau du fibro-cartilage qui unit la quatrième vertèbre à la cinquième, et s'écartent aussitôt l'une de l'autre en formant un angle à peu près droit, pour se diriger obliquement en dehors. La gauche passe au-dessous de l'artère iliaque primitive droite, puis au-devant de la cinquième vertèbre lombaire, et se trouve ensuite en dedans et un peu au-dessous de l'artère iliaque primitive gauche. Parvenues toutes deux vers la symphyse sacro-

iliaque, elles se divisent chacune en veine hypogastrique et veine iliaque externe.

1°. Veine hypogastrique.

Elle descend presque verticalement dans le bassin,
derrière l'artère qu'elle accompagne. Ses branches,
toutes volumineuses, correspondent exactement
pour le nombre comme pour le nom à celles de cette
artère. Les seules qui offrent des différences sensibles et qui méritent d'être examinées en particulier
sont les sacrées latérales et les vésicales.

Veines sacrées latérales. Elles sont souvent en
nombre égal à celui des trous sacrés antérieurs. Elles
naissent alors toutes en particulier de l'hypogastrique, se dirigent transversalement au-devant du sacrum, communiquent avec la veine sacrée moyenne,
et s'introduisent dans le canal sacré, où elles s'anastomosent avec les veines qui terminent les sinus
vertébraux. Leur volume, assez considérable, paraît plus grand dans les inférieures que dans les
supérieures.

Veines vésicales. Elles sont très-nombreuses et
très-grosses. Nées de l'hypogastrique, au même endroit à peu près que l'obturatrice, elles ont une
distribution un peu différente suivant le sexe.

Chez l'homme, les veines vésicales, dès leur origine, fournissent beaucoup de rameaux qui, se
portant entre le rectum et la vessie, se distribuent
principalement aux vésicules séminales, sur lesquelles ils forment un réseau plus ou moins dense.
Elles se dirigent ensuite sur les parties latérales et

inférieure de la vessie, où elles forment, par leur réunion et par leurs anastomoses, un plexus très-étendu dont les branches volumineuses se répandent dans toute sorte de directions, soit sur la vessie, soit sur la prostate. Plusieurs vésicales continuent leur trajet horizontal sur les côtés de la vessie jusqu'à l'arcade du pubis, sortent par cette arcade en se confondant avec les branches de la veine honteuse interne, et remontent sur les parties latérales du dartos, entre lui et le scrotum, jusqu'à la racine du corps caverneux correspondant. Là, elles se divisent en deux ordres de branches.

Les unes se portent en dehors dans l'épaisseur du dartos et du scrotum, auxquels elles fournissent une infinité de rameaux, et vont enfin se distribuer à l'extérieur de la tunique vaginale du cordon spermatique et du testicule, en s'anastomosant avec la veine spermatique ou avec une autre veine ordinairement fournie par la fémorale.

Les autres branches sont les veines dorsales de la verge. Placées d'abord à l'extérieur du corps caverneux, elles le contournent de bas en haut, gagnent sa partie supérieure, et se réduisent ordinairement à un ou deux troncs qui suivent le dos de la verge jusqu'au gland en se distribuant comme les artères dorsales qu'elles accompagnent.

Chez la femme, il part de ces veines, dès leur origine, plusieurs rameaux qui vont se rendre entre le rectum et le vagin, à leur partie inférieure, pour se distribuer à l'un et à l'autre. Des rameaux, plus nombreux encore, se portent entre le vagin et le bas-fond de la vessie, et se répandent sur ces deux organes en s'anastomosant fréquemment ensemble et avec ceux du côté opposé.

Mais les veines vésicales elles-mêmes se dirigent sur les côtés de la vessie et du vagin, où elles forment un plexus très-considérable d'où partent beaucoup de rameaux qui enveloppent la vessie à sa partie supérieure. Malgré leurs anastomoses nombreuses, elles continuent la plupart à se porter horizontalement en devant jusqu'aux grandes lèvres. Là, elles se répandent dans le tissu cellulaire abondant de cette partie, dans la peau, dans le muscle constricteur, et forment, dans tout le contour de la vulve, de nombreux plexus auxquels viennent se perdre les veines honteuses soit internes, soit externes. Plusieurs rameaux, nés de ces plexus, remontent au-devant de la symphyse, et donnent naissance aux veines dorsales du clitoris, qui suivent la partie supérieure de ce corps jusqu'à son extrémité.

2°. *Veine iliaque externe.*

Placée au dessous et un peu en dedans de l'artère, elle en suit exactement le trajet pour sortir avec elle par l'arcade crurale. Avant ce passage, elle donne les veines épigastrique et circonflexe iliaque, tellement semblables aux artères de même nom qu'il est inutile de les décrire.

3°. *Veine fémorale.*

La veine iliaque prend ce nom en traversant l'arcade crurale. Elle donne, en cet endroit, plusieurs rameaux aux glandes inguinales et aux graisses. Chez l'homme, elle donne, dans le même endroit, aux parties génitales, une grosse branche qu'on pourrait nommer *veine de la tunique vaginale*. Née sous l'arcade crurale, elle côtoie en dedans le ligament de Fallope, sur lequel elle remonte un peu pour sortir par l'anneau inguinal en s'unissant au cordon spermatique. Elle descend ensuite sur la tunique vaginale jusque auprès du testicule, et se distribue entièrement à cette tunique en s'anastomosant avec des rameaux de la veine spermatique et des veines vésicales.

Toujours contiguë à l'artère, la veine fémorale fournit des branches profondes dont la description serait superflue. Mais elle donne de plus une grande veine superficielle qui occupe la cuisse et la jambe, et qui ne répond à aucune artère : c'est la saphène interne.

Veine saphène interne. Elle naît de la fémorale, un peu au-dessous du ligament de Fallope, traverse aussitôt en devant les graisses et l'aponévrose fémorale pour devenir superficielle. Dans cet endroit, elle donne aux parties génitales quelques veines qu'on nomme *honteuses externes*. Elle donne aussi supérieurement plusieurs veines *sous-cutanées abdominales* qui remontent entre la peau et les muscles de l'abdomen. Une d'entre elles suit assez constamment en dehors le ligament de Fallope et la crête iliaque jusqu'à une certaine distance.

En fournissant ces veines, la saphène elle-même se divise en deux branches d'égal volume.

: La *première*, immédiatement sous-cutanée, c'est-à-dire placée entre la peau et le tissu graisseux qui lui est subjacent, descend obliquement le long de la partie interne de la cuisse en répandant des rameaux nombreux et irréguliers à sa partie antérieure. Parvenue au condyle interne du genou, elle s'anastomose, par un seul tronc ou par plusieurs rameaux volumineux, avec la seconde branche. Quelquefois elle ne va pas plus loin, d'autres fois elle descend à la partie interne et antérieure de la jambe, où elle se perd en se ramifiant, toujours placée entre la peau et la graisse.

La *seconde branche*, qui forme la continuation principale de la veine saphène, se trouve un peu en dedans de la précédente, dont elle est séparée par la couche graisseuse sous-cutanée. Immédiatement appliquée dans tout son trajet sur l'aponévrose, qui seule la sépare des muscles, cette branche descend presque verticalement à la partie interne de la cuisse, au-devant des muscles adducteurs et droit interne. Elle donne, dans ce trajet, quelques rameaux qui se contournent sur le faisceau que forment ces muscles réunis, et vont se distribuer à la partie postérieure de la cuisse. Ensuite, elle passe derrière le condyle interne du fémur, et prend une direction oblique en avant et en bas pour gagner la partie antérieure interne de la jambe, sur laquelle elle descend ensuite verticalement jusqu'à quelque distance de la malléole interne. Là, elle redevient oblique, passe au-devant de cette malléole sur l'articulation du pied, et suit la partie interne supérieure du métatarse jusqu'aux orteils, en répandant sur le dos du pied des rameaux irrégulièrement disposés. Près des orteils, elle donne un rameau qui continue à se porter, dans la même direction, le long du gros orteil, auquel il se distribue. Puis elle se recourbe en dehors, et forme, en s'anastomosant avec la saphène externe, une arcade dont la convexité antérieure fournit des rameaux plus ou moins nombreux distribués aux tégumens des orteils.

De la Veine poplitée.

La veine fémorale prend ce nom comme l'artère en traversant le grand adducteur. Placée d'abord derrière l'artère poplitée, puis à sa partie externe, elle la suit exactement, et fournit profondément le même nombre de branches. Comme l'artère, elle se divise à la jambe en veines tibiale antérieure, tibiale postérieure et péronière. Mais la description de ces veines serait superflue. La poplitée fournit en outre une veine superficielle pour la jambe : c'est la saphène externe.

Veine saphène externe. Elle naît de la poplitée avant sa sortie du creux du jarret, et descend verticalement à côté du tronc nerveux tibial, qu'elle abandonne bientôt pour continuer à descendre dans la même direction entre les tégumens et la réunion des muscles jumeaux, jusque vers le tiers inférieur de la jambe. Là, elle se détourne un peu en dehors, descend obliquement à côté du tendon d'Achille, dont elle s'éloigne toujours davantage, passe enfin derrière et au-dessous de la malléole externe, et se

divise en plusieurs rameaux dont les uns embrassent cette malléole, les autres se répandent sur le
dos du pied et sur sa partie externe en s'anastomosant avec la saphène interne.

Peu après son origine, la saphène externe donne
souvent une ou plusieurs branches récurrentes qui
remontent à la partie postérieure de la cuisse et s'y
perdent. Dans le reste de son trajet, elle fournit un
nombre variable de rameaux, qui se répandent sur
la partie postérieure de la jambe et s'étendent jusqu'à sa partie antérieure.

APPAREIL

DE

L'ABSORPTION.

CONSIDÉRATIONS GÉNÉRALES.

L'APPAREIL absorbant se compose d'une multitude de vaisseaux ténus, qui, nés des surfaces membraneuses et du tissu interne des organes, ont pour fonction de transmettre dans le système à sang noir et les fluides exhalés et les molécules qui ont servi pendant quelque temps à la nutrition. C'est à cet appareil qu'appartiennent aussi les vaisseaux *lactés* ou *chylifères*, destinés à porter dans le torrent circulatoire le produit du travail digestif : ces derniers diffèrent absolument des autres sous les rapports physiologiques, mais se confondent avec eux pour la disposition anatomique et pour l'organisation.

L'ensemble de l'appareil absorbant et les caractères communs des vaisseaux qui le composent ont été examinés avec autant de précision que de soin dans l'*Anatomie générale* (1). Rappelons seulement ici quelques-unes des considérations qui ont un rapport plus direct avec les détails descriptifs.

---

(1) Les opinions émises par Bichat : sur les systèmes exhalant et absorbant, doivent nécessairement être modifiées aujourd'hui : nous renvoyons à ce sujet, aux notes ajoutées par M. Blandin à la dernière édition de l'*Anatomie générale* (Paris, 1829).

1°. Quelque part qu'on examine les absorbans, on voit qu'ils forment deux plans distincts, l'un superficiel, l'autre profond. Ainsi, tout l'extérieur du corps est recouvert par un réseau d'absorbans placés dans le tissu cellulaire sous-cutané, tandis que d'autres absorbans occupent les intervalles des organes. C'est aux membres qu'il est le plus facile d'observer cette disposition. On la retrouve sur chaque organe en particulier : le foie, la rate, le poumon, environnés à l'extérieur par une multitude d'absorbans, en contiennent aussi de très-nombreux dans leur intérieur. Partout les absorbans superficiels sont répandus à peu près uniformément, et se comportent d'une manière qui leur est propre; les absorbans profonds, au contraire, se réunissent en faisceau autour des vaisseaux sanguins; dont ils suivent exactement la direction et les rameaux. On conçoit dès lors que les détails descriptifs doivent porter principalement sur les absorbans superficiels.

Ces deux plans communiquent continuellement ensemble par un grand nombre de rameaux anastomotiques. Souvent ils se réunissent en entier en formant des plexus communs pour se diviser de nouveau peu de temps après : ceci s'observe constamment à l'extrémité supérieure de chaque membre. Enfin, ils se confondent toujours à leurs dernières terminaisons, soit dans l'abdomen, soit dans le thorax.

2°. En général, les absorbans sont peu flexueux dans leur trajet; mais leurs subdivisions et leurs anastomoses sont extrêmement multipliées : souvent même l'entre-croisement est si continuel que le terme de *plexus* est le seul sous lequel on puisse les décrire. C'est aux membres, et surtout aux membres inférieurs, que ces communications sont le moins nombreuses, et que les absorbans conservent le plus long-temps leur parallélisme mutuel ; cependant il serait difficile de suivre un absorbant jusqu'à une certaine distance sans le trouver subdivisé.

Mais ce qu'on doit surtout remarquer ici comme un des caractères les plus distinctifs des absorbans, c'est la fréquence de leurs réunions et de leurs divisions alternatives. Dans le système veineux général, lorsque deux rameaux réunis ont formé un tronc unique, ce tronc, pour l'ordinaire, ne se sépare plus en rameaux nouveaux, et conserve sa grosseur jusqu'à ce qu'il se joigne à un autre tronc égal à lui, pour donner naissance à une veine plus volumineuse que l'un et que l'autre. Dans l'appareil absorbant, au contraire, on voit sans cesse un grand nombre de rameaux réduits à un seul tronc qui peu après se subdivise en rameaux aussi nombreux que les premiers. La diminution des rameaux et leur réduction à un certain nombre de troncs n'ont donc point lieu d'une manière aussi progressive et aussi régulière dans l'appareil absorbant que dans le système veineux. Aussi observe-t-on que la quantité des absorbans est à peu près égale dans toutes les parties; on ne les trouve guère moins multipliés au bras ou à la cuisse qu'à l'avant-bras ou à la jambe, et les troncs par lesquels tout l'appareil absorbant doit aboutir aux veines ne sont complets et n'ont reçu tous les rameaux qu'ils doivent représenter qu'à peu de distance de leur embouchure.

3°. C'est une loi constante que tous les absorbans doivent, pendant leur trajet, traverser un certain nombre de petits organes qui leur sont propres, et que l'on nomme improprement *glandes*, puisqu'ils n'ont aucun rapport d'organisation ni de phénomènes avec l'appareil des sécrétions. Ces glandes, variables pour la grosseur et pour la forme, se trouvent en plus ou moins grande abondance dans les diverses parties : peu multipliées aux membres, plus nombreuses dans le thorax, accumulées en quantité prodigieuse autour des viscères abdominaux, près des origines immédiates du conduit thoracique, elles sont surtout rapprochées des vaisseaux sanguins, et reçoivent les absorbans superficiels et profonds qui se réunissent aux mêmes endroits. Souvent plusieurs glandes sont rangées à la suite les unes des autres sur le trajet d'un absorbant qui paraît les traverser successivement. Je dis, *qui paraît les traverser*, car il n'est point exact de dire que les absorbans traversent les glandes; et cette locution, que j'ai très-souvent employée, ne doit être prise que comme une formule descriptive utile pour éviter les longueurs. Tout ce qu'on voit, en effet, ce sont des absorbans terminés à une glande, et d'autres absorbans naissant de l'autre côté de la même glande; mais ce qui se passe dans l'organe lui-même nous est encore inconnu. Il paraît, d'après les injections délicates de Mascagni, que le tissu de la glande n'est autre chose qu'une multitude d'absorbans repliés une infinité de fois sur eux-mêmes; mais en supposant ceci démontré, nos connaissances n'en sont guère plus avancées.

4°. Les absorbans se terminent tous par plusieurs

troncs dans les veines sous-clavières et jugulaires internes. De ces troncs le plus considérable est celui qu'on nomme *conduit thoracique*. Lui seul reçoit la plupart des absorbans de l'abdomen, des membres inférieurs, et une grande partie de ceux du thorax : il aboutit par une seule ou par plusieurs embouchures dans la veine sous-clavière gauche.

D'autres troncs, beaucoup plus courts et moins constans, chacun en particulier, reçoivent les absorbans de la tête, du cou, des membres supérieurs et une partie de ceux des organes thoraciques. Presque toujours on en trouve un à droite qui réunit les absorbans axillaires, et qui s'ouvre dans la veine sous-clavière droite. C'est lui qu'on a nommé *grande veine lymphatique droite*, *tronc des absorbans du côté droit*, etc., en établissant une sorte de comparaison entre lui et le conduit thoracique. Il ne peut cependant y en avoir aucune, car le tronc n'a pour l'ordinaire que quelques lignes de longueur; trèssouvent on en trouve un semblable pour les absorbans axillaires gauches, et presque constamment des troncs isolés, ouverts immédiatement dans les veines, terminent la plus grande partie des absorbans de la tête et du cou.

5°. Considérés dans leur organisation intime, autant qu'il est possible de la connaître, les absorbans présentent deux membranes, l'une extérieure celluleuse, l'autre interne continue à la membrane commune des veines. Cette membrane interne forme sur elle-même, de distance en distance, des replis semi-lunaires ou valvules qui, par leur disposition, empêchent les fluides de rétrograder des troncs vers

les rameaux. Ces valvules sont ordinairement disposées deux à deux. Dans quelques parties, comme
au foie, elles sont peu multipliées, et il en résulte
moins de difficulté pour les injections, qui, en général, ne peuvent être faites que des rameaux aux
troncs.

Lorsqu'on injecte les absorbans, ils se dilatent
beaucoup plus dans les intervalles des valvules que
dans l'endroit où ces valvules existent, et de là résultent ces *nodosités* qui servent de caractère pour
distinguer les absorbans d'avec d'autres vaisseaux
également ténus.

Il me reste un mot à dire sur la marche descriptive que j'ai suivie. J'ai cru devoir placer l'exposition des glandes avant celle des vaisseaux, quoique
ce ne fût pas l'intention de Bichat dans le temps où
il traçait le plan de ce Traité. Les glandes peuvent,
en effet, être considérées comme les terminaisons
immédiates des diverses parties de l'appareil absorbant. Placées de distance en distance, elles indiquent par leur seule position le trajet des vaisseaux;
et lorsque cette position est déterminée, on se
forme déjà une image assez exacte de tout l'appareil
vasculaire. On ne peut d'ailleurs décrire les vaisseaux sans parler des glandes et sans les supposer
connues, tandis qu'on peut décrire les glandes indépendamment des vaisseaux.

Je ne parle point ici des généralités des glandes:
elles ont été exposées avec tous les détails nécessaires dans l'*Anatomie générale*, et la précision de
ces détails ne permettrait que difficilement de les
analyser.

Dans l'étude des absorbans, j'ai suivi l'ordre naturel, et j'ai commencé par les rameaux pour finir par les troncs. Il n'y avait effectivement ici, à ce qu'il me semble, aucune raison suffisante pour intervenir cet ordre. Aucun absorbant ne demande à être décrit en particulier avec une scrupuleuse exactitude; la chose serait même impossible. On les considère toujours plus ou moins collectivement dans chaque partie, et il est alors tout aussi facile de les prendre dans un sens que dans l'autre. Comment d'ailleurs aller ici des troncs aux rameaux, puisque le nombre des troncs est toujours incertain? Le conduit thoracique et le tronc absorbant du côté droit ne sont ni toujours, ni même le plus ordinairement les seules terminaisons de l'appareil vasculaire. Il m'a paru plus simple de comprendre, comme Mascagni, tous les vaisseaux sous les trois divisions suivantes :

1°. Des absorbans qui se terminent au conduit thoracique.

2°. Du conduit thoracique.

3°. Des absorbans qni se terminent en partie dans le conduit thoracique, en partie dans les veines gauches ou droites par des troncs particuliers.

Nous considérerons les glandes dans le même ordre que les absorbans, et nous commencerons par celles des membres inférieurs pour finir par celles de la tête et du cou.

CHAPITRE PREMIER.

DES GLANDES DES ABSORBANS.

POUR bien voir les glandes absorbantes, il faut nécessairement choisir un jeune sujet. Il n'est, en effet, aucune espèce d'organes dont le volume et le développement varient autant selon l'âge. L'enfance est la seule époque à laquelle les glandes soient toutes bien prononcées. Chez l'adulte, elles diminuent en nombre ; chez le vieillard, on ne trouve plus guère que celles qui occupent les extrémités des membres; toutes les autres ont disparu ou du moins sont à peine sensibles. Du reste, leur disposition est la même à tous les âges, leur couleur seule varie en quelques endroits, comme nous l'indiquerons à mesure que l'occasion s'en présentera.

§ Ier. *Des Glandes des membres inférieurs.*

On ne trouve pour l'ordinaire aucune glande dans toute l'étendue de la jambe. Quelquefois cependant on en remarque une à la partie antérieure et supérieure de ce membre. Placée entre le tibia et le péroné, elle répond en arrière près de l'endroit où finit le ligament interosseux. On la nomme *glande tibiale antérieure.*

Glandes poplitées. Elles varient en nombre ; le plus souvent on n'en trouve que trois ou quatre. Leur volume est peu considérable. Profondément cachées sous l'aponévrose fémorale, elles environnent l'artère poplitée. Leur position respective n'a rien de fixe.

Glandes inguinales. On les distingue en superficielles et profondes. Les superficielles, situées entre la peau et l'aponévrose fémorale, environnent la veine saphène interne près de son origine. Leur nombre varie de sept à douze ou treize; leur volume est d'autant plus considérable qu'elles sont moins nombreuses. Le groupe qu'elles forment se prolonge quelquefois jusqu'à la partie moyenne de la cuisse, les glandes devenant toujours plus rares et plus écartées les unes des autres à mesure qu'on s'éloigne de l'arcade crurale. La couleur de ces glandes, rougeâtre dans la première enfance, blanchâtre dans la jeunesse et dans l'âge adulte, devient souvent légèrement brune chez le vieillard.

Les glandes inguinales profondes, situées sous l'aponévrose fémorale, qui les sépare des précédentes, sont au nombre de deux, trois ou quatre, quelquefois mais rarement sept. Elles environnent l'artère fémorale, dont elles sont plus ou moins rapprochées.

On trouve à tout âge les glandes inguinales superficielles; leur volume seul est différent. Les profondes, au contraire, manquent souvent chez le vieillard.

§ II. Des Glandes du bassin.

On les distingue en iliaques externes, hypogastriques et sacrées.

Glandes iliaques externes. Leur nombre varie de

six à dix et plus. Elles environnent les vaisseaux iliaques externes, et forment autour d'eux une rangée qui commence auprès de l'arcade crurale, et s'étend en haut jusqu'à la partie inférieure des lombes, où ces glandes se continuent avec les lombaires. Trois d'entre elles, plus constantes que les autres, placées sous le ligament de Fallope, au-devant et sur les côtés des vaisseaux iliaques, semblent tenir le milieu, par cette position, entre les glandes inguinales profondes et les glandes iliaques externes proprement dites.

Glandes hypogastriques. Elles occupent les parties latérales de l'excavation du bassin, et se trouvent disséminées autour des vaisseaux sanguins hypogastriques. Leur nombre est incertain. Le groupe qu'elles forment se prolonge plus ou moins sur le trajet de chaque vaisseau en particulier; et l'on peut ranger parmi elles les petites glandes qu'on rencontre quelquefois, soit dans l'épaisseur des muscles postérieurs du bassin, sur les artères fessières ou ischiatiques, soit sur la vessie ou sur les organes génitaux internes.

Glandes sacrées. Placées au-devant du sacrum, elles occupent l'intervalle des feuillets du méso-rectum. Le groupe qu'elles représentent se continue en haut avec les glandes méso-coliques, sur les côtés avec les hypogastriques.

§ III. *Des Glandes abdominales.*

On peut les diviser en lombaires, mésentériques, méso-coliques, stomachiques et cœliaques.

Glandes lombaires. Elles sont nombreuses et assez grosses pour la plupart. Les unes occupent les côtés des corps des vertèbres, et se trouvent entre les apophyses transverses, ou sur le trajet des vaisseaux sanguins. Les autres, plus remarquables, environnent l'aorte et la veine cave. Toutes forment par leur réunion une rangée qui s'étend de bas en haut depuis l'origine des vaisseaux iliaques primitifs jusque sur les appendices diaphragmatiques. On peut compter parmi ces glandes celles qui entourent les artères rénales dans leur trajet de l'aorte aux reins.

C'est des glandes lombaires que naissent en grande partie les absorbans qui forment les premières origines immédiates du conduit thoracique.

Glandes mésentériques. Elles sont extrêmement multipliées et pour l'ordinaire très-volumineuses. On a cherché souvent à les compter ; mais leur nombre est tellement variable que ce calcul ne peut offrir aucun intérêt, comme il n'offre assurément aucune utilité. Placées entre les deux feuillets du mésentère, ces glandes occupent toute l'étendue de ce repli jusqu'à un pouce de distance du bord concave de l'intestin. Là, elles cessent entièrement pour l'ordinaire, en sorte qu'on n'en trouve plus dans cette portion des feuillets péritonéaux qui, comme nous l'avons vu dans le temps, peut alternativement s'étendre sur l'intestin ou l'abandonner. En général, ces glandes, plus petites auprès du tube intestinal, augmentent de volume à mesure qu'on se rapproche du bord fixe du mésentère. Elles sont plus grosses et plus nombreuses dans la partie qui répond au jéjunum que dans celle qui répond à l'iléum. Quelquefois, vers le bord fixe du mésentère on en trouve plusieurs tellement rapprochées qu'elles paraissent confondues ensemble ; c'est ce qui a donné lieu à l'erreur d'Azelli, qui les a prises en cet endroit pour un second pancréas.

Ce sont les glandes mésentériques qui reçoivent immédiatement les absorbans chyleux. De là sans doute la facilité avec laquelle elles s'engorgent dans plusieurs maladies qui portent principalement leur influence sur les fonctions digestives.

Glandes méso-coliques. Leur nombre est fort inférieur à celui des mésentériques. Placées entre les feuillets du méso-colon, elles sont plus multipliées dans la portion transverse que dans les portions lombaires droite et gauche ; elles augmentent un peu dans la portion iliaque. En général, elles sont assez rapprochées du bord concave de l'intestin : quelques-unes même sont disséminées sur sa surface.

Très-souvent ces glandes ne participent en aucune manière à l'engorgement si fréquent des glandes mésentériques : on en conçoit facilement la raison, les gros intestins étant presque entièrement étrangers à l'absorption chyleuse.

Glandes stomachiques. Elles occupent les deux courbures de l'estomac, et sont disposées le long des arcades que forment les artères gastriques. Leur nombre est fort petit, et ne va guère au-delà de cinq ou six sur chaque courbure.

Glandes cœliaques. Je comprends sous ce nom celles qu'on appelle ordinairement *hépatiques, pancréatiques* et *spléniques*, parce que les vaisseaux qui dépendent de l'artère cœliaque peuvent être re-

gardés comme le centre commun de toutes ces
glandes. Les unes environnent le tronc de la veine
porte au moment où elle s'introduit dans le foie;
les autres sont rangées le long de l'artère splénique;
d'autres, enfin, placées autour de l'artère cœliaque
et à l'origine de la mésentérique, forment un groupe
commun avec les premières lombaires. Ces glandes
sont nombreuses, et peuvent être regardées comme
les points principaux d'origine du conduit thoracique.

§ IV. Des Glandes thoraciques.

Elles appartiennent au médiastin, aux parois du
thorax et aux poumons.

Glandes médiastines. Les unes, au nombre de
trois ou quatre, peu volumineuses, se trouvent immédiatement sur le diaphragme; d'autres, en quantité à peu près égale, occupent l'écartement inférieur
du médiastin, et sont disséminées sur le péricarde
ou plongées dans le tissu cellulaire; les plus nombreuses, placées dans l'écartement supérieur du médiastin, environnent le thymus et les gros vaisseaux,
et se confondent avec les glandes inférieures du
cou.

Glandes des parois thoraciques. Quelques petites
glandes sont répandues çà et là dans toute l'étendue
de ces parois, entre les muscles intercostaux-exter-
nes et internes. Les plus constantes se trouvent au
niveau des têtes des côtes, sur les côtés des corps
des vertèbres. D'autres environnent l'œsophage et
l'aorte dans l'écartement postérieur des deux plè-

vres. D'autres enfin, au nombre de six ou dix, sont disséminées vaguement sur le trajet des artères thoraciques internes.

Glandes pulmonaires ou *bronchiques.* Nous avons parlé de ces glandes en traitant des poumons (1), et Bichat a donné lui-même sur elles plusieurs détails dans l'*Anatomie générale.* Placées principalement autour des bronches, elles se trouvent aussi répandues en plus ou moins grand nombre dans toute la substance du poumon. Leur couleur noirâtre les distingue de toutes celles des autres parties; mais cette couleur, dont on ignore la cause, n'est qu'accidentelle, quoique toute l'épaisseur de la glande la présente également. En effet, chez l'enfant, les glandes bronchiques ne sont point noirâtres, et ressemblent à peu près pour la couleur à toutes les autres.

Le volume des glandes bronchiques est singulièrement variable. La plus grosse et la plus constante occupe et remplit l'angle rentrant que forment les bronches en se réunissant à la trachée.

§ V. *Des Glandes des membres supérieurs.*

On les distingue en brachiales et axillaires.

Glandes brachiales. Il est rare de trouver des glandes à l'avant-bras : quelquefois cependant on

---

(1) *Voy.* précédemment, tom. III. *Voyez* aussi l'excellent ouvrage de Laennec sur l'*Auscultation médiate et les Maladies des Poumons et du Cœur.*

en rencontre quelques petites sur le trajet des vaisseaux radiaux et cubitaux. Presque toujours on en
trouve au moins une au pli du coude, près de la tubérosité humérale interne.

Le long du bras, elles sont plus fréquentes : disséminées sur l'artère brachiale, elles forment une
rangée plus ou moins continue jusqu'à l'aisselle.

Glandes axillaires. Celles-ci sont volumineuses et
existent à tous les âges, aussi bien que les inguinales. Leur nombre est très-variable. Plongées dans
le tissu cellulaire abondant du creux de l'aisselle,
elles sont placées, les uns sur le muscle grand
dentelé, les autres autour des vaisseaux sanguins,
et spécialement sur la veine axillaire. Elles adhèrent
quelquefois d'une manière assez intime aux parois
de ces vaisseaux aussi bien qu'aux nerfs du plexus
brachial. Le groupe qu'elles forment se continue
jusque sous le grand pectoral et sous la clavicule.

§ VI. *Des Glandes de la tête et du cou.*

L'intérieur du crâne ne contient aucune glande.
L'extérieur de cette cavité n'en présente pas non
plus, si ce n'est derrière l'oreille et vers la nuque,
où l'on en trouve quelques-unes qui souvent même
manquent absolument. Les principales appartiennent à la face.

Glandes de la face. Elles occupent presque toutes
l'échancrure parotidienne, et sont disséminées sur
la parotide jusqu'à l'angle de la mâchoire. Quelques-
unes, plus profondes, sont placées sous l'arcade
zygomatique ou derrière la parotide. D'autres sont

répandues sur la surface externe des buccinateurs :
celles-ci manquent très-souvent. Les plus constantes
sont celles qui règnent le long de la base de la mâchoire inférieure et qui environnent les muscles digastriques dans leur portion antérieure.

Glandes du cou. Quelques glandes superficielles,
vaguement disséminées, se trouvent entre le peaucier et les muscles plus profonds, sur le trajet de la
veine jugulaire externe et de ses rameaux.

Mais les plus remarquables sont celles qui environnent la veine jugulaire et l'artère carotide primitive, au-dessous du sterno-mastoïdien. Elles sont
extrêmement nombreuses, surtout dans l'enfance :
chacune a peu de volume; les plus supérieures sont
situées au-dessous et derrière l'apophyse mastoïde ;
les autres forment une rangée considérable qui s'é-
tend le long des vaisseaux jusqu'à l'ouverture supérieure du thorax. Ces glandes sont nommées ordinairement *jugulaires.* Elles se prolongent en arrière
entre la colonne vertébrale et le pharynx, sur lequel
on en trouve quelques-unes.

D'autres glandes, également nombreuses et assez
grosses, occupent l'espace triangulaire que forment
le trapèze, le sterno-mastoïdien et la clavicule : elles
sont plongées dans un tissu cellulaire graisseux
abondant, se continuant jusque sous l'aisselle; quelques-unes suivent le trajet des vaisseaux sanguins
qui se distribuent à l'épaule.

La partie antérieure et moyenne du cou est presque entièrement dépourvue de glandes. Assez souvent on en remarque une ou deux de chaque côté
sur les parties latérales du larynx.

CHAPITRE SECOND.

DES VAISSEAUX ABSORBANS.

Nous avons dit que tous les absorbans peuvent se diviser en ceux qui se terminent au conduit thoracique, et ceux qui se terminent en partie dans ce conduit, en partie immédiatement dans les veines.

ARTICLE PREMIER.

DES ABSORBANS QUI SE TERMINENT AU CONDUIT THORACIQUE.

§ Iᵉʳ. *Des Absorbans des membres inférieurs.*

Ils se distinguent, comme les veines, en deux ordres. Les uns sont superficiels, les autres profonds : tous aboutissent aux glandes inguinales.

1°. *Absorbans superficiels.*

Ils occupent le tissu cellulaire sous-cutané; s'y trouvent plongés dans une graisse plus ou moins abondante, et y forment plusieurs réseaux superposés les uns aux autres. De ces absorbans, les uns appartiennent à la jambe, les autres à la cuisse.

Ceux de la jambe se distinguent en antérieurs et postérieurs. Les antérieurs naissent des parties supérieure, latérales et inférieure de chaque orteil par

un grand nombre de ramuscules fréquemment anastomosés. Ils se portent sur le dos du pied, qu'ils recouvrent entièrement, en se réunissant en rameaux
un plus volumineux auxquels viennent se rendre,
soit en dedans, soit en dehors, plusieurs ramuscules
anastomotiques des absorbans superficiels de la
plante du pied. Ils remontent ensuite sur les parties
antérieure et latérales de la jambe qu'ils embrassent
en formant par leurs anastomoses nombreuses des
aréoles de diverses figures. Le plus grand nombre
se réunit à la partie interne, en suivant en haut le
trajet de la grande veine saphène. Près du genou, on
en voit plusieurs, situés à la partie externe de la
jambe, se détourner en arrière et gagner transversalement la partie interne; d'autres enfin, placés de
même en dehors, se prolonger jusqu'au-dessus du genou et se porter transversalement au-dessus de la rotule à la partie interne de la cuisse, où tous les absorbans antérieurs de la jambe viennent enfin se réunir.

Les absorbans postérieurs de la jambe, nés de
toute l'étendue de la plante du pied, se portent en
arrière et forment par leurs anastomoses des rameaux
plus volumineux autour du tendon d'Achille. Ces
rameaux remontent en enveloppant la partie postérieure de la jambe, et communiquent de chaque
côté avec les antérieurs. Près du genou, les uns vont
s'unir aux antérieurs externes de la jambe; les autres,
en beaucoup plus grand nombre, passent sur le
jarret et se dirigent vers la partie interne de la cuisse.
C'est le long de cette partie interne antérieure de la
cuisse que tous les absorbans superficiels de la
jambe, rapprochés et sans cesse anastomosés, re-

montent jusqu'aux glandes inguinales superficielles, où ils finissent.

La plus grande partie des absorbans de la cuisse occupe la partie antérieure de ce membre. Ceux qui naissent de sa partie postérieure se contournent bientôt, soit en dedans, soit en dehors, pour se réunir aux premiers. Tous s'anastomosent enfin avec les absorbans superficiels de la jambe, et vont se terminer aux mêmes glandes.

Les glandes inguinales sont aussi le point central de réunion des absorbans superficiels des fesses, du périnée, des lombes et de la moitié sous-ombilicale des parois de l'abdomen.

Ceux des fesses, plongés dans une graisse abondante, communiquent fréquemment ensemble d'un côté à l'autre. Ils se contournent, les uns à la partie externe, les autres à la partie interne de la cuisse, et se réunissent soit aux absorbans de ce membre, soit à ceux du périnée. Quelques-uns remontent vers la crête iliaque en s'anastomosant avec les absorbans superficiels lombaires.

Ceux du périnée n'ont rien de remarquable. Ils se confondent bientôt avec les absorbans internes de la cuisse.

Ceux des lombes, nés près de la colonne vertébrale et communiquant entre eux d'un côté à l'autre, se dirigent en dehors et en bas au-dessus de la crête iliaque, en se contournant en devant, et finissent aux glandes inguinales. Ils communiquent souvent dans leur trajet, en haut avec les dorsaux superficiels inférieurs, en bas avec les absorbans des fesses et de la cuisse.

Ceux de la moitié sous-ombilicale des parois de l'abdomen s'unissent fréquemment, dans leurs origines, au niveau de l'ombilic, avec les absorbans qui partent du même endroit pour aller supérieurement aux glandes axillaires. Anastomosés entre eux au-devant de la ligne blanche, ils recouvrent toute la largeur de l'abdomen par un vaste réseau, et descendent, en se réduisant à un petit nombre de troncs plus volumineux, jusqu'aux glandes inguinales, où ils finissent..

C'est encore aux glandes inguinales que viennent aboutir les absorbans superficiels des parties génitales externes. Nous les réunissons à ceux des membres inférieurs pour ne pas trop multiplier les subdivisions.

De ces absorbans, les uns viennent du scrotum, les autres de la verge. Ceux du scrotum, très-nombreux et anastomosés ensemble au niveau de la cloison du dartos, remontent de chaque côté à la partie interne de la cuisse en communiquant et se confondant à leur terminaison avec ceux de la verge et du périnée.

Les absorbans superficiels de la verge forment pour l'ordinaire deux faisceaux distincts sur les parties latérales de cet organe, quoique leurs origines immédiates soient fort irrégulières. Chaque faisceau, dirigé en arrière, s'épanouit beaucoup par les divisions des ramuscules qui le composent et qui se confondent enfin avec ceux de la cuisse pour aller aux glandes. On voit ordinairement un seul tronc suivre pendant quelque temps le milieu de la face dorsale de la verge, et bientôt se diviser en deux

rameaux qui, subdivisés eux-mêmes, s'unissent aux
autres et se terminent comme eux. Il en est de
même chez la femme pour les absorbans superficiels qui naissent, soit du clitoris, soit des grandes
lèvres.

Les absorbans superficiels des membres inférieurs
et des organes génitaux communiquent sans cesse
dans leur trajet avec les profonds par une foule de
rameaux.

2°. Asorbans profonds.

Ils suivent tous le trajet des vaisseaux sanguins,
et forment quatre divisions distinctes qui accompagnent la veine saphène externe, l'artère tibiale antérieure, la tibiale postérieure et la péronière.

Deux troncs absorbans, pour l'ordinaire, suivent
la saphène externe. Ils résultent d'un grand nombre
de rameaux nés de la partie externe du pied, soit
à la région dorsale, soit à la plantaire. Couverts,
dans tout leur trajet, par l'aponévrose du membre
inférieur, ils se dirigent en haut le long du bord
externe du tendon d'Achille, puis derrière et entre
les muscles jumeaux, en recevant de ces parties des
rameaux mulipliés, gagnent l'espace poplité, et traversent une des glandes que cet espace présente. Ils
se portent ensuite aux glandes plus profondes du
même endroit, et s'y unissent aux autres absorbans
profonds. Quelquefois un des deux, en sortant de
cette glande, remonte le long des vaisseaux fémoraux jusque vers le milieu de la cuisse; là, il traverse l'aponévrose et s'unit aux superficiels.

Deux troncs aussi suivent l'artère tibiale antérieure. L'un naît profondément, à la plante du pied,
par beaucoup de rameaux qui environnent l'arcade
plantaire. Il sort sur le dos du pied avec l'artère pédieuse, entre le premier et le second orteil, d'où il
reçoit plusieurs rameaux, remonte entre les muscles antérieurs de la jambe, et quelquefois rencontre,
vers l'extrémité supérieure du tibia, une glande dans
laquelle il s'enfonce. De cette glande partent ensuite
un ou plusieurs vaisseaux qui traversent l'espace
interosseux au-dessus du ligament et s'unissent aux
absorbans tibiaux postérieurs et péroniers. Souvent
cette glande manque, mais le tronc suit toujours le
même trajet. L'autre tronc naît de la partie externe
du dos du pied, remonte, et vers le tiers moyen de
la jambe traverse le ligament interosseux pour s'u-
nir aux absorbans péroniers. Quelquefois le second
tronc manque, et alors les rameaux qui ailleurs lui
donnent naissance s'unissent au premier tronc.

Les absorbans tibiaux postérieurs naissent de
toutes les parties musculeuses, tendineuses, ligamenteuses qui occupent profondément la plante du
pied. Plusieurs troncs résultant de ces nombreuses
origines remontent avec l'artère tibiale postérieure,
que souvent ils embrassent par les rameaux anastomotiques qu'ils s'envoient mutuellement. Plus ou
moins subdivisés, ils communiquent avec les absorbans péroniers et finissent dans les glandes poplitées profondes.

Les absorbans péroniers, nés de même de la
plante du pied et de sa partie externe, remontent
le long de l'artère péronière, qu'ils embrassent par

plusieurs rameaux, se subdivisent et s'enfoncent
dans les glandes poplitées, où ils finissent.

C'est donc aux glandes poplitées que se réunissent
tous les absorbans profonds de la jambe. Elles reçoivent aussi tous ceux qui appartiennent soit à
l'espace poplité, soit à l'articulation du genou.

De ces glandes, qui, réunies entre elles par des
absorbans plus ou moins nombreux, forment un
véritable plexus poplité, partent supérieurement
deux, trois ou quatre troncs qui remontent le long
des vaisseaux poplités, passent par l'ouverture du
grand adducteur, et continüent à se porter supérieurement en suivant les mêmes vaisseaux devenus
fémoraux. Subdivisés plus ou moins dans leur trajet, ils reçoivent tous les rameaux profonds de la
cuisse, et se terminent enfin dans les glandes inguinales, soit profondes, soit superficielles; quelques-
uns même s'étendent jusqu'aux premières glandes
iliaques placées sous l'arcade crurale.

Parmi les absorbans profonds des membres inférieurs, il faut ranger aussi ceux qui suivent le trajet
des vaisseaux obturateurs, ischiatiques et fessiers,
quoique ces absorbans ne se rendent pas aux glandes inguinales.

Les premiers appartiennent spécialement aux
muscles adducteurs. Ils remontent avec les rameaux
de l'artère obturatrice, passent par le trou ovale,
et vont se terminer à quelques-unes des glandes
hypogastriques.

Les absorbans ischiatiques naissent des muscles
carré, jumeaux, pyramidal, et en partie du grand
fessier. Ils suivent les rameaux de l'artère ischia-

tique, rentrent dans le bassin, et se terminent aux glandes inférieures de cette cavité. Souvent, dans leur trajet, ils traversent plusieurs autres glandes placées le long des vaisseaux sanguins.

Les absorbans fessiers naissent de toute l'épais-seur des muscles de même nom. Ils suivent les ra-meaux de l'artère fessière, entrent dans le bassin par la grande échancrure sciatique, et se terminent, les uns directement aux glandes inférieures du bas-sin, les autres à quelques glandes placées autour des vaisseaux sanguins près de la grande échan-crure. D'autres absorbans naissent aussi des muscles du périnée, des graisses qui environnent le rec-tum, etc., et remontent dans le bassin, le long des vaisseaux honteux internes, pour se confondre avec les précédens dans une même terminaison.

Tous les absorbans profonds se trouvent sur les parties latérales des vaisseaux sanguins, qu'ils em-brassent fréquemment par des rameaux anastomo-tiques, en formant autour d'eux des plexus plus ou moins compliqués.

§ II. *Des Plexus absorbans inguinal, iliaque externe et hypogastrique.*

Les glandes inguinales sont, comme nous l'avons vu ci-devant, distinguées en superficielles et pro-fondes selon leur rapport avec l'aponévrose fémo-rale. On doit ranger parmi elles trois glandes placées sous l'arcade crurale, et occupant, l'une la partie antérieure, les autres les côtés des vaisseaux fé-moraux.

C'est à ces glandes que se terminent presque tous
les absorbans des membres inférieurs. Chacune
d'elles donne naissance à de nouveaux absorbans
qui vont aux glandes voisines, en sorte que toutes
communiquent ensemble, et forment ainsi, par
leur réunion avec les absorbans qu'elles reçoivent
ou qu'elles s'envoient, un plexus nommé *inguinal
lymphatique.* Ce plexus, qui, comme l'on voit, finit
à l'entrée du bassin, est la source d'un autre ordre
d'absorbans très-nombreux, qui, entre-croisés ensemble continuellement, forment un nouveau
plexus nommé *iliaque externe.* Celui-ci embrasse
les vaisseaux iliaques et se trouve principalement
placé entre ces vaisseaux et le muscle psoas. Il remonte ainsi jusque sur les côtés de la dernière vertèbre lombaire, souvent interrompu dans ce trajet
par plusieurs glandes.

Près de la dernière vertèbre lombaire, le plexus
iliaque externe se réunit au *plexus absorbant hypogastrique.* Celui-ci, placé sur les côtés de l'excavation du bassin, résulte en partie des absorbans obturateurs, ischiatiques, fessiers, etc., dont nous
avons déjà parlé, en partie des absorbans utérins,
vésicaux, sacrés, etc., qui nous restent à décrire.
Ces vaisseaux entre-croisés sont interrompus de
temps en temps par un grand nombre de glandes
irrégulièrement disséminées, mais ordinairement
voisines des vaisseaux sanguins que le plexus recouvre et embrasse. Au-devant du sacrum, le plexus
hypogastrique communique et se confond avec celui du côté opposé.

Après avoir reçu le plexus hypogastrique, le

plexus iliaque externe remonte sur les côtés de la colonne vertébrale, au-devant de laquelle il communique avec le plexus iliaque externe opposé par un grand nombre de rameaux qui enveloppent l'aorte et la veine cave. Les vaisseaux de l'un et de l'autre plexus se terminent en même temps dans les glandes lombaires; d'où partent, comme nous le verrons plus tard, les premières racines immédiates du conduit thoracique.

§ III. *Des Absorbans des parois du bassin et de l'abdomen.*

Ils suivent tous plus ou moins exactement le trajet des vaisseaux sanguins, et peuvent être nommés de même.

Parmi ceux des parois du bassin, nous ne remarquerons que les iléo-lombaires et les sacrés. Ceux des parois abdominales sont les épigastriques, les circonflexes iliaques et les lombaires.

Les iléo-lombaires naissent de toute l'étendue du muscle iliaque et de l'os subjacent. Réduits à deux troncs, ils passent transversalement sous le psoas, qui leur fournit de nouveaux rameaux; puis ils se subdivisent, et finissent, soit, à des glandes lymphatiques placées près de la symphyse sacro-iliaque, soit dans les plexus iliaque externe et hypogastrique.

Les sacrés naissent du tissu graisseux qui environne le rectum, des nerfs sacrés, des muscles pyramidaux et de l'os sacrum lui-même. Plusieurs partent de l'intérieur du canal sacré; et sortent par les trous antérieurs. Tous se terminent, soit dans le plexus hypogastrique, soit en haut, dans les plexus lombaires.

Les autres absorbans des parois du bassin se réunissent aux ischiatiques, fessiers, etc., décrits à l'occasion des absorbans des membres inférieurs.

Les épigastriques naissent des tégumens et de l'aponévrose commune des muscles abdominaux, traversent de dehors en dedans cette aponévrose, et s'enfoncent dans les muscles droits, dont ils reçoivent les rameaux aussi bien que ceux de la partie antérieure des muscles obliques et transverses. Plusieurs troncs résultant de tous ces rameaux réunis embrassent les vaisseaux sanguins épigastriques, descendent avec eux, en se subdivisant et en traversant plusieurs petites glandes, jusqu'auprès de l'arcade crurale. Là, ils se terminent aux trois glandes qui environnent l'artère iliaque externe, et qui, comme nous l'avons dit, appartiennent au plexus inguinal.

Les épigastriques reçoivent dans leur trajet plusieurs absorbans de la partie antérieure du péritoine. Ils communiquent en haut avec les thoraciques internes, en dehors avec les lombaires.

Les circonflexes iliaques naissent en partie des tégumens qui recouvrent les côtés de l'abdomen. Ceux-ci traversent successivement l'épaisseur des muscles obliques et transverses, d'où partent d'autres rameaux beaucoup plus multipliés. Tous se dirigent obliquement en bas et en devant vers la crête iliaque, contournent cette crête en suivant le trajet de l'artère dont ils prennent le nom, et, se dirigeant en dedans, vont enfin se terminer à une des glandes de l'arcade crurale. Dans leur trajet, ils reçoivent plusieurs rameaux nés du muscle iliaque et du péritoine.

Les lombaires naissent en très-grand nombre du muscle carré, de la partie postérieure des muscles oblique et transverse, enfin de l'intérieur même du canal vertébral. Réduits à un certain nombre de troncs, ils suivent le trajet des artères lombaires, passent pour la plupart entre le psoas et le carré, en traversant plusieurs glandes situées entre les apophyses transverses, et parviennent enfin sur les côtés du corps des vertèbres. Là, subdivisés et entre-croisés, ils se terminent, soit en s'enfonçant dans les glandes lombaires, soit en s'anastomosant avec le plexus iliaque externe. Leurs anastomoses mutuelles constituent le *plexus lombaire*, qui communique, au-devant de la colonne vertébrale, avec celui du côté opposé, par un très-grand nombre de rameaux.

§ IV. *Des Absorbans des organes génitaux et urinaires.*

1°. *Absorbans des organes génitaux.*

Nous avons déjà vu que les absorbans superficiels des organes génitaux externes, chez l'homme et chez la femme, se rendent au plexus inguinal, et se confondent avec ceux des membres inférieurs.

Les absorbans profonds de la verge suivent le trajet des vaisseaux sanguins, rentrent dans le bassin le long des branches de l'artère honteuse interne,

et vont se jeter dans le plexus hypogastrique. Il en
est de même chez la femme pour les absorbans profonds du clitoris. Quelques-uns de ceux du scrotum
se confondent avec les absorbans du testicule et en
suivent la disposition. De même, chez la femme,
plusieurs absorbans, nés du contour de l'ouverture
du vagin, remontent le long du ligament rond, et
pénétrant par l'anneau inguinal, vont se réunir aux
absorbans de la matrice.

Les absorbans du testicule sont extrêmement
nombreux. Les uns naissent de la tunique vaginale
et de l'albuginée, qu'ils couvrent entièrement, remontent vers le cordon spermatique, et se réunissent aux suivans. Les autres, distincts des premiers,
naissent de la substance propre du testicule et de
l'épididyme. Réunis tous, à la partie supérieure de
l'organe, et réduits à un nombre de troncs qui varie de six à douze, ils remontent le long du cordon
en formant entre eux peu d'anastomoses, passent
par l'anneau inguinal, et, après avoir formé plusieurs courbures, suivent la plupart le trajet de l'artère spermatique pour se terminer dans les glandes
lombaires en se confondant avec les absorbans des
reins et en communiquant avec ceux du côté opposé. Les absorbans du testicule ont quelquefois un
volume très-considérable.

*Les absorbans de la prostate et des vésicules sé-
minales* n'ont rien de bien remarquable. Ils se confondent en grande partie avec les absorbans vésicaux, et se jettent dans le plexus hypogastrique.

Les absorbans de la matrice sont extrêmement
nombreux, et cet organe en est tellement recou-

vert, surtout pendant la gestation, qu'il semble en être entièrement formé; ils naissent, soit de sa superficie, soit de son tissu intime. Ceux qui appartiennent au col de la matrice se réunissent à ceux qui partent en très-grand nombre des parties latérales du vagin et se jettent dans le plexus hypogastrique. Ceux qui viennent du corps se prolongent sur le ligament large, s'unissent aux absorbans multipliés qui environnent l'ovaire en forme de plexus, remontent avec eux le long des vaisseaux spermatiques, et finissent dans le plexus lombaire en s'anastomosant avec les absorbans rénaux. Plusieurs cependant se perdent dans le plexus iliaque externe.

2°. *Absorbans des organes urinaires.*

Les absorbans de la vessie, nés dans toute l'étendue de cet organe, suivent en général les vaisseaux sanguins. Ils traversent plusieurs petites glandes situées sur le trajet des artères ombilicales. Tous se jettent enfin dans le plexus hypogastrique.

Les absorbans des reins se distinguent en superficiels et profonds. Parmi les superficiels, ceux qui sont les plus rapprochés de la scissure du rein s'anastomosent aussitôt en cet endroit avec les profonds. Les autres, nés sur toute la surface de l'organe, se réduisent bientôt à un certain nombre de troncs plus ou moins volumineux, qui se prolongent dans le tissu du rein et communiquent de même avec les profonds.

Les absorbans profonds naissent de toutes parts des substances corticale et tubuleuse, des calices;

du bassinet. Réduits à un nombre variable de troncs qui suivent pour l'ordinaire les vaisseaux sanguins, ils sortent du rein par sa scissure, en se réunissant aux absorbans superficiels, et vont sur les côtés de l'aorte se jeter dans le plexus lombaire en se confondant avec ceux des organes génitaux, etc. Quelquefois on voit deux ou trois de ces troncs remonter vers le diaphragme, et s'ouvrir immédiatement dans le conduit thoracique.

On trouve aussi des absorbans sur tout le trajet des uretères. Ils embrassent les conduits, et communiquent en bas avec ceux de la vessie, en haut avec ceux des reins.

Les absorbans des capsules surrénales naissent de l'extérieur et du tissu intime de ces organes en s'anastomosant fréquemment ensemble. Plusieurs s'unissent aux absorbans rénaux. Ceux de la capsule droite vont aboutir à quelques glandes situées autour de la veine cave au-dessus du foie, où se confondent avec les absorbans du foie, pour se jeter comme eux dans le conduit thoracique. Ceux de la capsule gauche se rendent à des glandes placées sur l'appendice diaphragmatique correspondante, et s'y confondent avec plusieurs absorbans du foie, de la rate et des intestins.

§ V. *Des Absorbans des viscères abdominaux.*

Nous comprenons sous cette division les absorbans des intestins, de l'estomac, du pancréas, de la rate et du foie.

1°. *Absorbans des intestins.*

Ceux-ci, plus anciennement connus que ceux des
autres parties, sont ordinairement nommés *vaisseaux lactés* ou *chylifères*, parce qu'un grand
nombre d'entre eux a pour usage de transmettre
dans le conduit thoracique le chyle, produit de la
digestion. Cette espèce d'absorption diffère entièrement de celle qui s'opère dans le tissu intime
des organes, et qui a pour fin unique le renouvellement de ce tissu. L'une et l'autre ne se font point
à la même époque, ou du moins ne sont point liées au
même ordre de phénomènes; puisque l'absorption
chyleuse succède au travail digestif, et que l'absorption organique fait partie de la nutrition immédiate.
Mais l'absorption organique a lieu dans les intestins.
aussi bien que l'absorption chyleuse, puisque les
intestins sont soumis aux lois de la nutrition immédiate comme les autres organes.

La physiologie voit donc dans les intestins deux
ordres d'absorbans tout-à-fait distincts. Les uns
naissent de la surface interne de ces organes par des
embouchures béantes destinées à recevoir le fluide
digestif : ce sont les *absorbans chyleux*. Les autres
naissent dans le tissu même des parois intestinales,
et se comportent comme ceux que nous avons examinés jusqu'ici : ce sont les *absorbans organiques*.
Il serait difficile d'injecter les absorbans chyleux par
les procédés de l'art; et, pour les reconnaître, le
meilleur moyen est de saisir, sur un animal vivant,
l'époque de la digestion, pendant laquelle ces vais-

seaux sont en exercice. Remplis alors par le chyle,
ils deviennent fort apparens.

Mais, en faisant abstraction des considérations
physiologiques, l'anatomie ne trouve entre les deux
ordres d'absorbans dont il s'agit aucune différence
essentielle. Les uns et les autres, en effet, mêlés et
confondus ensemble au-delà de leurs origines, se
comportent de la même manière, suivent le même
trajet, aboutissent au même terme. On ne doit donc
point les distinguer dans les détails purement descriptifs qui nous occupent.

On voit aussi que le nom de *lactés* ou de *chylifères* ne convient pas à tous les absorbans intestinaux, qui doivent ici être tous réunis sous une
dénomination générique.

Ces absorbans, quelque part qu'on les examine
dans le conduit intestinal, peuvent se diviser en superficiels et profonds. Les superficiels, situés entre
les membranes, et spécialement au-dessous de la péritonéale, parcourent un trajet assez long suivant
la longueur du tube intestinal, en se croisant les uns
les autres, et en s'anastomosant, soit entre eux, soit
avec les profonds. Puis ils se recourbent du côté
du mésentère ou des méso-colons, s'engagent entre
les lames de ces replis, et se subdivisent en communiquant avec les profonds, puis traversent les
glandes, et se portent au conduit thoracique.

Les profonds, nés par des ouvertures béantes
dans la cavité intestinale ou par des ramuscules
dans l'épaisseur des membranes, contournent l'intestin dans sa largeur en suivant diverses directions,
et en accompagnant pour l'ordinaire les vaisseaux

sanguins, puis ils gagnent le mésentère, où ils se comportent comme les précédens.

Telle est la disposition générale des absorbans intestinaux. Plus abondans à l'intestin grêle que partout ailleurs, ils forment dans le mésentère, par leurs subdivisions, une foule de plexus, traversent successivement les glandes multipliées de cette partie, et se réduisent, près du pancréas, à un certain nombre de troncs qui se confondent avec les absorbans de l'estomac, de la rate et du foie.

Les absorbans du cœcum, du colon lombaire droit et du colon transverse se comportent de la même manière entre les lames du méso-colon, et se confondent dans leur terminaison avec ceux de l'intestin grêle.

Les absorbans du colon lombaire gauche et iliaques, aussi bien que ceux du rectum, vont aboutir soit aux glandes qui se trouvent au-devant de la colonne vertébrale et de l'aorte, soit à celles qui occupent l'intervalle des deux lames du méso-rectum. Ils se perdent dans les plexus lombaire et hypogastrique.

2°. *Absorbans de l'estomac.*

Ils occupent pour la plupart l'intervalle des tuniques péritonéale et musculeuse. On les distingue en trois ordres sur l'une et l'autre faces de l'estomac. Les uns appartiennent à la grosse extrémité de cet organe, se dirigent à gauche, et vont en suivant les vaisseaux courts se réunir aux absorbans de la rate. Les autres se portent vers la petite cour-

bure et aboutissent aux glandes que cette courbure
présente. Presque tous ceux-ci, même les plus rapprochés du pylore dans leur origine, se dirigent
obliquement à gauche, et se réunissent en grand
nombre près du côté droit du cardia. Après avoir
traversé les glandes de cette partie, ils se recourbent
sur eux-mêmes, pour se porter à droite le long de la
courbure et du petit épiploon ; ils traversent encore
successivement plusieurs glandes, et parvenus au
niveau du lobule de Spigel, ils se rapprochent des
absorbans hépatiques inférieurs. Réunis à eux, ils
descendent derrière le pancréas, et se confondent
enfin entièrement avec les absorbans spléniques et
intestinaux dans un plexus commun qui concourt
à former les origines du conduit thoracique.

Le troisième ordre des absorbans de l'estomac
comprend ceux qui, suivant une direction inverse à
celle des précédens, se rendent aux glandes situées
le long de la grande courbure, autour des vaisseaux
gastriques inférieurs. Presque tous se dirigent plus
ou moins obliquement à droite ; et tous, après avoir
traversé plusieurs glandes, se réunissent vers le pylore
en formant divers plexus. Réduits à des troncs plus
volumineux, ils s'enfoncent entre le pylore et le
pancréas, se recourbent, et se portent à gauche en
suivant quelque temps la partie antérieure de ce
dernier organe. Près du lobule de Spigel, ils remontent sur le pancréas, le contournent et descendent derrière lui pour aller traverser les glandes
situées autour des artères cœliaque et mésentérique
supérieure, et se confondre avec les absorbans
intestinaux.

On doit comprendre dans les absorbans de l'estomac ceux qui appartiennent aux épiploons. Tous,
en effet, se réunissent et se confondent près des
courbures avec ceux dont nous venons de parler et
se terminent de même.

3°. *Absorbans de la rate et du pancréas.*

On distingue les absorbans de la rate en superficiels et profonds. Les premiers occupent principalement la face convexe de cet organe. Contournés sur
les deux faces planes, ils se réunissent aux profonds
au niveau de la scissure. Plusieurs pénètrent dans la
substance de l'organe peu après leur origine et se
confondent de même avec les profonds. Ces derniers,
nés de toutes les parties du tissu de la rate, accompagnent les vaisseaux sanguins, sortent avec eux par
la scissure, traversent plusieurs glandes placées sur
ces vaisseaux, et forment différens plexus, pour se
réunir enfin derrière le pancréas avec les absorbans
stomachiques, intestinaux, hépatiques, etc.

Les absorbans du pancréas n'ont rien de fort remarquable. Nés dans la substance de l'organe, ils
suivent ses vaisseaux sanguins et finissent presque
aussitôt dans les plexus stomachiques et spléniques.

4°. *Absorbans du foie.*

Il n'est aucun organe qui contienne plus d'absorbans que le foie. On les prépare assez facilement,
parce qu'une pression modérée fait passer le mercure des troncs dans les rameaux; en sorte que

souvent il suffit d'injecter un seul tronc pour remplir tout le système absorbant de l'organe, pourvu
qu'il ne se fasse point de rupture, ce qui est très-
ordinaire. Ceci prouve que les valvules ou n'existent
pas dans les absorbans du foie, ou du moins y sont
peu multipliées. Quand l'injection a parfaitement
réussi, le foie, vu à quelque distance, semble recouvert d'une lame argentine continue.

On distingue les absorbans du foie en superficiels
et profonds. Les superficiels appartiennent ou à la
face diaphragmatique ou à la face intestinale.

*Les absorbans superficiels de la face diaphrag-
matique du foie* se divisent en ceux du lobe droit
et ceux du lobe gauche.

1°. Ceux du lobe droit forment quatre faisceaux
différens.

Le premier faisceau se compose des absorbans
qui naissent dans l'intervalle des feuillets du ligament suspensoire. On peut donc les regarder comme
appartenant en partie au lobe gauche. Ils remontent dans l'épaisseur du ligament, et se réduisent à
un ou deux troncs, qui entrent dans le thorax par
l'espace triangulaire que laisse le diaphragme derrière l'appendice sternale. Ils traversent une ou deux
des glandes médiastines, en sortent en se subdivisant, et se réunissent à plusieurs des absorbans
thoraciques, cardiaques, péricardins; puis remontent avec eux jusqu'auprès de la veine jugulaire interne gauche en traversant plusieurs autres glandes,
pour se terminer enfin dans le conduit thoracique
près de son embouchure.

Le second faisceau résulte des absorbans qui naissent sur la partie droite du même lobe près de sa circonférence. Ils se portent entre les lames du ligament latéral droit du foie, et là se divisent en deux ordres. Les uns, supérieurs, traversent le diaphragme, se placent entre ce muscle et la plèvre, se dirigent à gauche en se subdivisant et en se réunissant ensuite, puis se recourbent en bas, passent par l'ouverture aortique du diaphragme ou par des écartemens particuliers de ses fibres, et revenus ainsi dans l'abdomen, vont se terminer aux glandes situées entre l'aorte et la veine cave, en se confondant avec les absorbans stomachiques, rénaux, etc. Les inférieurs traversent aussi pour la plupart le diaphragme près de son attache aux dernières côtes, longent ces côtes jusqu'à leurs têtes, là, traversent quelques glandes et se confondent avec les absorbans intercostaux pour se terminer dans le conduit thoracique. Quelques-uns ne traversent point le diaphragme, mais se dirigent à gauche et en bas, pour se terminer près de la veine cave dans les plexus communs dont nous avons déjà parlé plusieurs fois.

Les absorbans qui forment le troisième faisceau naissent sur le milieu du lobe droit et gagnent la partie postérieure du foie. Réduits à un certain nombre de troncs, les uns s'unissent aux absorbans hépatiques déjà décrits, au moment où ceux-ci rentrent dans l'abdomen par l'ouverture aortique; les autres traversent le diaphragme, remontent entre l'aorte et l'œsophage, et réunis aux absorbans de ces parties, finissent dans le conduit thoracique.

Les absorbans du quatrième faisceau naissent de la partie antérieure du lobe, près du bord mince et

de la scissure par laquelle s'introduit la veine ombilicale. Les uns remontent dans le ligament suspensoire et s'unissent au premier faisceau. Les autres
descendent dans la scissure du foie, communiquent
avec les absorbans profonds de cet organe, et vont
aboutir dans quelques glandes voisines du pylore en
se confondant avec les stomachiques. Quelques-uns
côtoient le bord mince du foie, et vont à droite se
réunir aux absorbans inférieurs du second faisceau.

2°. Les absorbans de la face supérieure du lobe
gauche forment trois séries. La première comprend ceux qui, rapprochés du ligament suspensoire, s'introduisent entre ses deux feuillets et s'u-
nissent au premier faisceau des absorbans du lobe
droit.

Les absorbans de la seconde série naissent de toute
la surface du lobe, se portent entre les lames du
ligament latéral gauche et se divisent en supérieurs
et inférieurs. Les supérieurs se contournent à droite
et vont derrière l'estomac, près de sa petite courbure, au-dessous du lobule de Spigel ; ils traversent
quelques glandes pour se confondre avec les stomachiques et avec les autres hépatiques. Les inférieurs
suivent à gauche la face concave du diaphragme,
se subdivisent, et vers la grosse extrémité de l'estomac s'unissent à quelques-uns des absorbans spléniques pour se terminer comme eux dans les plexus
qui entourent l'aorte et la veine cave.

Les absorbans de la troisième série naissent de la
partie la plus reculée du lobe, entre le ligament suspensoire et le ligament latéral gauche. Réduits à un
petit nombre de troncs, ils descendent sur le côté

droit de l'œsophage, et se perdent dans les glandes de la petite courbure de l'estomac.

Les absorbans superficiels de la face intestinale du foie se divisent aussi en ceux du lobe droit et ceux du lobe gauche.

1°. Ceux du lobe droit forment trois séries. La première comprend tous les absorbans qui naissent à droite entre la circonférence du foie et la vésicule biliaire. Réunis à quelques-uns de ceux de la face convexe et à quelques profonds sortis du foie avec la veine porte, ils se dirigent en bas et à gauche pour se terminer aux glandes qui environnent la veine cave et l'aorte.

La seconde série renferme ceux qui naissent soit sur la vésicule, soit entre son fond et le bord mince du foie. Ils reçoivent plusieurs rameaux anastomotiques de la face convexe. Réunis en troncs plus volumineux, ils embrassent la vésicule en s'entre-croisant mutuellement, gagnent le col de ce réservoir membraneux, et se réduisent à deux ou trois troncs qui se terminent à des glandes situées au-dessus de l'intestin duodénum.

La troisième série est formée par les absorbans qui naissent entre la vésicule et le sillon longitudinal. Ils se réduisent à un tronc, qui se porte sur la vésicule, s'unit aux absorbans de cette partie et se termine comme eux.

2°. Les absorbans inférieurs du lobe gauche n'ont rien de fort remarquable. Nés de toute l'étendue de ce lobe et de celui de Spigel, ils se confondent bientôt avec les précédens et avec les profonds.

Outre les absorbans dont nous avons parlé, on en trouve beaucoup d'autres qui, nés de l'extérieur du foie, s'enfoncent aussitôt dans la substance de cet organe et s'unissent aux profonds. Ils sont très-nombreux surtout à la face intestinale. Tous les absorbans superficiels communiquent aussi avec les profonds par une multitude de ramuscules.

Les absorbans profonds naissent dans toute l'étendue du tissu du foie. Leur nombre est par conséquent beaucoup plus considérable que celui des absorbans superficiels. Ils accompagnent les vaisseaux sanguins et les conduits biliaires en formant un grand nombre de plexus, et sortent du foie avec ces vaisseaux. Réunis en grand nombre autour du lobule de Spigel, ils s'engagent entre les lames du petit épiploon, et gagnent, presque tous, les glandes qui occupent la petite courbure de l'estomac, en se confondant avec les absorbans stomachiques. D'autres descendent derrière l'estomac, au-devant du pancréas et du duodénum, et se perdent dans les plexus absorbans de ces parties. D'autres enfin suivent le trajet de la veine porte, et vont se réunir aux absorbans intestinaux et spléniques.

On voit, d'après ces détails, que tous les absorbans du foie ne concourent point à donner naissance au conduit thoracique; et que plusieurs vont aboutir à ce vaisseau pendant qu'il traverse le thorax, quelques-uns même près de son embouchure dans la sous-clavière. Cependant, comme le plus grand nombre des absorbans hépatiques se réunit aux plexus intestinaux, stomachiques, etc., nous

avons pensé que leur description devait être jointe
à celle des autres absorbans abdominaux.

ARTICLE DEUXIÈME.

DU CONDUIT THORACIQUE.

On peut regarder presque tous les absorbans que
nous avons décrits jusqu'ici comme les origines
éloignées du conduit thoracique. Ses origines immédiates ont lieu par cinq ou six troncs plus ou
moins volumineux, qui sont la réunion des plexus
absorbans de l'abdomen. Le nombre, le volume et
l'étendue de ces troncs varient prodigieusement.
Presque tous partent des plexus lombaires, auxquels aboutissent la plupart des absorbans de l'abdomen, du bassin et des membres inférieurs.

Pour l'ordinaire, le plus considérable de ces
troncs commence vers la quatrième ou la troisième
vertèbre lombaire, et résulte de plusieurs rameaux
naissant des glandes voisines. Il remonte au-devant du corps de ces vertèbres jusque auprès de
l'ouverture aortique du diaphragme. Les autres
troncs, nés un peu plus haut que le premier, vont se
réunir à lui au niveau des seconde et première vertèbres lombaires, ou de la dernière dorsale, ou dans
l'ouverture aortique elle-même. Souvent un autre
tronc considérable, résultant de plusieurs absorbans
intercostaux, descend dans le thorax au côté gauche
du conduit thoracique, passe par l'ouverture diaphragmatique, et se recourbe enfin vers la douzième

vertèbre dorsale pour se réunir aux autres troncs dont nous venons de parler.

Ainsi se forme le conduit thoracique, qui, selon les uns, commence vers la troisième vertèbre lombaire, et, selon les autres, à quelque distance seulement de l'ouverture aortique du diaphragme. Ces derniers sont mieux fondés, puisque c'est seulement à la partie supérieure de l'abdomen que tous les troncs absorbans principaux se trouvent réunis en un seul.

. Placé à son origine derrière l'aorte, à la partie antérieure et un peu latérale gauche du corps de la douzième vertèbre dorsale ou de la première lombaire, le conduit thoracique remonte et traverse l'ouverture aortique pour pénétrer dans le thorax. L'aorte se déjetant bientôt un peu à gauche, il se trouve entre elle et la veine azygos, et continue son trajet dans cette position jusqu'à la sixième, la cinquième ou la quatrième vertèbre dorsale. Là, il prend une direction oblique à gauche, passe sous la crosse de l'aorte, et remonte jusqu'au-dessous de l'artère sous-clavière gauche. Placé ensuite à droite de cette artère et sur le muscle long du cou, il se porte jusqu'à la septième ou sixième vertèbre cervicale, là se recourbe sur lui-même, s'engage derrière la veine jugulaire interne, et se dirige en bas pour aller s'ouvrir enfin dans la partie postérieure de la veine sous-clavière gauche, à l'endroit où celle-ci donne naissance à la jugulaire interne. Nous supposons ici que le conduit thoracique se termine par un seul tronc. Son embouchure présente deux valvules semi-lunaires opposées l'une à l'autre, dont l'usage est d'empêcher que le sang de la veine ne passe dans le conduit.

Le conduit thoracique n'a pas dans tous les points de son étendue un calibre égal. A son origine et près de son passage par le diaphragme, il paraît quelquefois fort dilaté ; et c'est cette dilatation que l'on a nommée réservoir de Pecquet, *réservoir du chyle,* *cisterna chyli*. Elle n'est cependant point constante. Souvent même cette portion dilatée n'est autre chose que la réunion de plusieurs troncs absorbans encore distincts, mais entourés par une enveloppe celluleuse commune, et faciles à séparer par la dissection. Immédiatement après son entrée dans le thorax, le conduit se rétrécit un peu jusqu'à la sixième vertèbre dorsale. Là, il se dilate de nouveau en se portant derrière l'aorte. Enfin son calibre devient beaucoup plus considérable immédiatement avant son embouchure dans la veine sous-clavière.

Ordinairement droit dans la plus grande partie de son étendue, le conduit thoracique forme cependant toujours quelques légères flexuosités. Elles sont quelquefois très-marquées.

Il est très-fréquent de voir le conduit thoracique se diviser, pendant une partie de son trajet, en plusieurs branches qui se réunissent ensuite de nouveau en un seul tronc. C'est ce qu'on observe presque toujours entre les cinquième et quatrième vertèbres dorsales. L'espace qui reste entre ces branches écartées a été désigné par Haller sous le nom d'*île, insula*. Souvent aussi le conduit thoracique se divise en deux ou trois troncs à sa terminaison. Alors un de ces troncs seulement s'ouvre dans l'angle de réunion des veines sous-clavière et jugulaire interne ; les autres aboutissent dans la jugulaire interne, et l'embouchure de chacun est garnie d'une valvule.

Des absorbans que le conduit thoracique reçoit pendant son trajet dans le thorax.

Plusieurs absorbans partis des plexus abdominaux s'introduisent dans le thorax avec l'aorte, et vont aboutir au conduit thoracique à une plus ou moins grande distance. Il en est de même, comme nous l'avons vu, de plusieurs absorbans hépatiques.

Mais les vaisseaux les plus remarquables que reçoive le conduit thoracique dans son trajet, ce sont les *absorbans intercostaux*. Leurs origines ont lieu non-seulement dans les muscles intercostaux, mais dans ceux qui recouvrent l'extérieur du thorax. En parcourant les espaces intercostaux, ils traversent plusieurs glandes répandues sur les muscles, soit externes, soit internes, qui remplissent ces espaces. Parvenus sur les côtés de la colonne vertébrale, ils se réunissent aux absorbans qui viennent soit du canal de l'épine, soit des muscles du dos, et traversent avec eux les glandes placées autour des têtes des côtes. Sortis de ces glandes, ils se portent dans les gouttières des vertèbres, en formant divers plexus qui se réduisent enfin à un nombre variable de troncs. Ces troncs se dirigent obliquement en bas, et vont aboutir au conduit thoracique, fort au-dessous de la vertèbre sur laquelle ils étaient placés. Ceux du côté droit passent devant ou derrière la veine azygos, et parcourent un trajet un peu plus long que les gauches, vu la position du conduit thoracique.

Plusieurs absorbans des espaces intercostaux supérieurs se réunissent aux absorbans pulmonaires et se terminent comme eux.

Il faut joindre aux absorbans intercostaux une foule de rameaux qui se réunissent à eux et qui viennent soit de l'extérieur de la plèvre, soit de l'épaisseur du diaphragme.

ARTICLE TROISIÈME.

DES ABSORBANS QUI SE TERMINENT EN PARTIE DANS LE CONDUIT THORACIQUE, EN PARTIE DANS LES VEINES GAUCHES OU DROITES PAR DES TRONCS PARTICULIERS.

Ce sont les absorbans des poumons et des autres organes contenus dans le thorax, ceux des membres supérieurs, de la tête et du cou.

§ Ier. *Des absorbans des poumons.*

On les distingue en superficiels et profonds.

Les superficiels, placés sous la plèvre pulmonaire, naissent ou de la plèvre elle-même par une foule d'orifices ouverts dans la cavité de cette membrane, ou sur le tissu du poumon par un grand nombre de ramuscules. Les premiers, destinés à reprendre le fluide séreux exhalé sur la plèvre, se trouvent souvent injectés, par la seule introduction d'un fluide

coloré dans le thorax; les seconds s'injectent à la
manière ordinaire. Les uns et les autres se comportent de même. Ils recouvrent les poumons; dans
toute leur étendue, par une multitude de rameaux
entre-croisés et formant des aréoles de diverse figure
que remplissent des ramuscules plus petits. Les troncs
qui résultent enfin de la réunion de ces réseaux vasculaires suivent différentes directions. Les uns s'enfoncent entre les scissures des lobes et se rendent
aux glandes qui occupent le fond de ces scissures;
les autres se contournent, soit en avant, soit en arrière, sur les bords de chaque poumon, parcourent
sa face interne, et aboutissent aux glandes qui environnent la branche au niveau de son entrée dans
l'organe.

Les profonds naissent de toutes les parties qui entrent dans la composition du poumon. Leurs troncs
suivent les vaisseaux sanguins et les bronches, qu'ils
environnent en communiquant avec les superficiels
par beaucoup de rameaux. Sortis du poumon, ils
se réunissent entièrement aux superficiels dans les
glandes bronchiques, d'où ils sortent ensuite en
commun pour remonter le long des bronches jusqu'à la trachée. Là, ils s'introduisent dans d'autres
glandes, et spécialement dans celle qui occupe l'angle rentrant formé par la réunion des bronches et
de la trachée.

De cette grosse glande, il part en haut un grand
nombre d'absorbans. Les uns remontent sur la trachée, traversent quelques glandes placées sur la
partie droite de ce conduit, et ensuite se recourbent
à droite en se réunissant en un seul tronc qui se

porte derrière la veine jugulaire interne, gagne quelques-unes des glandes du cou, et se confond avec
les absorbans de cette partie pour se terminer
comme eux dans les veines du côté droit. D'autres,
en grande quantité, vont traverser quelques glandes
situées au-devant de la trachée au-dessous de la
thyroïde, se réduisent ensuite ordinairement à deux
troncs qui se recourbent et se portent obliquement
à gauche derrière la jugulaire interne, traversent
encore quelques glandes, et enfin s'ouvrent tantôt
dans le conduit thoracique, tantôt immédiatement
dans les veines.

Plusieurs des absorbans pulmonaires se réunissent
dans le thorax même aux absorbans intercostaux et
œsophagiens, dont ils suivent la disposition.

§ II. *Des absorbans thoraciques internes, diaphragmatiques, péricardins, thymiques et cardiaques.*

Les absorbans thoraciques internes prennent leur
nom des vaisseaux qu'ils accompagnent. Nés de la
partie supérieure des muscles abdominaux et anastomosés en cet endroit avec les absorbans épigastriques, ils s'introduisent dans le thorax par l'ouverture étroite qui se trouve entre le diaphragme et
l'appendice sternale. Ils remontent ensuite derrière
le sternum et sur ses côtés, en suivant l'artère thoracique interne et traversant plusieurs glandes entre
lesquelles ils forment divers plexus. Réunis successivement en branches plus volumineuses, ils se réduisent enfin, du côté gauche, à un seul tronc, qui
passe obliquement au-devant de la veine sous-cla-

vière, remonte un peu, se jette dans les glandes inférieures du cou, et se confond ensuite par plusieurs rameaux avec les absorbans de cette partie, pour se terminer comme eux dans le conduit thoracique. Du côté droit, les absorbans thoraciques internes vont s'ouvrir séparément dans les veines sous-clavière et jugulaire interne.

Dans leur trajet, ces absorbans reçoivent, au travers des muscles intercostaux, une grande partie de ceux qui appartiennent soit aux muscles, soit aux tégumens antérieurs du thorax.

Les absorbans du diaphragme se confondent en partie avec les intercostaux, en partie avec les hépatiques et avec les autres absorbans-abdominaux. Mais leurs troncs principaux occupent la face convexe du muscle et se trouvent entre lui et la plèvre. Plusieurs naissent de cette membrane et se remplissent des fluides colorés qu'on introduit dans le thorax. Ces troncs se dirigent d'arrière en avant, en formant diverses aréoles par leurs anastomoses. Ils remontent dans la partie inférieure du médiastin, traversent plusieurs glandes qui s'y trouvent, et se réunissent aux absorbans thoraciques internes de l'un et de l'autre côtés, pour se terminer comme eux.

Les absorbans du péricarde et du thymus, peu remarquables, parcourent le médiastin de bas en haut, traversent plusieurs glandes placées sur la veine cave supérieure et sur l'aorte, et se confondent ensuite soit avec les absorbans thoraciques internes, soit avec les pulmonaires.

Les absorbans du cœur suivent, en général, le trajet des vaisseaux sanguins. Souvent on réussit à

les injecter, surtout sur les sujets maigres, en pous-
sant un fluide coloré dans les artères cardiaques ;
le fluide passe incolore dans les absorbans. On
parvient aussi à injecter immédiatement plusieurs
de ceux-ci avec le mercure, en les prenant près du
sommet du cœur ; mais on a beaucoup de peine à
les poursuivre jusqu'à leur terme, parce qu'ils se
rompent très-facilement lorsqu'ils sont parvenus
sur l'aorte.

Les troncs principaux de ces absorbans occupent
les bords du cœur et reçoivent en cet endroit les rameaux répandus sur les faces antérieure et postér-
rieure. Les troncs placés sur le bord obtus, parvenus à la base du cœur, s'enfoncent dans l'intervalle
graisseux qui sépare l'oreillette et le ventricule gauches ; là, ils se divisent ordinairement en plusieurs
rameaux qui remontent sur l'artère pulmonaire et sur
l'aorte, en se réunissant à ceux qui règnent le long
du bord mince. De cette réunion résulte un tronc
plus volumineux, qui se porte au-devant de l'aorte,
sort du péricarde, et se divise en plusieurs rameaux
pour traverser quelques glandes placées sur la courbure aortique, et former entre elles différens plexus.
Dans ces glandes, les absorbans cardiaques se réunissent à plusieurs thymiques, péricardins, thoraciques internes gauches, vont avec eux traverser
quelques glandes du cou, et se terminent enfin par
plusieurs troncs, soit dans le conduit thoracique,
soit immédiatement dans les veines sous-clavière et
jugulaire interne gauches.

Quelques-uns des absorbans cardiaques suivent
les divisions de l'artère pulmonaire, traversent les

glandes bronchiques voisines, et se confondent avec les absorbans du poumon.

§ III. *Des absorbans superficiels des membres supérieurs et de l'extérieur du tronc, terminés aux glandes axillaires.*

1°. *Absorbans superficiels des membres supérieurs.*

Ils commencent sur les doigts, où on les trouve très-nombreux, surtout à la région dorsale. Répandus sur toute cette région, ils se réunissent principalement sur les côtés de chaque doigt, et gagnent le métacarpe, où, tantôt ils s'anastomosent de manière à former des troncs plus volumineux, tantôt ils continuent simplement leur trajet en s'entre-croisant sans communiquer ensemble. Le dos de la main est recouvert par ces absorbans, qui gagnent ensuite la partie postérieure de l'avant-bras, où ils paraissent beaucoup plus nombreux, soit parce qu'ils se subdivisent, soit parce qu'ils s'unissent à ceux qui naissent de cette partie elle-même. Et remontant ensuite derrière l'avant-bras, ils se dirigent un peu obliquement en dedans, et se contournent successivement sur le bord cubital du membre, pour gagner sa région antérieure, à laquelle tous parviennent enfin auprès du coude.

Les absorbans antérieurs des doigts sont un peu moins nombreux. Réunis principalement aussi sur les côtés de chaque doigt, ils communiquent fréquemment avec les absorbans postérieurs, gagnent ensuite la paume de la main, où souvent ceux des doigts index, médius et annulaire se réduisent à un seul tronc disposé en arcade, à peu près comme les vaisseaux sanguins du même endroit. Les deux extrémités de ce tronc se continuent alors au-devant du ligament annulaire, et gagnent l'avant-bras conjointement avec les absorbans du pouce et du petit doigt, qui s'y rendent directement. Parvenus à la partie antérieure de l'avant-bras, les absorbans augmentent en nombre parce qu'ils s'unissent, soit à ceux qui naissent de cette partie, soit aux absorbans postérieurs, qui viennent successivement les joindre. Dirigés presque verticalement en haut, ils arrivent au pli du coude, où quelquefois ils rencontrent une ou deux glandes qu'ils traversent; puis ils continuent à remonter au-devant du bras, en se rapprochant de sa partie interne et se réunissant à tous les absorbans superficiels de ce membre. Enfin, réduits à un petit nombre de troncs plus ou moins volumineux, ils s'enfoncent dans le creux de l'aisselle, le long des vaisseaux sanguins, et se terminent aux glandes axillaires.

Quelques absorbans superficiels se comportent d'une manière un peu différente : ils suivent la veine céphalique dans toute son étendue, passent avec elle entre le deltoïde et le grand pectoral, traversent de petites glandes placées au-dessous de la clavicule, remontent sur cet os, en formant tantôt un plexus, tantôt un seul tronc, et finissent dans les glandes inférieures latérales du cou en se confondant avec les absorbans de cette partie.

2⁹. *Absorbans superficiels du thorax et de la moitié sus-ombilicale des parois de l'abdomen.*

Nous avons vu que plusieurs de ces absorbans allaient se réunir aux absorbans lombaires, épigastriques, thoraciques internes, etc.; mais le plus grand nombre d'entre eux se rend aux glandes axillaires, et c'est de ces derniers qu'il s'agit maintenant.

Ceux de la partie antérieure de l'abdomen naissent au-devant de la ligne blanche et près de l'ombilic ; ils communiquent en une foule d'endroits avec les absorbans sous-ombilicaux qui vont aux glandes inguinales. Dirigés obliquement en dehors et en haut, ils passent sur l'aponévrose abdominale, sur le muscle grand oblique, sur une partie du grand pectoral, en s'approchant progressivement du creux de l'aisselle. Réduits enfin à un certain nombre de troncs, ils se plongent dans le tissu cellulaire abondant de cette partie, et finissent aux glandes.

Les absorbans superficiels du thorax naissent à la partie antérieure moyenne de cette cavité dans toute son étendue : quelques-uns même ont leurs premières radicules au-devant de la partie inférieure du cou. Dirigés plus ou moins obliquement, les uns de haut en bas, les autres de bas en haut, d'autres transversalement entre le grand pectoral et les tégumens, ils se portent tous en dehors, se contournent sur le bord inférieur du grand pectoral, et parviennent au creux de l'aisselle, dans lequel ils se terminent comme les précédens.

3°. *Absorbans superficiels du dos.*

Il faut y comprendre ceux de la partie postérieure du cou. Ces derniers, placés entre la peau et le trapèze, commencent par des rameaux ténus vers les apophyses épineuses cervicales et vers l'occiput. De là, ils descendent en dehors, en suivant la direction oblique des fibres du trapèze, et en se réunissant successivement aux troncs plus volumineux, passent sur l'épine de l'omoplate, et descendent sur la partie postérieure du deltoïde en se rapprochant du muscle brachial postérieur. Là, réunis à plusieurs absorbans superficiels du deltoïde, ils se recourbent transversalement en dedans, et vont aux glandes axillaires.

Tous les absorbans superficiels du dos ont les mêmes glandes axillaires pour terme commun, et s'y rendent en suivant des directions différentes, selon le point d'où ils partent. Les supérieurs, nés du trapèze et de la peau qui le recouvre, descendent obliquement en dehors, passent sur le muscle sous-épineux, et y rencontrent quelques glandes qu'ils traversent, puis s'engagent entre le grand dorsal et le grand rond pour se rendre aux glandes axillaires, soit isolément, soit en se confondant avec les absorbans cervicaux. Les absorbans moyens du dos naissent de la peau, de l'extrémité du trapèze et de la partie supérieure du grand dorsal; ils suivent la direction transversale des fibres supérieures de ce dernier muscle, et vont se réunir aux précédens en traversant aussi quelques-unes des glandes

placées sur le sous-épineux. Les absorbans inférieurs, nés sur toute l'étendue du grand dorsal, remontent en suivant ce muscle, et vont près de son
attache se joindre aux absorbans moyens. Plusieurs,
et surtout les plus inférieurs, vont gagner la surface
axillaire du grand dentelé, et se réunissent aux absorbans profonds des parois du thorax.

§ IV. *Des absorbans profonds des membres supérieurs, terminés aux glandes axillaires.*

Ils suivent tous le trajet des vaisseaux sanguins et
peuvent être désignés par les mêmes noms. Nés de
tout le contour des doigts, du dos et de la paume
de la main, ils se partagent en deux faisceaux qui
accompagnent les artères radiale et cubitale, et se
trouvent plus ou moins profonds, selon que ces artères sont elles-mêmes plus ou moins enfoncées.

Nous n'insisterons pas sur la description particulière de ces vaisseaux, dont la disposition est
suffisamment connue par ce que nous venons de
dire. Le faisceau radial commence par deux divisions
dont l'une occupe la partie externe postérieure de
la main, l'autre enveloppe l'arcade palmaire profonde au-devant des interosseux palmaires; puis il
remonte sur l'avant-bras en embrassant l'artère radiale, traverse quelquefois une glande placée vers le
milieu du membre, et parvient au pli du coude. Le
faisceau cubital commence à la main sous l'aponévrose palmaire avec l'arcade palmaire superficielle;
I suit l'atère cubitale, en communiquant sans cesse
par ses rameaux avec le faisceau radial. Vers le pli

du coude, les deux faisceaux se réunissent, soit entre eux, soit avec un troisième qui a accompagné dans tout son trajet l'artère interosseuse. Là, les absorbans profonds se réduisent à un certain nombre de troncs qui, tantôt traversent une ou deux glandes placées au pli du coude, tantôt lorsque ces glandes manquent, se portent directement au bras. Ils suivent l'artère brachiale, reçoivent dans leur trajet tous les absorbans profonds des muscles qui entourent l'humérus, et se réunissent enfin, dans les glandes axillaires, à tous ceux dont nous avons parlé précédemment.

On peut ranger parmi les absorbans profonds du membre supérieur ceux qui viennent de l'épaisseur des muscles qui recouvrent le thorax sur ses parties latérales. Ces absorbans, nés des grand et petit pectoraux, se dirigent plus ou moins obliquement sur la surface externe du grand dentelé, qui leur fournit de nouveaux rameaux, et vont aux glandes axillaires.

§ V. *Des absorbans qui partent des glandes axillaires, et de leur mode de terminaison dans les veines.*

· Les absorbans qui entrent dans les premières glandes axillaires passent ensuite successivement de l'une à l'autre, et servent à les réunir en formant entre elles, soit des plexus, soit des troncs plus ou moins volumineux. En quittant les glandes les plus supérieures, ils se trouvent réduits à trois, quatre ou cinq troncs qui accompagnent la veine sous-

clavière jusqu'à son entrée dans le thorax. Là, les absorbans du côté gauche se réduisent à un seul ou à deux troncs, qui s'engagent derrière le muscle sous-clavier et la première côte, et croisent en haut la veine sous-clavière, dans laquelle ils s'ouvrent en arrière, tantôt isolément, tantôt en commun avec le conduit thoracique.

Les absorbans axillaires du côté droit se comportent de la même manière; mais lorsqu'ils sont parvenus dans le thorax, ils finissent ordinairement par un seul tronc, qui s'ouvre dans l'angle de réunion des veines sous-clavière et jugulaire interne. Ce tronc varie un peu en longueur; souvent il n'a que quelques lignes, et jamais il n'a plus d'un demi-pouce. Sa grosseur égale à peu près celle du conduit thoracique. Il appartient non-seulement aux absorbans axillaires, et par conséquent à ceux des membres supérieurs, du dos et de l'extérieur du thorax, mais encore à une partie des absorbans hépatiques, pulmonaires, cardiaques, thoraciques internes, et à ceux de la tête et du cou qui nous restent à décrire. C'est ce tronc qu'on a nommé *grand vaisseau lymphatique droit*, et qu'on s'accoutume à regarder comme tenant de son côté la place du conduit thoracique. Cette idée n'est pas tout-à-fait exacte; car, 1° on peut remarquer, d'après les descriptions déjà faites, que très-souvent les absorbans axillaires gauches s'ouvrent aussi dans les veines par un tronc particulier semblable à celui du côté droit; 2° que le tronc absorbant droit est très-souvent suppléé par plusieurs vaisseaux isolés qui s'ouvrent tous individuellement dans les veines; 3° enfin on verra bientôt qu'une partie des absorbans de la tête et du cou se terminent aussi aux veines jugulaire et sous-clavière par des troncs particuliers qui n'ont aucun rapport avec le tronc absorbant du côté droit. On ne peut donc point rapporter tout l'appareil absorbant à deux troncs principaux seulement; et c'est ce qui rendra toujours inexacte et confuse toute description de ces vaisseaux faite des troncs aux rameaux, à la manière de celle des artères.

§ VI. *Des absorbans superficiels de la tête et du cou.*

Ceux de la tête appartiennent ou à l'extérieur du crâne, ou à la face.

Les absorbans superficiels du crâne, répandus de toutes parts sous la peau, se réduisent à un nombre variable de troncs qui descendent sur les côtés de la tête et sur l'occiput en se subdivisant et en s'anastomosant de manière à former diverses aréoles. Rapprochés et réunis derrière le pavillon de l'oreille et près de la nuque, ils traversent plusieurs glandes répandues sur les muscles sterno-mastoïdien, trapèze, splénius et occipital. Ces glandes, variables en nombre, manquent quelquefois presque toutes, et alors les absorbans continuent directement leur trajet en bas. Quelques-uns se portent en arrière sur le trapèze, et se confondent avec les cervicaux superficiels, dont nous avons parlé ailleurs. Les autres vont gagner les parties latérales et inférieures du cou, et se rendent, soit aux glandes qui occupent l'espace triangulaire formé par les muscles trapèze et sterno-mastoïdien, soit à celles qui, un peu plus en devant, environnent la veine jugulaire interne.

Les absorbans superficiels de la face ont tous pour terminaison immédiate les glandes qui se trouvent au-devant du pavillon de l'oreille, et qui occupent l'échancrure parotidienne, où les glandes répandues le long de la base de la mâchoire inférieure et sur le trajet des vaisseaux faciaux.

Les uns viennent du front et de la moitié externe des paupières. Réunis à plusieurs des absorbans du crâne, ils descendent en suivant les vaisseaux temporaux, se divisent, traversent quelques glandes placées au-dessous ou à l'extérieur de la parotide, et continuent en bas leur trajet jusqu'aux glandes qui recouvrent en haut et en dehors le sterno-mastoïdien. Quelques-uns s'enfoncent derrière la parotide, et vont s'anastomoser avec les absorbans profonds.

Les autres absorbans faciaux superficiels naissent du milieu du front, de l'extérieur du nez et de la moitié interne des paupières. Ils communiquent avec ceux des parties contenues dans l'orbite, puis se réduisent pour l'ordinaire à deux troncs principaux qui suivent en bas la veine faciale, et vont, en se subdivisant de nouveau, se terminer à de petites glandes placées sous la base de la mâchoire autour des muscles digastriques. Dans leur trajet, ils reçoivent les rameaux absorbans du masseter, des muscles labiaux, des tégumens et du tissu cellulaire graisseux des joues.

Ces glandes absorbantes sous-maxillaires reçoivent encore un grand nombre de rameaux appartenant aux muscles de la partie supérieure et antérieure du cou, et même aux muscles de la langue. Elles donnent naissance à de nouveaux absorbans qui descendent obliquement en dehors sur la partie latérale du cou, traversent plusieurs glandes placées sous le sterno-mastoïdien et sur la veine jugulaire interne, et se confondent en grande partie avec les absorbans superficiels du crâne terminés au même endroit. D'autres descendent presque verticalement au-devant du cou, traversent quelques glandes placées sur les côtés du larynx, passent sur la glande thyroïde, dont ils reçoivent les rameaux absorbans, et vont aux glandes inférieures du cou se réunir avec les autres absorbans superficiels.

§ VII. Des Absorbans profonds de la tête et du cou.

On connaît peu les absorbans de la dure-mère et du cerveau. Ceux qu'on a pu apercevoir sur la dure-mère paraissent suivre le trajet des vaisseaux artériels, et se réunir principalement autour de l'artère méningée, pour sortir avec elle du crâne par le trou sphéno-épineux, et se confondre avec les absorbans profonds de la face.

Plusieurs injections fines ont rendu sensibles, sur le cerveau, des vaisseaux qui, par leur disposition, par leur forme et leurs nodosités, paraissent être des absorbans. Cependant on a peu de preuves positives sur leur nature. On pense qu'ils suivent les artères carotides et vertébrales, et qu'ils sortent du crâne avec elles. Quelques petites glandes absorbantes, trouvées dans le canal carotidien, semblent confirmer cette opinion. Ainsi on ne peut guère révoquer en doute l'existence des absorbans cérébraux ; mais leur histoire anatomique est encore très-obscure (1).

Les absorbans profonds de la face naissent de l'épaisseur des muscles temporal et masseter, des ptérygoidiens, de l'intérieur de l'orbite, de la fosse zygomatique. Ceux-là suivent le trajet des vaisseaux sanguins, sortent par les mêmes ouvertures, et vont derrière la parotide se rendre aux glandes placées, soit dans le fond de l'échancrure parotidienne, soit à la partie supérieure de la veine jugulaire interne.

D'autres absorbans nombreux viennent des cavités nasales, du palais et de la partie supérieure du pharynx. Ils accompagnent également les vaisseaux sanguins, et aboutissent avec eux à la partie supérieure et latérale du cou, dans les glandes jugulaires. Il en est de même des absorbans de la langue et de ses muscles.

Les absorbans profonds du larynx, de la partie inférieure du pharynx et de l'épaisseur de la glande thyroïde, se réunissent dans les glandes inférieures du cou avec les superficiels. Quelques-uns de ceux qui appartiennent à la thyroïde descendent directe-

(1) L'absence de ganglions lymphatiques dans le crâne, le petit nombre et le peu de volume de ceux que l'on trouve près de la base de cette cavité, font d'abord présumer l'absence de vaisseaux lymphatiques dans le cerveau, et l'observation vient en effet à l'appui de cette présomption. (*Note ajoutée.*)

ment au-devant de la trachée, et se confondent avec les absorbans pulmonaires.

Tous les absorbans superficiels et profonds, soit de la tête, soit du cou, aboutissent dans les glandes très-nombreuses qui remplissent l'espace triangulaire formé par les muscles trapèze et sterno-mastoïdien, ou dans celles qui environnent la veine jugulaire interne. Ils passent successivement d'une glande à l'autre, et forment entre elles divers plexus. Enfin ils se réunissent, de l'un et de l'autre côtés, en un seul tronc. Le tronc gauche, tantôt aboutit dans le conduit thoracique près de sa terminaison, tantôt s'ouvre immédiatement dans la veine sous-clavière ou dans la jugulaire interne. Il en est de même pour le tronc droit, qui tantôt se réunit au tronc absorbant axillaire, tantôt aboutit isolément dans les veines droites.

FIN DU QUATRIÈME VOLUME.

TABLE

DES MATIÈRES

CONTENUES

DANS CE VOLUME.

APPAREIL DE L'ABSORPTION.

FIN DE LA TABLE DU QUATRIÈME VOLUME.

www.ingramcontent.com/pod-product-compliance
Lightning Source LLC
Chambersburg PA
CBHW060918220326
41599CB00020B/3004